U0188718

壶说健康

——壶为媒 说健康

夏术阶 主编

上海科学技术出版社

图书在版编目（CIP）数据

壶说健康 : 壶为媒 说健康 / 夏术阶著. — 上海 : 上海科学技术
出版社, 2020.10
　ISBN 978-7-5478-5110-4

　Ⅰ . ①壶… Ⅱ . ①夏… Ⅲ . ①健康 - 普及读物 Ⅳ .
①R161-49

中国版本图书馆CIP数据核字(2020)第194570号

壶说健康 —— 壶为媒　说健康

夏术阶　主编

责任编辑 / 黄　蕙
美术编辑 / 李成俭　陈　洁
上海世纪出版（集团）有限公司
　　　　　　　　　　　　　　　　出版、发行
上海 科 学 技 术 出 版 社
（上海钦州南路71号　邮政编码200235　www.sstp.cn）
苏州望电印刷有限公司印刷
开本 889×1194　1/16　印张 21.75　插页 4
字数 250千字
2020年10月第1版　2020年10月第1次印刷
ISBN 978-7-5478-5110-4/R·2197
定价：298.00元

本书如有缺页、错装或坏损等严重质量问题，
请向印刷厂联系调换

编 写 人 员

主　　编　夏术阶（上海交通大学附属第一人民医院）

副 主 编　朱依萍（上海交通大学附属第一人民医院）

　　　　　崔　迪（上海交通大学附属第一人民医院）

　　　　　王兴杰（上海交通大学附属第一人民医院）

主编助理　马　骋（上海交通大学附属第一人民医院）

编　　者　（以姓氏拼音为序）

　　　　　陈子法（上海市茶叶协会）

　　　　　邓　铮（上海交通大学附属第一人民医院）

　　　　　董　凯（海军军医大学附属长征医院）

　　　　　胡嘉伟（上海交通大学附属第一人民医院）

　　　　　姜辰一（上海交通大学附属第一人民医院）

　　　　　蒋　君（宜兴保利紫砂研究院）

　　　　　蒋　琪（上海交通大学附属第一人民医院）

　　　　　李　登（上海交通大学附属第一人民医院）

　　　　　李　朋（上海交通大学附属第一人民医院）

　　　　　穆星宇（上海交通大学附属第一人民医院）

　　　　　孙　丰（上海交通大学附属第一人民医院）

　　　　　孙　潜（上海交通大学医学院附属同仁医院）

　　　　　颜廷芒（复旦大学附属华山医院）

　　　　　王小海（上海交通大学附属第一人民医院）

　　　　　王兴杰（上海交通大学附属第一人民医院）

　　　　　许晨晖（江苏省宜兴市古龙窑紫砂陶瓷艺术厂、军德堂工作室）

　　　　　许双军（江苏省宜兴市古龙窑紫砂陶瓷艺术厂、军德堂工作室）

　　　　　杨博宇（上海交通大学附属第一人民医院）

　　　　　张　宇（上海交通大学附属第一人民医院）

　　　　　赵　圣（上海交通大学附属第一人民医院）

　　　　　赵宇阳（上海交通大学附属第一人民医院）

　　　　　周文豪（上海市杨浦区中心医院）

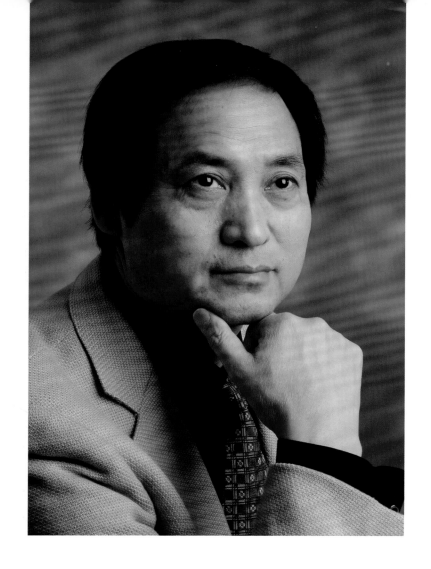

夏术阶　简介

夏术阶

教授、医学博士、主任医师、博士研究生导师，上海交通大学附属第一人民医院副院长，上海交通大学泌尿外科研究所所长、泌尿外科临床医学中心主任，*AJA* 副主编，《中华医学杂志》副总编辑，*WJU*、*CU*、*AJA*、*CMJ* 编委。

曾任国家卫健委内镜专业技术考评委员会专科内镜专家委员会主席，国家卫健委内镜专业技术考评委员会专家，国家自然基金终审专家组专家。上海市医学领军人才，上海市领军人才，享受国务院政府特殊津贴。创建中国医师协会男科医师分会并任首届会长，第二届中国医师协会男科与性医学分会会长，亚洲男科协会主席，世界华人男科医师协会会长，中国男性健康联盟主席，中华医学会泌尿外科分会委员兼男科学组组长，上海市医学会男科专科分会第六届主任委员，上海市激光学会副理事长、泌尿外科专业委员会主任委员。

坚持"临床与科研并重，临床第一"的学科发展理念，擅长泌尿系肿瘤、结石、男性学、前列腺外科、微创泌尿外科等疑难杂症的诊疗。曾应邀在法国巴黎笛卡尔大学科尚（COCHIN）医院、瑞士巴塞尔大学附属医院进行手术演示。主持5项国家自然科学基金课题，国家自然基金重点项目1项。主持国家科技部"十二五"科技支撑计划项目，获得国家专利66项，其中发明专利31项。在国内外发表学术论文589篇，其中中文论文471篇，SCI论文118篇。总主编译《坎贝尔－沃尔什泌尿外科学》、主编《郭应禄男科学》《微创泌尿外科手术学》《微创泌尿外科手术并发症预防与处理》《前列腺癌》等16部专著，参编《泌尿外科疾病诊断与鉴别诊断》等22部著作，其中包括3部全国统编教材。

在学术方面，提出并论证了前列腺组织中雄激素受体亚型的新概念，提出前列腺组织中雄激素受体亚型的带性分布特征和种属特异性，为阻断／激活雄激素受体亚型的研究奠定了基础。提出了前列腺阶段性增长的理论，并将前列腺的增长分为四个不同增长时相，即青春期前的缓慢增长期、10～30岁的快速增长期、30～50岁的再缓慢增长期和50～90岁的再加速增长期。在国际上创新建立铥激光剥橘式前列腺切除术治疗良性前列腺增生症的方法，写入两部欧洲泌尿外科指南、美国《坎贝尔－沃尔什泌尿外科学》和中国泌尿外科指南，手术安全高效，保留男性性功能和尿控，打破了大体积前列腺不能做微创手术的禁区，并得到国际F1000著名学者的高度评价。创新发现前列腺增生手术创面修复的新理论。临床验证了机械力生物链内源性干细胞激活治疗男性勃起功能障碍的理论。

荣获国家教育部科技进步二等奖 1 项，中华医学科技进步二等奖 1 项，省部级科学技术进步二等奖 2 项、三等奖 1 项，上海市医学科技进步奖二等奖 1 项、三等奖 1 项，上海市医学推广奖 1 项，上海市科技进步奖一等奖 1 项，华夏医学科学技术进步奖一等奖 1 项，恩德思医学科学技术进步奖一等奖 1 项。

获得美国泌尿外科学会世界华人泌尿外科杰出贡献奖、国际内镜杰出领袖奖、中国内镜杰出领袖奖。2010 年被授予"有突出贡献的中青年专家"称号。获颁泌尿外科最高荣誉奖吴阶平医学奖、金膀胱镜奖、伏羲奖、郭应禄男科医师奖。获评上海市优秀学科带头人、上海市卫生系统先进个人、上海市职工创新十大精英奖、上海医学发展杰出贡献奖、上海市仁心医者奖、国之名医卓越建树奖、上海市五一劳动奖章、中国文明网"中国好医生"等奖项。

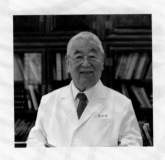

序 一

随着人们生活水平的提高，健康意识也逐渐得到强化。年近90岁的我已从医63载，在这63年的行医生涯中，印象最深的是我的恩师吴阶平院士的一句话："病人之于我们是健康所系、生命相托，他们把生命健康交给我们，我们就要对他们全面负责。你要记住，医生的每个决定都直接关系着患者的安危和康复，来不得半点疏忽。"

因为医学面对的对象是人，所以医学必须是一门严谨的学科，患者的生命和健康掌握在医生手里，同时也掌握在患者自己手里，及早就医，准确诊断与治疗就会有好的结果。稍有差池，可能会造成严重后果，医生的每一步操作、每一个决定，都需要严谨仔细。医学必须是充满温度的学科，我们彼此面对的是人与人，从患者进入诊室到就诊完毕离开医院，医生的一举一动都必须体现出对患者的关心和体贴，让患者在病痛中感受到温暖，放松心情，接受治疗，而患者也能够充分理解医生决策的初衷。

　　医学是一门专业的学科，医学生要经过十余年的在校学习才能够入职，再经过若干年的努力拼搏，才能够主刀一台大型手术，在这期间需要学习的知识、需要掌握的技能与技巧，远非常人可以想象。但是，医学又是一门普通百姓需要参与的学科，每个人都会经历疾病，平日的保健也需要人们具有一定的医学知识，这样才能够做到"防未病"，也能够使疾病的早期得以及时发现和治疗，从而提高疗效，减轻痛苦，也减少医疗费用。

　　夏术阶教授独辟蹊径，将紫砂壶与健康联系在一起，设计了一套造型取材于人体器官的紫砂壶，并且将其用于医学知识的科普，在品茗之余可以了解一定的医学知识，尤其是疾病预警信号与解读的内容，将医学知识融入日常生活加以普及，摆脱枯燥的宣教，为医学科普提供了新的思路，也是践行《健康中国 2030 规划纲要》的良好范本。

　　希望通过此书让大家在品茗之余可以推动医学知识的普及，推行健康生活方式，提高健康意识，实现"健康工作五十年，幸福生活一辈子"！

郭应禄

中国工程院院士

北京大学泌尿外科医师培训学院院长

2020 年 2 月 20 日

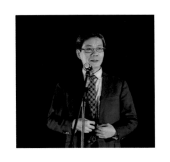

序 二

　　医学是一门古老而又年轻的学科。远古时期，人们对疾病的认知局限，虽诞生了医学，但是往往以个体经验为主。随着科学技术的发展和人们思想观念的改变，医学在近现代得到了长足的进步。尤其是进入 21 世纪以来，随着影像、手术机器人、大数据、人工智能等的快速发展，各种现代化的诊疗设备和药物层出不穷。在这个科技高速发展、社会急剧转型而医学也似乎自觉或不自觉地处在物化的时代，我们更需要唤醒敬畏生命、大医精诚的人文情怀，更需要将科学普及放在与科技创新同等重要的地位。开展医学科普工作，不仅能够将健康的知识、方法和技能传授给大众，达到防病治病的目的，更可以让掌握了医学科学知识的患者对疾病多一些了解，对医务人员的工作多一些理解、支持和宽容，有利于构建和谐的医患关系。

　　人文情怀的培养不是一朝一夕的事，需要多年的沉淀、积累。有人弹奏乐器，有人赋诗作画，也有人经常备好茶具，冲一壶茶汤，在氤氲中品味人生。品茗多了，也开始对茶叶、茶具有所了解。茶壶首选紫砂壶，因其泡出来的茶水醇郁芳馨，而且将紫砂壶拿在手里把玩，亦是一件乐事。夏术阶教授此次将紫砂壶设计成与人体器官有关的形制，借紫砂壶讲述健康知识，不仅茶壶设计巧妙，在饮茶之时还能够轻松了解一些健康科普，可谓别出心裁。

飞速发展的世界推着我们向前跑，但是我们要掌握时代，而不是被时代支配。在前进的过程中，需要我们不时地沉下心来品味人生。端起一壶茶，学习健康事，在纷扰的世界中辟出一寸静谧，思索过去，展望未来，岂不美哉。

陈国强

中国科学院 院士

上海交通大学医学院院长

上海交通大学副校长

2020 年 3 月 8 日

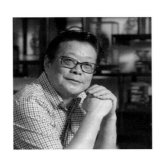

序 三

　　江苏宜兴，钟灵毓秀，自古以来就是孕育文人、艺术家的福地。周培源、蒋南翔等以才学匡时，徐悲鸿、吴冠中等凭书画名世。宜兴的人文底蕴就如同一泓清泉，紫砂则从中分润了最为灵动的才情。宜兴紫砂人才辈出，明代供春、时大彬，清代陈鸣远、邵大亨，无一不是惊才绝艳的大师级人物，现代顾景舟艺学双馨，更有一代宗师风范。

　　紫砂壶起源于明代正德年间，以宜兴丘陵山间特有的天然紫砂矿土为原料手工制成，色泽内敛，视觉上给人以天然亲近感；触手温润，既无玉瓷之冰冷，亦无金属之刚硬，把玩舒适；紫砂具有良好的透气特性，宜茶性好，泡茶"色香味"皆蕴。

　　紫砂壶不仅仅是一种茶器，更是一件艺术珍品。它蕴含深厚的文化性与精湛的工艺、技巧性，可以说，紫砂艺人若没有深厚的文化修养，其作品就缺少内涵底蕴，难免流于平庸；如若没有娴熟的工艺技巧，创意思想也就无法完美表达。因而，紫砂创作既需要艺术与文化的宏观概念，又离不开细致入微的技艺表达。如若不然，就会"工精而无神"，或"工欠则意不达"。历史上有名的紫砂作品无不融合了文化、工艺和技巧等多种文化艺术属性。

"文人壶"是一种成熟的紫砂艺术风格。"文人壶"源出清代才子陈曼生，其开创了"文人"与"名工"相结合的紫砂壶文人化传统。"文人壶"因文人的博学多艺而具备浓厚的文化气息和高雅的审美趣味。当代紫砂艺术应继承"文人壶"的传统，在中华文化的根脉中汲古创新。

我认为，坚持传统是紫砂的根脉，创新是紫砂的生命，文化是紫砂的灵魂。在紫砂艺术创新设计中，应坚持以科学的态度来对待继承和创新之间的关系。继承传统不是照搬照抄前人的经典，而是借鉴、继承其文化的内核，把中华文化的养分吸收、内化到紫砂艺术的创新中。

夏术阶教授是医学专家，医学是直面生命的原生态并探寻生命隐在的机理奥秘的科学。夏术阶教授将生理卫生学的专业知识与紫砂艺术设计有机结合起来，设计出了令人耳目一新的紫砂壶作品。过往的紫砂壶多取材于花鸟鱼虫、山水风光和人文经典，夏术阶教授独辟蹊径，取象形之意，从医学对身体的观察、认知出发，将人体器官糅合进紫砂作品的艺术设计之中，创造性地将紫砂壶和健康理念紧密结合在一起，借此科普医学知识，让人们在品茗之余了解养生之道，可谓生活、保健两不误。

我希望夏术阶教授设计的这一套紫砂作品和《壶说健康——壶为媒 说健康》著作，能让更多人了解紫砂艺术，同时也能收获一份健康常识。

人养壶，壶亦养人，物质与精神相互渗透，彼此涵养。

鲍志强

中国工艺美术大师

中国陶瓷艺术大师

中国艺术研究院紫砂艺术研究院执行院长

2020 年 3 月 18 日

前　言

　　中国人饮茶的历史源远流长，中国产茶量世界第一，饮茶群体庞大，中国也是茶道的发源地。茶道作为茶文化的核心，至迟起源于唐朝，陆羽（茶圣）所著世界第一部茶叶专著《茶经》中已提到茶道的本质，在茶道中，茶壶是极为重要的内涵之一。一把茶壶不仅能够保持茶汤本身的色、香、味，还具有观赏或收藏价值，实则是上品之作。紫砂壶创作起源于宜兴，由紫砂制作而成的茶壶具有透气但不透水的特点，"（泡茶）不夺茶之香，亦无熟汤气"，文人雅士在品茶之余，在紫砂壶上题诗相赠，继而逐渐演变成文人墨客自己设计、制作紫砂壶，使得紫砂壶不仅仅是泡茶器具，更承载了深厚的文化底蕴。历代名师大家创作的紫砂壶多取材于山水花鸟、飞禽走兽、神话传说，人文经典，造型千奇百态，装饰美观大方，流芳百世，独领风骚。

　　本书特点一，在于"取材于大健康"。品茶与鉴壶，大众与健康，如何把彼此有机地结合在一起，为实现健康中国的宏伟蓝图贡献微薄之力，是我一直思考的问题。临床上，我经常遇到一些患者由于缺乏基本的医疗健康知识而导致疾病延误治疗，令人十分痛心，从这个角度讲，怎么强调医学科普的重要性都不过分。笔者将紫砂壶设计取材与人体结构紧密联系在一起，全面、系统设计了若干个壶造型，经过与几位紫砂壶制作大师商讨之后，定型一套 20 把。设计思路均与人体器官、脏腑相对应，通过观察紫砂壶即可大致了解器官、脏腑的形态结构，并与器官功能及疾病健康预警信号解读相结合，有助于对器官、脏腑以及相应疾病的进一步了解。

特点二，是从品茶享乐中，轻松获得健康知识。谋求一个科学普及的好方法，借此让人们非常简单而方便地获得一些基本的健康知识是必要的，与驾驶员大致了解车的结构是有益的一样。但是，读医学书是枯燥、费劲的，把乏味的被动学习，变为享乐的主动获取，正是本书出版的初衷。犹如在打游戏前先学习电脑知识，在有趣的游戏玩乐中获得电脑操作技能。

特点三，是将科普与创新技术传播结合在一起，及时把前沿的治疗技术与理论纳入本书。比如，微创铥激光治疗前列腺增生的最新技术和前列腺创面修复的创新理论被写入了美国经典教科书《坎贝尔－沃尔什泌尿外科学》和欧洲泌尿外科指南之后，也写入了本书。又如，机械力生物链内源性干细胞激活治疗男性勃起功能障碍等国际前沿成果、理论与创新技术也被收入本书，以此惠及广大读者。

非常有幸认识军德堂的能工巧匠，本套健康系列壶由我设计，许双军高级工艺美术师亲手加工润色和制作，许晨晖工艺美术师通力协助，历时 8 年反复斟酌、切磋、修改，方圆满完成，对此表示最衷心感谢！

需要特别说明的是，设计紫砂壶乃鄙人跨界之作，经验欠缺，若有考虑不足之处，还望海涵与批评指正。

夏术阶

2020 年 2 月 20 日

目　录

第一篇

水，
起于天，
坠入地，
汇大海。

水，生命之源，从天而降，静静滋润万物，悄悄渗入大地，汇入江河，奔腾入海。

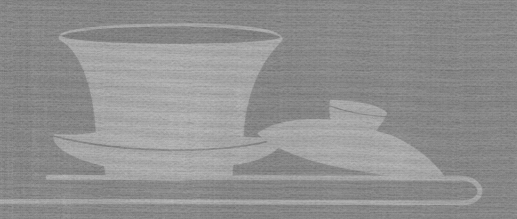

第1章

开篇,雄风托乾坤

一把雄风壶,一个托,一个乾盏,一个坤盏。四君子合围,雄风壶浓缩表达男性泌尿系统和生殖系统,体现两者既互相交叉,又彼此联系的神秘结构,表达畅与塞、苦与乐、疾与病、健与康。阴阳与天地,乾坤与日月,雌雄与男女,世间多少故事尽在把玩中。乾坤盏彼此相互咬合或套入,分置于托上,盛源于雄风之清茶,开启品味生活之旅程,在愉悦的品茶聊天中获得男性健康知识。

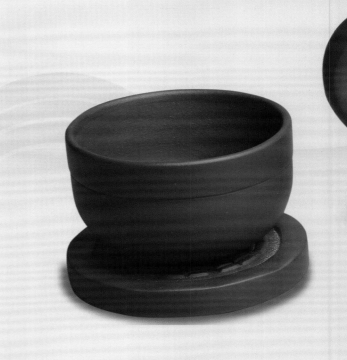

雄凤托乾坤套组

尺寸：18.5cm×11cm×7.8cm（壶）

8cm×8cm×11cm（杯）

15cm×15cm×1.5cm（杯托）

容量：380ml（壶）

80ml（杯）

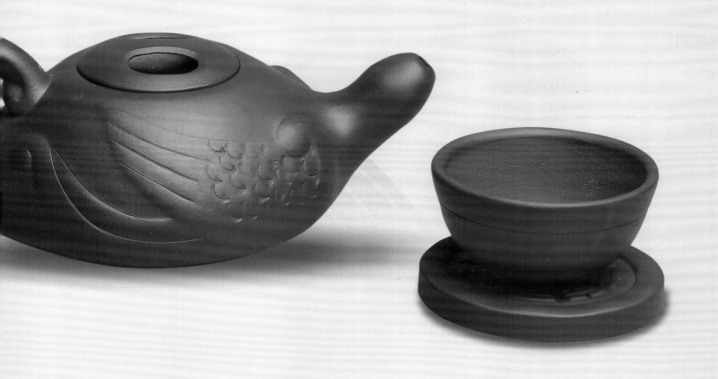

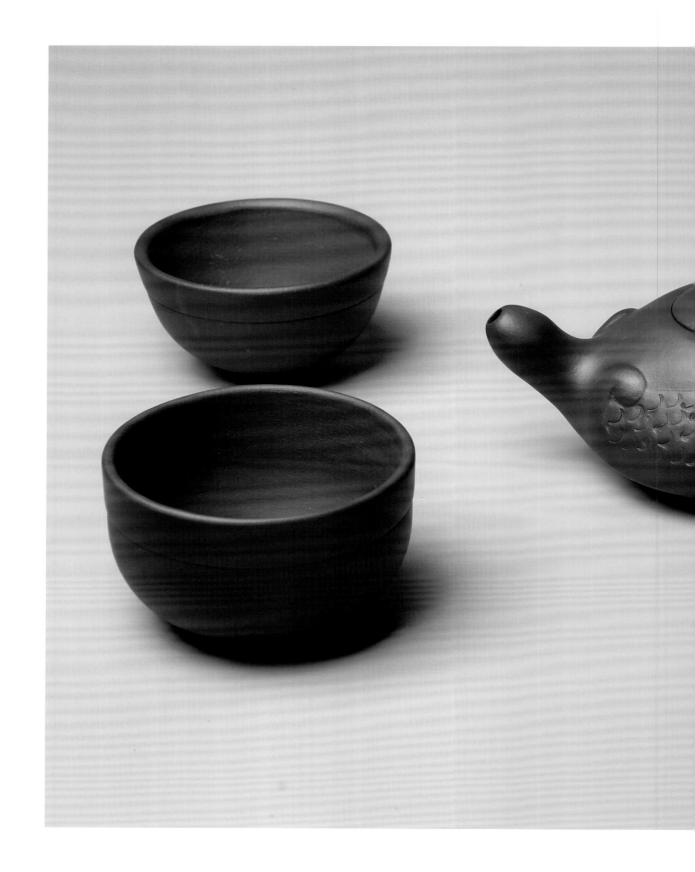

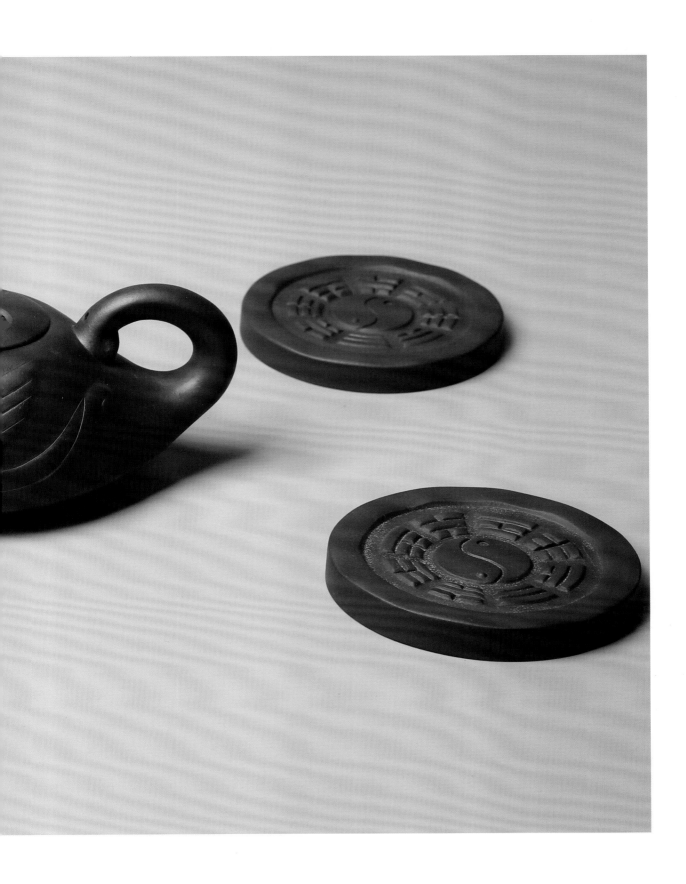

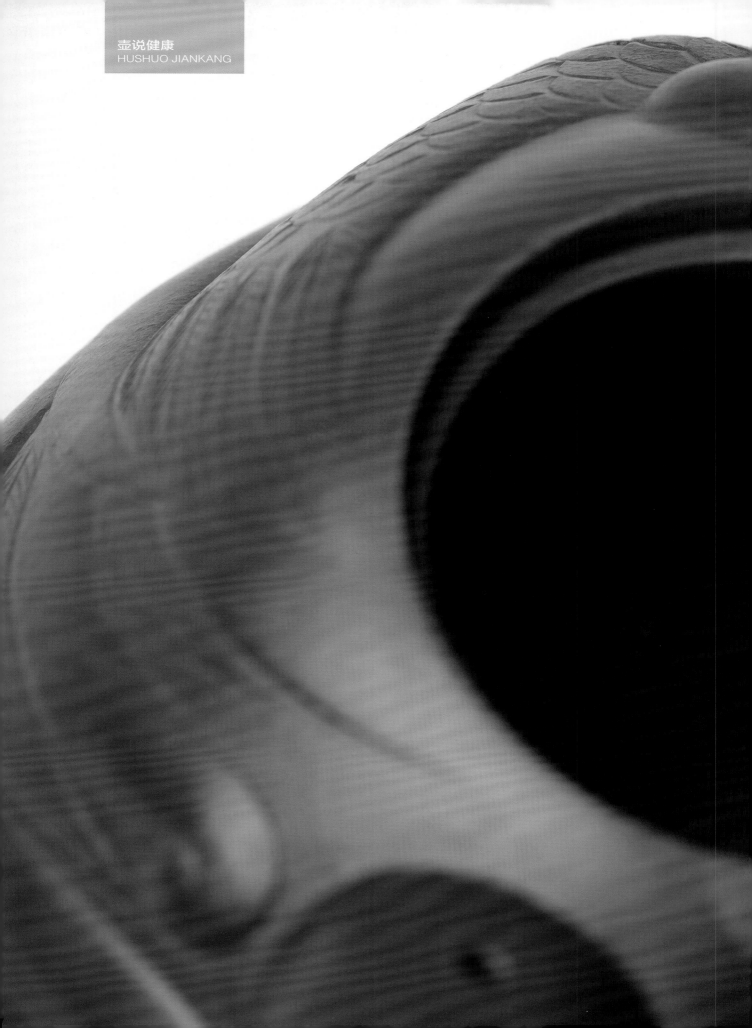

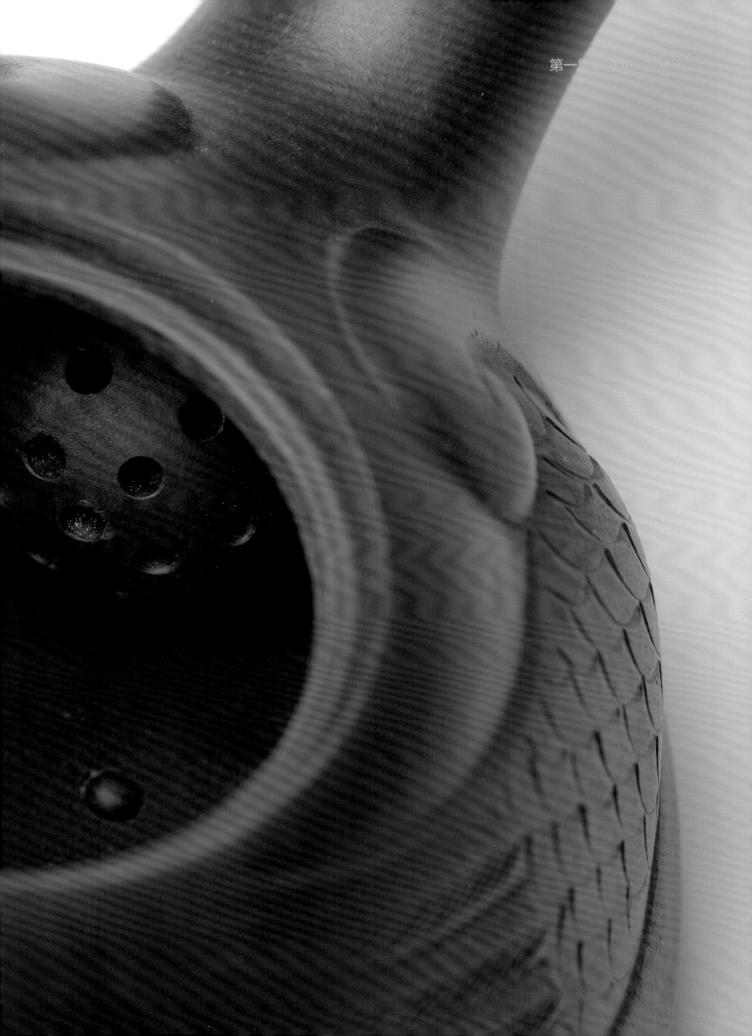

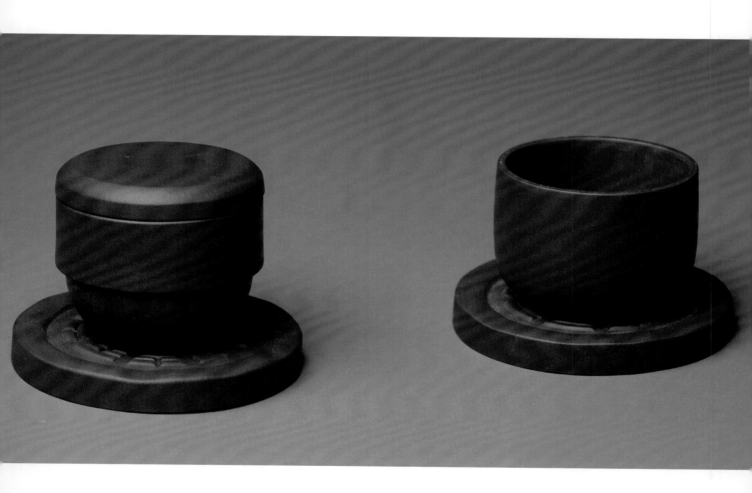

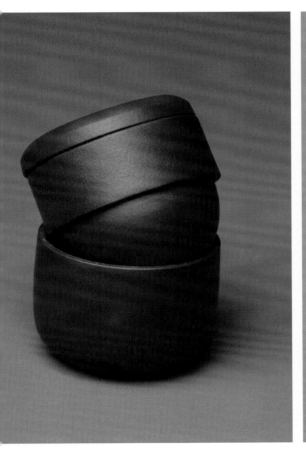

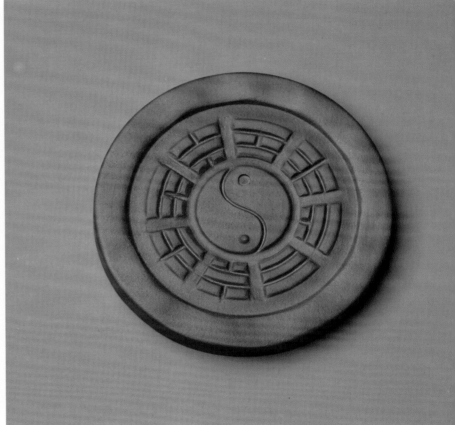

第 2 章

天宫，孕育生命

一、壶说健康

天宫壶，以壶描述女性生殖系统的结构，表达健康预警信息。女性生殖系统的大体结构有：大小阴唇、阴道、子宫、输卵管和卵巢，是孕育生命的器官。以传统西施壶为基础的设计理念，将女性生殖系统融为一体，达于一壶。壶体体现子宫结构，壶嘴为大小阴唇和阴道结构，壶嘴类似鸭嘴。两侧输卵管从壶体（子宫）出来，逐渐合并成一个小辫样壶把，表达左右两侧卵巢与输卵管在功能上相互协调，维持机体的生殖内分泌稳定。小辫样壶把继续向上，达于壶盖再分开，并止于壶盖。壶盖为下沉式，有两个卵圆型孔表达卵巢结构。从生理学上讲，来自卵巢的卵细胞经输尿管伞部进入输卵管，在此与精子相遇，卵细胞受精成为受精卵，后者再移入子宫着床和发育。

天宫壶

尺寸：16cm × 12cm × 8.2cm

容量：380ml

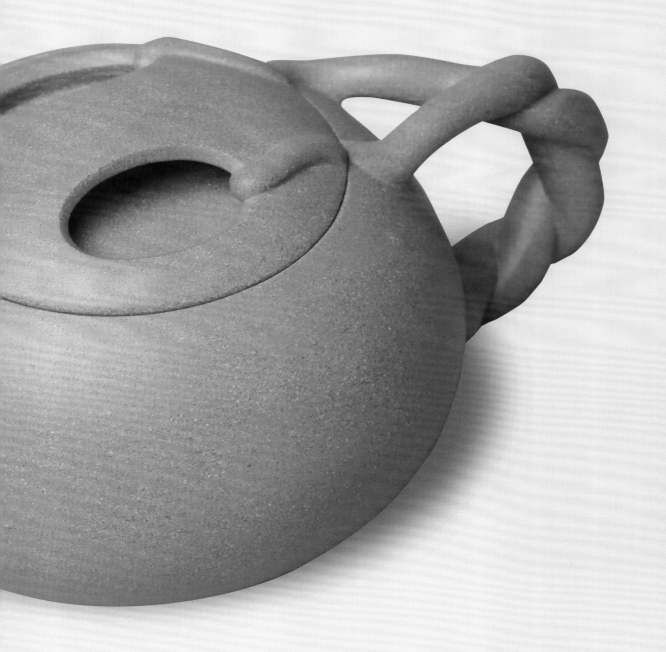

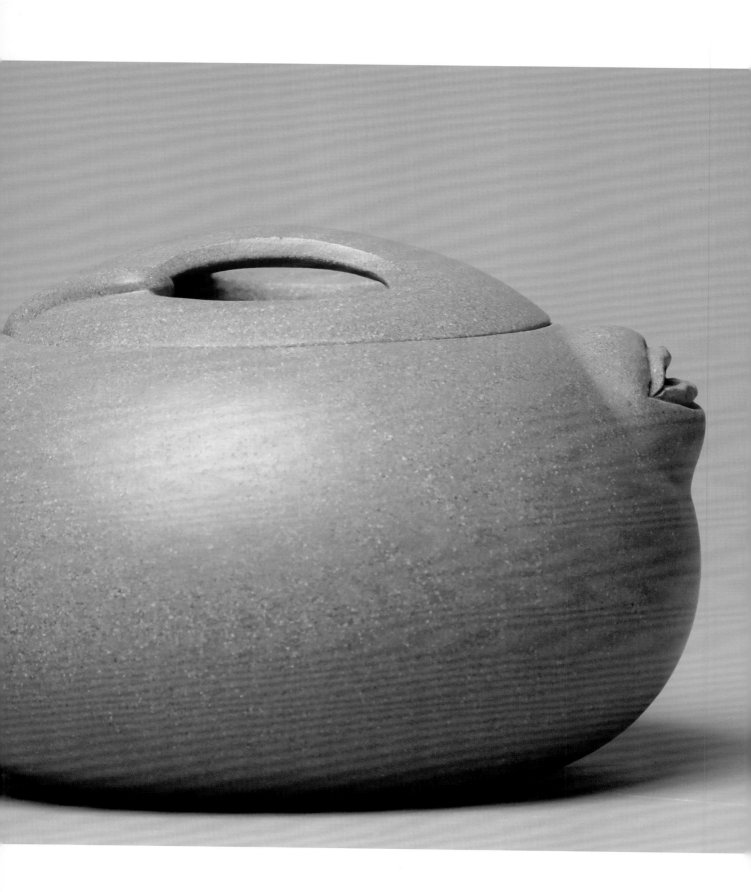

二、解剖要点与健康问题

（一）女性生殖系统结构

女性生殖系统包括外生殖器和内生殖器。

女性外生殖器包括阴阜、大阴唇、小阴唇、阴蒂和阴道前庭，也称为"外阴"。内生殖器主要有阴道、子宫、输卵管和卵巢。输卵管和卵巢也称"附件"。子宫颈与阴道间的圆周状隐窝为阴道穹隆，后穹隆最深，为常用的穿刺或引流部位。

阴阜：为耻骨联合前方的皮肤隆起，皮下脂肪组织丰富。

大阴唇：外侧为皮肤，内含皮脂腺和汗腺，内侧湿润似黏膜，有丰富的血管和神经、淋巴管。未产妇两侧大阴唇自然合拢。

小阴唇：位于两侧大阴唇内侧的一对薄皮肤皱襞，表面湿润无毛发，富含神经组织。

阴蒂：由海绵体构成，富含神经末梢，为性反应器官。

阴道前庭：为一菱形区域，后为阴唇系带，两侧为小阴唇。

子宫：孕育胚胎、胎儿和产生月经的器官。子宫的结构分体、底和颈部。子宫体与子宫颈的比例，青春期前为1:2，育龄期妇女为2:1，绝经后为1:1。

输卵管：由内向外分为四部分，即间质部、峡部、壶腹部和伞部。

内外生殖器的邻近器官：尿道、膀胱、输尿管、直肠及阑尾。

（二）女性生殖系统生理

1. 女性生理特点及月经

月经指随卵巢的周期性变化而出现的子宫内膜周期性脱落及出血。月经初潮是青春期的重要标志，月经来潮平均晚于乳房发育2.5年，此期间月经不规则，经5～7年建立规律的周期性排卵后，月经才逐渐正常。正常月经周期为21～35天，平均28日。经期为2～8天，经量一般为30～50毫升。

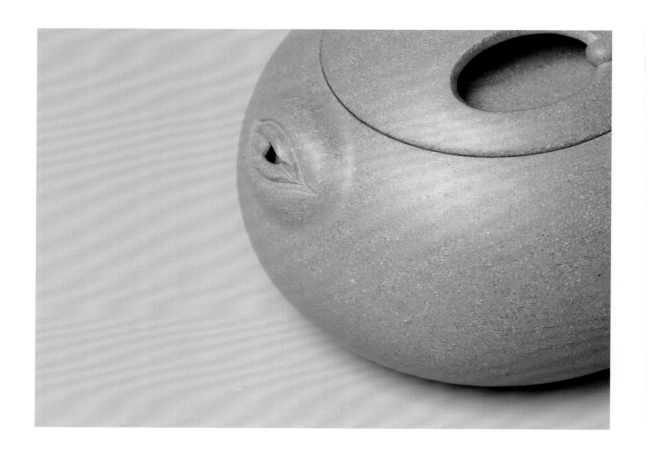

2. 卵巢功能及周期性变化

卵巢具有生殖和内分泌的功能，能产生卵细胞并排卵和分泌女性激素。女性性成熟期是卵巢生殖与内分泌功能最旺盛的时期，一般从 18 岁左右开始，历时约 30 年。在此期间，卵巢开始周期性排卵，各生殖器官及乳房在卵巢分泌的性激素作用下发生周期性变化。卵巢排卵多在下次月经来潮前 14 天。

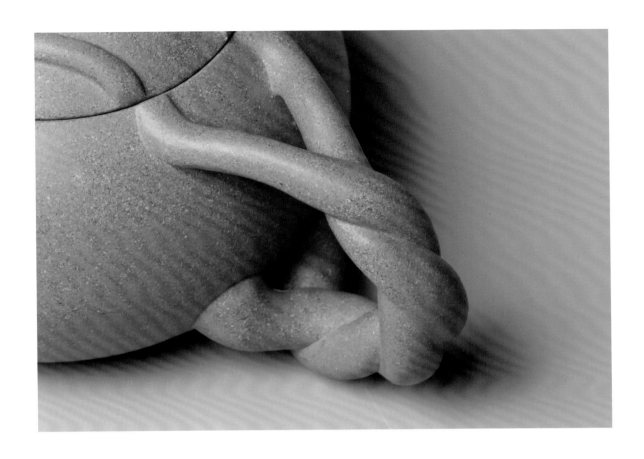

（三）宫外孕与妊娠生理

　　妊娠是胚胎和胎儿在母体内发育和成长的过程。成熟卵细胞受精是妊娠的开始，胎儿及其附属物自母体排出是妊娠的终止。获能的精子与次级卵母细胞相遇于输卵管，经过一系列的反应，精子和卵子结合成为受精卵。受精后 30 小时，受精卵向子宫腔内移动，并开始分裂形成早期囊胚，在第 6～7 日埋入子宫内膜。这一过程也称为"受精卵着床"。

受精卵在子宫腔以外的部位着床，称为异位妊娠，也就是宫外孕。异位妊娠依据受精卵在子宫腔外种植的部位不同，可分为输卵管妊娠、卵巢妊娠、腹腔妊娠等，以输卵管妊娠最为常见。输卵管炎症是异位妊娠的主要病因。淋病奈瑟球菌及沙眼衣原体常引起输卵管黏膜炎，输卵管绝育史和手术史也可导致输卵管妊娠。宫外孕的临床表现主要是停经，时间为 6 ～ 8 周。输卵管妊娠发生流产或破裂前，常表现为一侧下腹部隐痛；当发生流产或输卵管破裂时，患者可突感一侧下腹部撕裂样疼痛，伴恶心、呕吐。有 60% ～ 80% 的病人有阴道不规则流血，一般不超过月经量，可伴有子宫蜕膜碎片排出。输卵管妊娠患者若出现生命体征不平稳或妊娠囊较大时，应当及时选择手术治疗。

（四）妇科疾病

1. 宫颈癌

宫颈癌是最常见的妇科恶性疾病，高发年龄为 50 ～ 55 岁，90% 以上宫颈癌患者有高危型人乳头瘤病毒（HPV）感染。另外，多个性伴侣、初次性生活 < 16 岁、早年分娩和多产等与宫颈癌的发生也有密切关系。吸烟可以增加 HPV 感染风险。宫颈癌主要为鳞状细胞浸润癌，癌细胞可以直接向周围组织、阴道、直肠转移，也可以通过淋巴途径转移。

宫颈癌的初发症状主要有：①阴道流血，常表现为接触性出血，即性交或妇科检查后阴道流血，老年患者常为绝经后不规则出血，

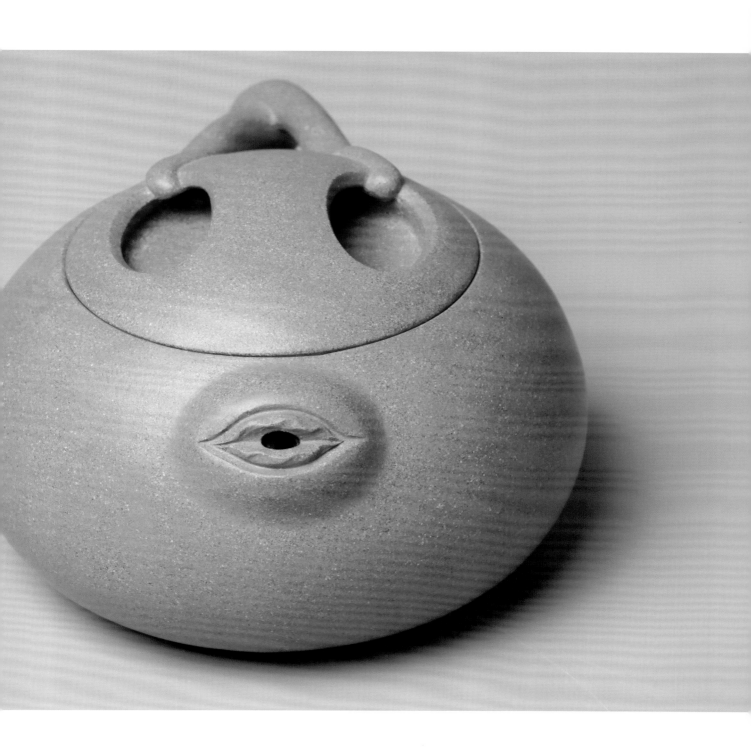

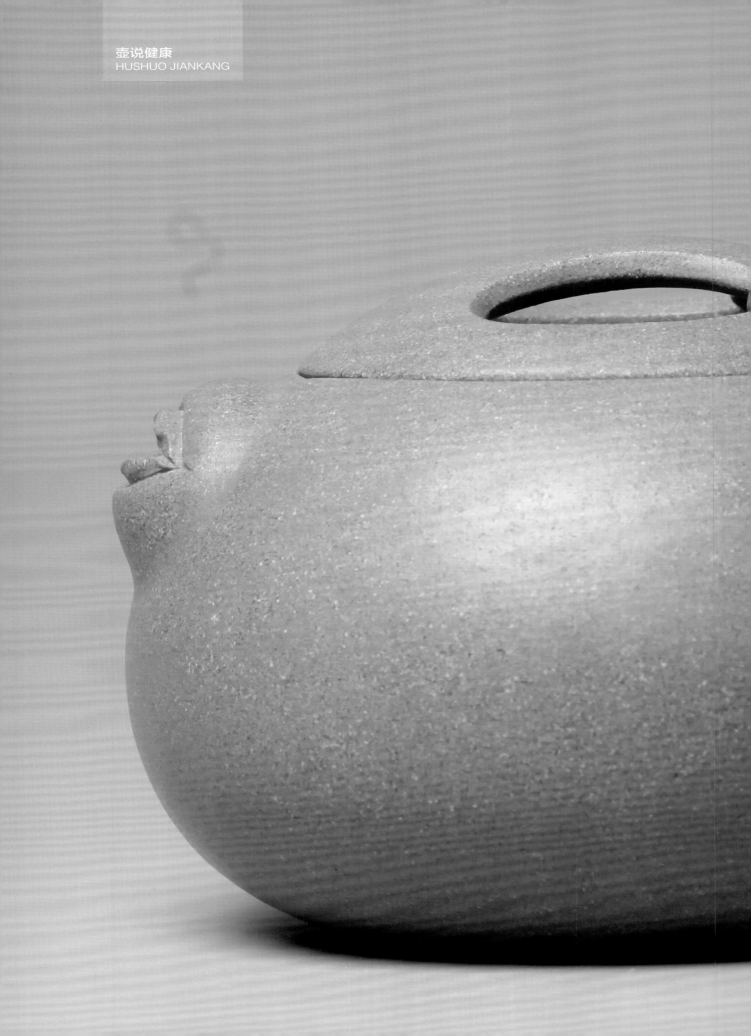

外生型癌出现阴道流血早，内生型癌出现晚；②阴道流液，分泌物增多，可有血性分泌物，晚期出现流水样白带，伴恶臭；③晚期症状，尿频、尿急、便秘、下肢肿痛、尿路梗阻、肾盂积水、尿毒症、贫血、恶病质等。

治疗主要以手术为主，术后要定期复查。宫颈癌的复发率比较高。

预防措施：①定期作妇科检查；②注意经期、孕产褥期卫生保健，养成良好卫生习惯，减少或预防宫颈炎的发生；③积极治疗慢性宫颈炎，特别是长期白带增多或有异常阴道出血者，应及时去医院检查，并采取有效的治疗措施；④采取新法接生，在分娩或流产术中避免宫颈裂伤；⑤凡因某种妇科疾病需切除双侧卵巢者，应同时切除子宫。

2. 子宫肌瘤

子宫肌瘤是女性生殖系统最常见的良性肿瘤，在30岁以上妇女中，约20%有子宫肌瘤。子宫肌瘤可分为宫体肌瘤和宫颈肌瘤，瘤体可以长在子宫宫腔内、宫腔壁或者子宫表面，常为多个。

1）临床表现

（1）经量增多及经期延长：黏膜下肌瘤伴有坏死感染时，可有不规则阴道流血或者血样脓性排液，月经周期基本正常。

（2）下腹包块：肌瘤小时，在腹部不能扪及；当肌瘤逐渐增大至子宫超过妊娠3个月时，可触及。

（3）白带增多：感染后可产生脓血性排液及腐败组织，伴臭味。

（4）压迫症状：压迫膀胱可引起尿频、排尿障碍、尿潴留，压迫输尿管可引起输尿管和肾盂积水，压迫直肠可能引起排便困难。

2）子宫肌瘤的治疗

（1）随访观察：适用于肌瘤小，无症状，尤其是近绝经期妇女。

每 3～6 个月随访一次，随访期间若肌瘤增大或症状明显时，需要进一步治疗。

（2）药物治疗：适用于症状轻、近绝经年龄、不宜手术的患者。常用药物为促性腺激素释放激素类似物，其具有抑制 FSH、LH 分泌，降低雌激素水平，可缓解症状并抑制肌瘤生长，使肌瘤萎缩。代表药物为亮丙瑞林，其应用指征为：①缩小肿瘤以利于妊娠；②术前治疗控制症状，纠正贫血；③缩小肿瘤降低手术难度，使阴道或腹腔镜手术成为可能；④使近绝经期妇女提前过渡到绝经期，避免手术。

（3）手术治疗：当症状较重、药物治疗无效，或疑有肉瘤变者，需要手术治疗。手术方法为子宫肌瘤剜除术或子宫切除术。

3）预防

养成良好的生活习惯，保持外阴清洁，可以有效预防妇科疾病，从根本上杜绝病菌的侵入；保持乐观的精神状态，调节情绪；规律、有节制的饮食，由于食物中的脂肪有利于一些激素的生成和释放，故肥胖女性子宫肌瘤的发病率较高，在日常生活中要注意节制饮食。

3. 卵巢肿瘤

卵巢肿瘤是较常见的妇科肿瘤，卵巢恶性肿瘤是女性生殖系统三大恶性肿瘤之一。卵巢肿瘤按照其组织来源，可以分为 4 大类，分别为上皮性肿瘤、性索—间质肿瘤、生殖细胞肿瘤和转移性肿瘤。卵巢恶性肿瘤可以直接蔓延至周围脏器、腹腔种植、淋巴转移，血行转移少见，终末期可转移到肝、肺、脑。

卵巢良性肿瘤早期较小时，可无症状；当肿瘤增大到一定程度时，可出现腹胀、腹部包块。肿瘤多为类圆形，表面光滑。卵巢恶性肿瘤早期可无症状，晚期有腹胀、腹部包块、腹腔积液、消瘦、贫血和压迫症状。肿瘤发展到一定大小，可能发生扭转或者破裂，此时患者会有明显腹痛，应及时进行手术治疗。

卵巢肿瘤一旦被发现，患者应该接受手术治疗。恶性肿瘤需要根据患者身体状况及肿瘤组织类型，决定手术方式。卵巢恶性肿瘤容易复发，应该长期随访和检测。一般在治疗后第一年，每 3 个月随访一次；第二年，每 4 ~ 6 个月随访一次；第 5 年之后，每年随访一次，随访包括症状、体征、全身及盆腔检查、B 超检查等，具体依照医嘱执行。

卵巢肿瘤预防与筛查措施包括：①大力开展宣传，提倡高蛋白质，高维生素 A、C、E 饮食，避免高胆固醇饮食。高危妇女避孕宜用口服避孕药。② 30 岁以上妇女每年进行一次妇科检查，高危人群应从年轻时就开始普查，可做 B 超检查，常规检查甲胎蛋白。③早期发现，早期处理。卵巢囊性肿物直径大于 6 厘米者应手术切除，并按常规送病理检验。因为良性肿物也有恶变可能。卵巢实性肿物不论大小，均应尽快手术，术中进行冰冻切片检查，以决定手术范围。盆腔肿物诊断不清或保守治疗无效者，应及早做腹腔镜检查或剖腹探查。

4. 卵巢囊肿

卵巢囊肿属于广义上的卵巢肿瘤的一种，各年龄段均可患病，以 20 ~ 50 岁最多见。可为一侧或双侧。

卵巢囊肿可自由活动，往往能自盆腔推移至腹腔。如无并发症或恶变，一般无触痛。若卵巢囊肿继发炎症或恶变，可出现肿物活动受限，包块本身有压痛，甚至出现腹膜刺激症状、腹水等。

三、健康预警信号与解读

（一）急性腹痛

1. 宫外孕

育龄期妇女发生急性腹痛，要想到宫外孕的可能性。宫外孕的

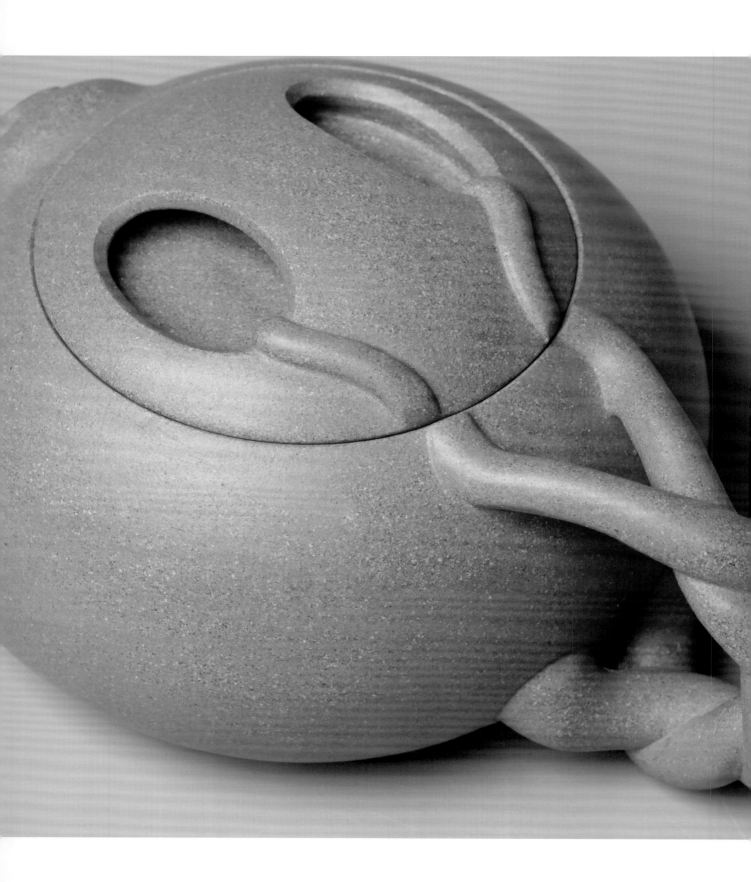

临床表现主要是停经，时间约为末次月经后 6 ～ 8 周。输卵管妊娠发生流产或者破裂之前，常表现为一侧下腹部隐痛；当发生输卵管妊娠破裂时，患者突感一侧下腹部撕裂样疼痛，伴恶心呕吐。60% ～ 80% 的患者有阴道不规则流血，一般不超过月经量，可伴有子宫蜕膜碎片排出。当患者出现生命体征不平稳或妊娠囊较大时，应当及时选择手术治疗。

2. 卵巢囊肿扭转

患者可出现剧烈腹痛，须与胆囊炎、阑尾炎、输尿管结石相鉴别。

（二）不规则阴道流血

须警惕宫颈癌的可能性，可行宫颈巴氏涂片筛查。

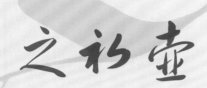

之初壶

尺寸：14.7cm×10cm×9cm

容量：280ml

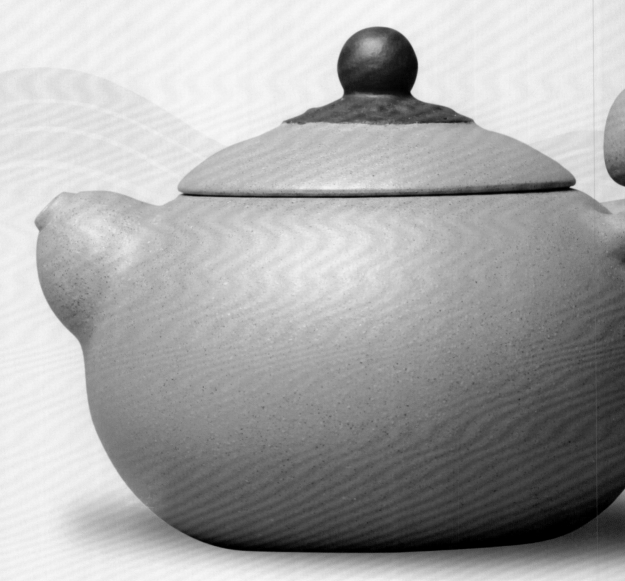

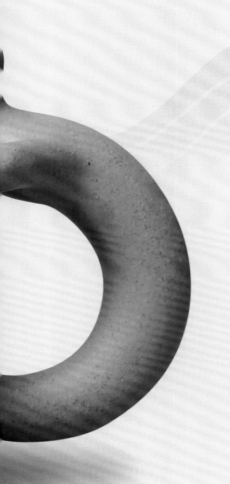

第3章

之初, 哺育人生

一、壶说健康

之初壶, 以女性乳房的外形与结构为元素设计制作。乳房是哺乳、养育生命的器官, 又与女性的优美体形相关。以壶描述女性乳房之结构, 借以表达乳腺健康和预警信息与解读。乳房大小形态因人而异, 大体结构有乳头、乳晕、乳房。乳房的淋巴引流十分重要, 特别是腋窝淋巴结。

以一把精美的西施壶为基础外形设计之初壶。倒把西施壶, 原名叫文旦壶, 文旦壶中的格调高雅者, 原先叫西施乳, 壶之形若美女西施之丰乳, 壶纽像乳头, 流短而略粗, 壶把为倒耳之形, 盖采用截盖式, 壶底近底处内收, 后人觉得"西施乳"

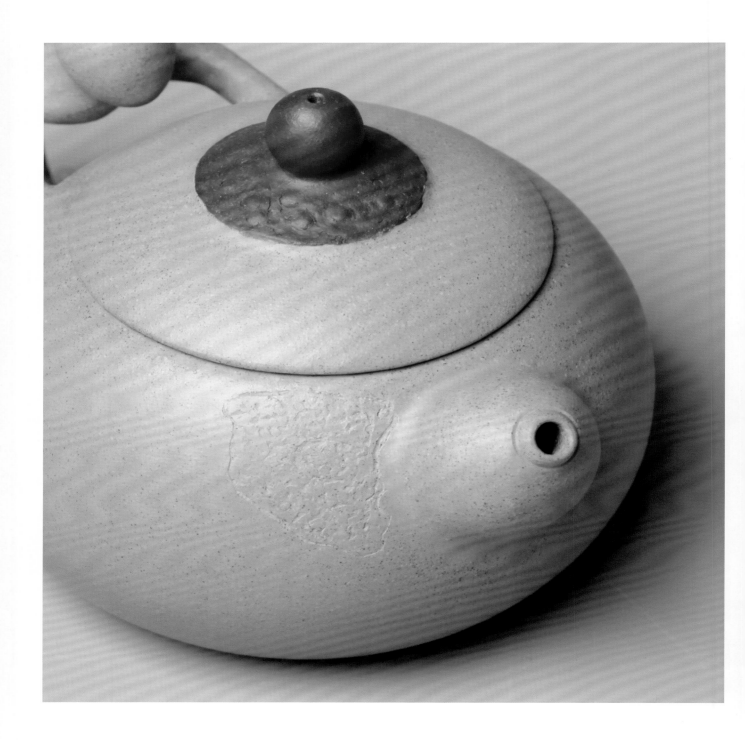

不雅，改称"倒把西施壶"。之初壶是在西施壶的基础上，改进了壶把、壶盖以及壶嘴。全壶的颜色为土黄色，壶盖与壶把稍低，壶嘴短。壶把的设计突出对生命及哺乳的敬畏和宠爱。壶把手做成婴儿人形，俯卧在乳房表面呈现渴望亲吻乳房，以求哺乳之动作，壶把表达哺乳的意思，壶嘴是乳汁流出的地方，略突出壶体，体现了壶体的整体优美。在之初壶的壶体上，特别设计了一片粗糙面——"橘皮样"变的结构，橘皮样变是乳腺癌的典型改变，特此预警。

乳房常见的问题有乳腺结节与乳腺癌。乳房疾病是可以通过乳房自我检查早期发现的。自我检查的方法非常简单，详见下文。乳房检查常用方法包括乳房体格检查、乳腺B超和钼靶检查。

二、解剖要点与健康问题

乳房的主要结构有乳头、乳晕、乳房，乳房的淋巴引流十分重要，特别是腋窝淋巴结。

（一）乳腺癌

乳腺癌是危害女性健康的最常见恶性肿瘤之一。在欧美国家妇女中，每8～9人中就有1人在其一生中患乳腺癌。全球每年有120万妇女新发乳腺癌，50万妇女死于乳腺癌，且其发病率还在不断升高，对女性的寿命和生活质量构成越来越大的威胁。目前，乳腺癌的发病率居女性各种恶性肿瘤的首位。

大量随机对照研究证明，乳腺癌是继宫颈癌之后又一个可以通过普查降低死亡率的恶性肿瘤，这样的肿瘤常常有临床前期较长、早期治疗可显著改善预后的特点，且普查方法具有简便、可靠、敏感、安全和较为经济的特点。

1. 乳腺癌特点

乳腺癌是可以早期被发现的一种癌症，早期乳腺癌的治疗效果很好，5年生存率超过90%。相对而言，晚期乳腺癌预后往往不佳。

壶说健康
HUSHUO JIANKANG

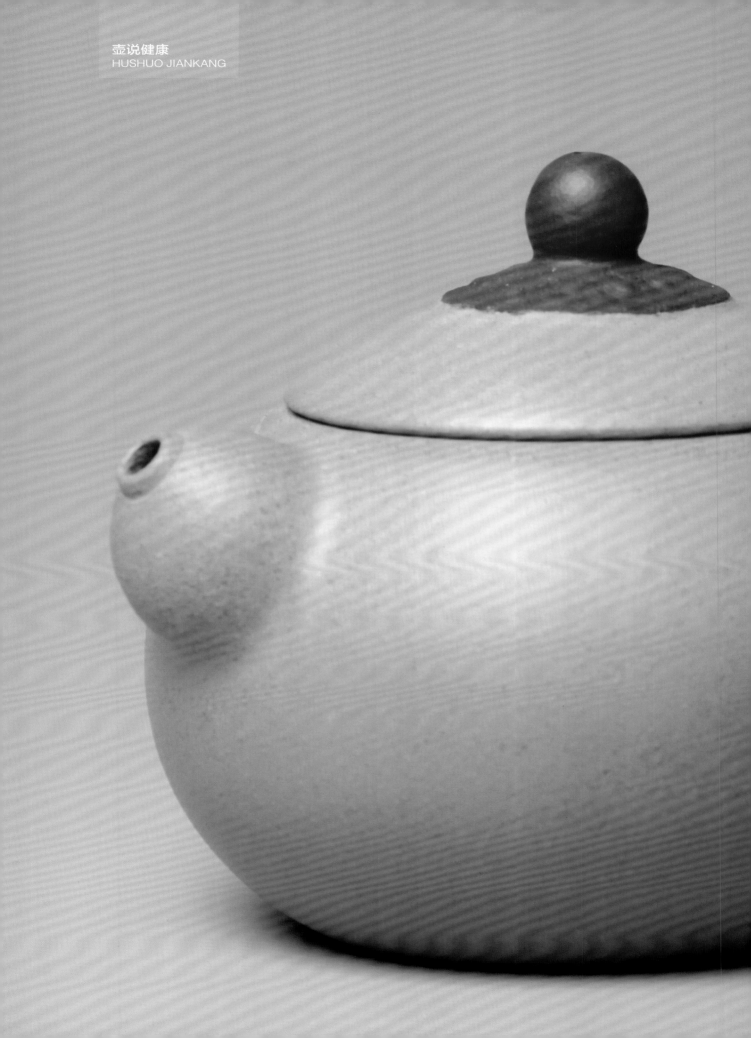

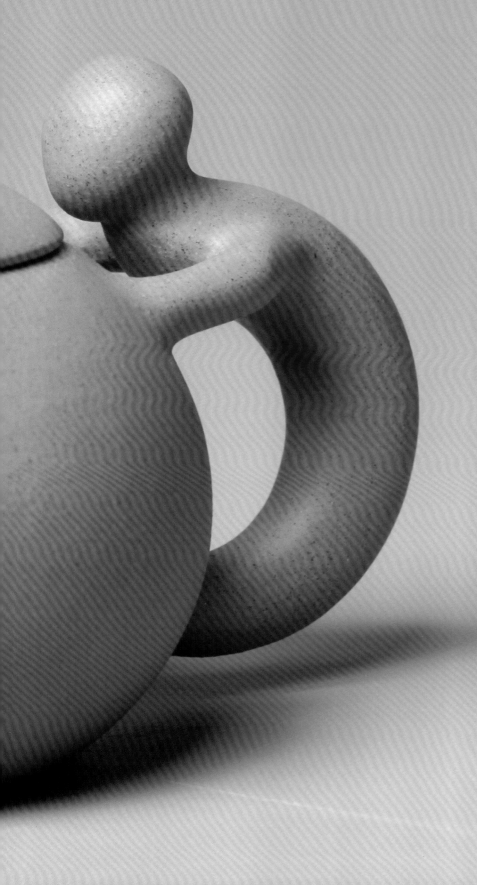

乳腺癌的发病率在全球范围内一直位居女性恶性肿瘤第一位，并且逐年递增。中国虽不是乳腺癌的高发国家，但年均增长速度高出乳腺癌高发国家 1～2 个百分点。

全球范围内乳腺癌死亡率开始下降，这首先归功于许多国家开展了乳腺癌的普查，早期乳腺癌的比例在不断增加。同时，医学的发展及治疗方法的改进，不仅能发现可以触及肿块的乳腺癌，也能诊断出尚不能触及肿块的乳腺癌。

乳腺癌的治疗方法改进使得乳腺癌的治疗更趋向根治与功能两者兼顾。符合保留乳房适应证的早期乳腺癌，可以进行保留乳房的治疗。资料显示，在 10 年复发率与死亡率方面，保留乳房的乳腺癌治疗与切除乳房治疗相比，无统计学差异，意味着保乳手术不仅能够取得好的疗效，还提高了患者的生活质量。早期乳腺癌 10 年生存率在 80% 左右，目前乳腺癌已成为疗效较佳的实体肿瘤之一。

2. 乳腺癌的早期诊断

乳腺位于体表，理应容易早期发现、早期诊断，但就目前我国资料来看，早期病例仍占少数，是哪些原因延误了诊断呢？

首先，乳腺癌的知识普及不够，人们对乳腺癌的临床特点尚不了解，在日常生活中缺少对这一疾病的警惕性。这也是我们制作之初壶的初衷，通过普及乳腺癌相关知识，提高乳腺癌早期诊断率。

其次，少数妇女受陈旧观念的束缚，羞于查体，不愿意暴露乳腺，更不愿意去医院检查。

第三，早期乳腺癌是一种无痛性肿物，可无不适症状，既不影响生活，也不影响工作，容易被忽视。

第四，部分女性讳疾忌医，患了恐癌症，非常害怕自己患乳腺癌，不敢去医院检查。

第五，压力太大，工作繁忙，顾不上关心自己的身体，即使有

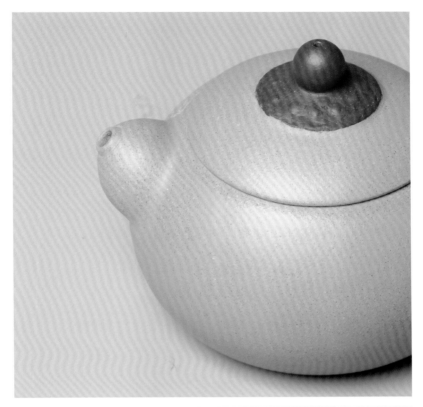

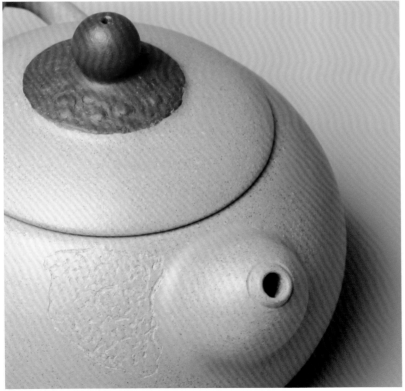

不适，也没时间去医院，久拖不治。

3. 乳腺自我检查

受到女性激素的影响，乳腺会随月经周期而有变化。月经来潮前，雌激素水平升高，乳房肿大；月经结束后，雌激素水平下降，乳腺变小。所以，乳腺自查要在月经干净后 2 ～ 3 天内进行。乳房自检方法很简单，一般可在起床、睡觉、更衣、洗澡时进行。

1）对镜自照法

面对镜子，双手叉腰，观察乳房的外形。然后将双臂高举过头，仔细观察两侧乳房的形状、轮廓有无变化，乳房皮肤有无红肿、皮疹、浅静脉怒张、皮肤皱褶、橘皮样改变等异常，观察左右侧乳头是否在同一水平线上，乳头是否有抬高、回缩、凹陷，有无异常分泌物自乳头溢出，乳晕颜色是否有改变。最后，放下双臂，双手叉腰，双肘努力向后，使胸部肌肉绷紧，观察两侧乳房是否等高、对称,乳头、乳晕和皮肤有无异常。

2）平卧触摸法

取仰卧位，右臂高举过头，在右肩下垫一小枕头，使右侧乳房变平。左手四指并拢，用指端掌面检查乳房各部位是否有肿块或其他变化。检查方法有三种：一是顺时针环形检查法，从乳头部位开始环形从内向外检查；二是垂直带状检查法，即用指端自上而下检查整个乳房；三是楔形检查法，即用指端从乳头向外呈放射状检查，然后用同样方法检查左侧乳房，并比较两侧乳房有何不同，最后用拇指和食指轻轻挤捏乳头，如有透明或血性分泌物，应及时就诊。

3）淋浴检查法

淋浴时，因皮肤湿润，更容易发现乳房问题。方法是：用手指指腹慢慢滑动，仔细检查乳房的各个部位及腋窝是否有肿块。

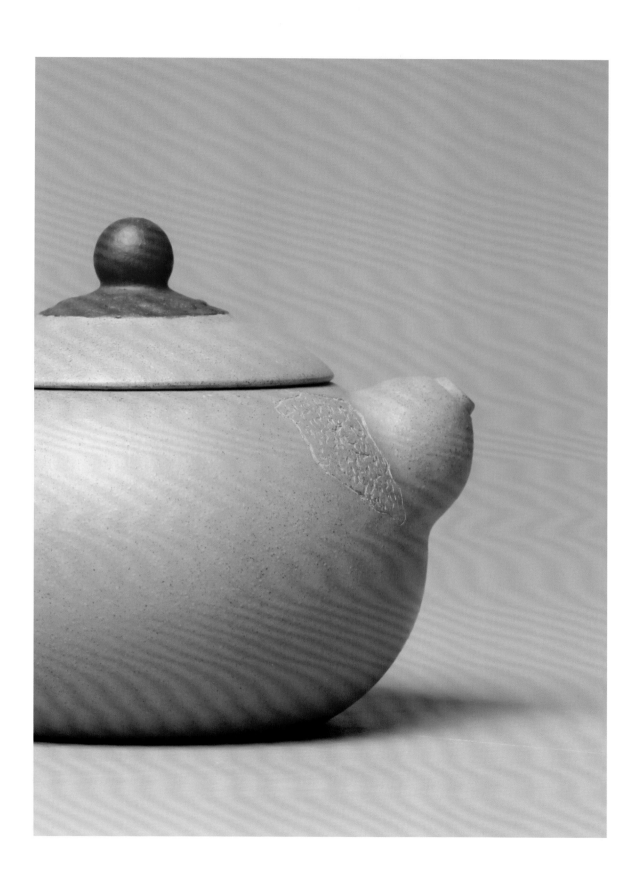

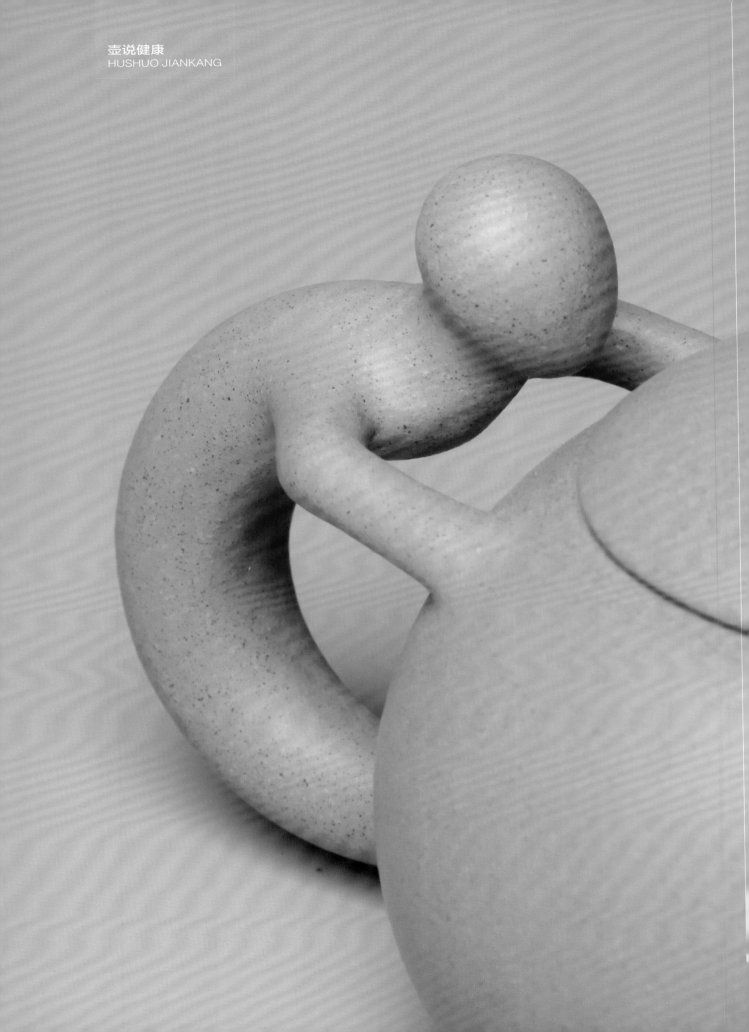

4. 乳腺普查

乳腺普查的对象主要是 35 岁及以上的妇女，一般间隔 1 ～ 2 年进行一次。很多人误以为普查应以高危人群为主，事实上，乳腺癌患者中真正有明确危险因素的只占约 30%。所以，尽管高危人群是乳腺癌普查的重点人群，并有可能成为早期干预对象，但现行的普查和宣教工作应以全体妇女为对象。

1）重视高危人群的普查

以下是高危人群：①初次月经过早，11 岁前月经初潮；②停经晚，55 岁后停经；③晚婚晚育，30 岁后才生育第一胎；④长期使用雌激素（4 年以上）；⑤长期使用避孕药（5 年以上）；⑥有妇科肿瘤家族史。

2）乳腺癌普查的内容

目前乳腺癌普查的方法主要包括临床体检、B 超检查及乳腺钼靶检查。

B 超是一种经济、简便、无创伤、无痛苦的检查方法，对年轻女性，尤其是妊娠、哺乳期妇女更为适宜，但对微小钙化的检测敏感性不如乳腺钼靶检查。

乳腺钼靶检查是乳腺癌普查中最重要的手段，异常影像为结节、微小钙化和乳腺局部结构紊乱。乳腺钼靶检查不仅能诊断病变的良恶性，还能帮助医生早期发现临床查体摸不到的乳腺癌。

以上两种方法可以互补，提高乳腺癌的检出率。乳腺钼靶检查时，有些良性病变可伴有恶性征象，某些恶性肿瘤也可表现出良性特征，乳腺 B 超也同样存在类似问题。因此，确诊还需要做细胞学或组织学诊断。

细胞学诊断就是用 5 ～ 10 毫升的普通注射器，接上 6 ～ 8 号针头，对临床可疑病变进行穿刺，然后用负压抽取肿块内的细胞，将细胞涂于载玻片上，请病理科医生进行诊断。该方法简便易行，创伤小、费用低、报告及时，正确的细针穿刺不会引起肿瘤播散。由于细针穿刺所获得的细胞数较少，故要求医生有较高的诊断水平。组织学诊断是从乳腺病变部位取活检组织进行病理学检查，即在显微镜下观察细胞形态及细胞之间的关系，目的是确定病变的良恶性，预测患者的预后并指导治疗。

综上所述，女性宜从 20 岁起每月进行一次乳腺自我检查，每 3 年进行 1 次乳腺临床体检。35 ～ 40 岁应有一次基础钼靶片，40 岁以上每年拍摄一次钼靶片，摄片时还应进行临床体检。

三、健康预警信号与解读

乳腺位于体表，异常情况易于发现。比如：自我检查乳腺时摸到包块，乳头溢出不正常的分泌物，乳房皮肤变粗糙（即橘皮样变）时，都应及时看医生。

第二篇

精，
滋于府，
储于囊，
藏密码。

精或曰精子，滋于其府 —— 睾丸，睾丸位于阴囊内。人最有价值的物质，非遗传密码莫属，它藏于精子细胞内。精子在睾丸内生成，进入附睾进一步成熟，再沿输精管到达射精管，射精管穿过前列腺，开口于尿道精阜，精子经尿道排出体外。前列腺是守护人类遗传密码的"门卫"，其产生的液体参与精液的构成。正常前列腺大小如板栗，以四个接头和两个开关为特点的复杂解剖结构及繁重的生理协调功能，架起了连接泌尿与生殖两大系统的桥梁。

第1章

小雄风，雄风日出

一、壶说健康

小雄风壶，以男性泌尿生殖系统为设计元素，旨在介绍男性泌尿生殖系统的结构、功能、养生和疾病的奥秘。

如何让人们在闲聊品茶享受生活的时候，轻松了解生命的奥妙？的确有不少人感到男性泌尿生殖系统多少有点奥妙，兼生殖与排尿功能于一体，如何简单解读生命密码呢？因此，我们设计了小雄风壶。

男性泌尿系统是一个管道系统，尿液从肾脏经输尿管流入膀胱，再经穿过前列腺部的尿道排

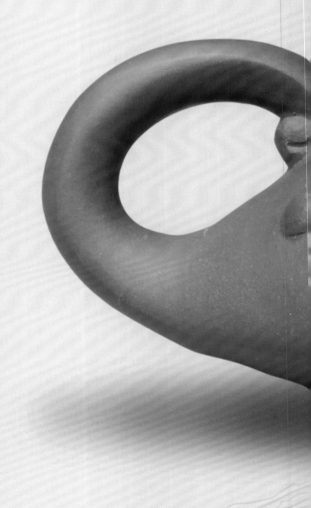

小雄风，雄风日出

尺寸：16.3cm × 10.5cm × 6.8cm

容量：260ml

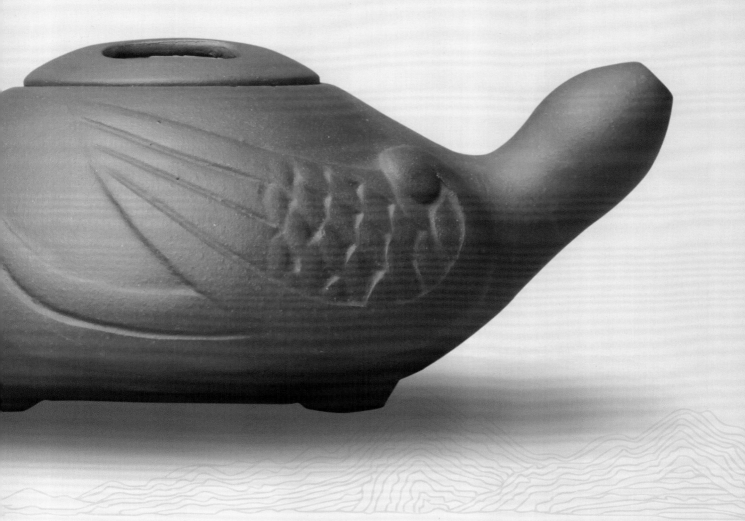

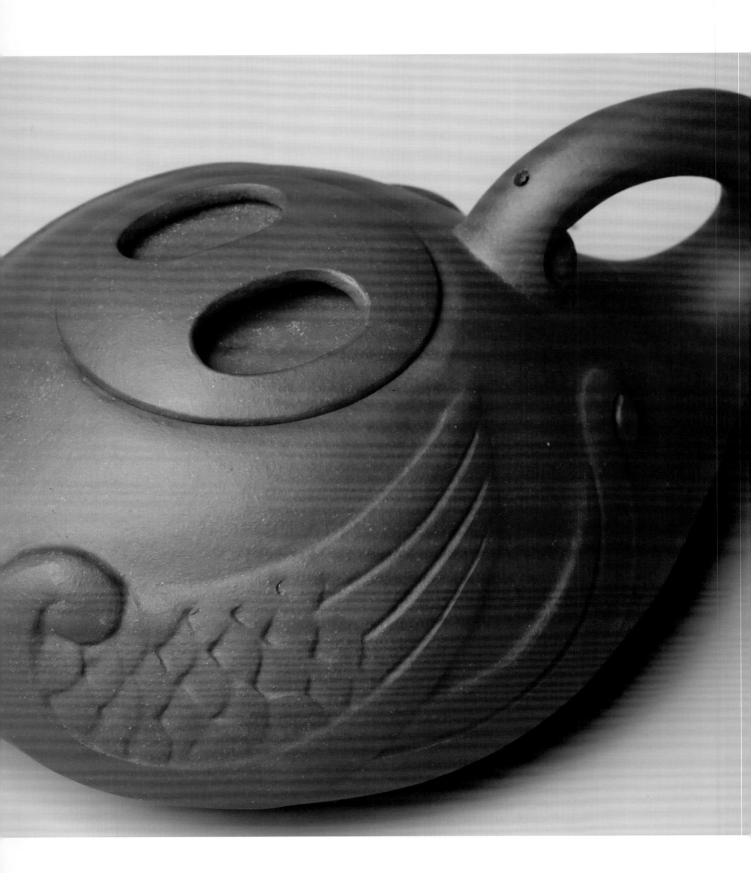

出体外。泌尿系统与生殖系统有一个"四通"汇合点，这个汇合点即在前列腺部位。前列腺是一个非常重要的器官，有"四通接头"和两个"开关"，其前连接尿道、后连接膀胱，左右侧分别通过射精管、输精管，分别连接着左右侧睾丸。尿道、膀胱、左右侧射精管这四路管道都在前列腺部位汇合交叉通过。前列腺部位不仅有四个"接头"，还有两个"开关"，即尿道内、外括约肌。正常生理情况下，排尿时两个"开关"同时打开，尿液由膀胱穿过前列腺部尿道排出体外。而在性活动射精时，靠近膀胱侧的一个"开关"闭合，另一个"开关"打开，也就是内括约肌关闭，外括约肌打开，使精液射出体外。如果在射精时，两个"开关"同时打开，就会发生精液逆流现象，精液进入膀胱，这是临床上引起男性不育的原因之一，称为逆行射精。由此可见，前列腺部位的结构与功能，有精准调节排尿与射精的作用。日常生活中，我们会有这样的印象：水管本身不容易坏，而水龙头或水管的接头处非常容易坏。前列腺是四条水管的"接头"，其"故障率"（即发病率）高就不难理解了。这些特点和茶壶之间有一种天然的联系。

壶，盛水养生；男性泌尿生殖系统盛水，主司生命。在壶体的底面，设计了两个椭圆形的结构，代表人体的两个肾脏。两个肾脏各与一个细管状结构连接，表达输尿管结构。壶体的下面靠前，即壶嘴的下面，设计了两个小圆形的结构，象征睾丸。壶嘴象征尿道。壶体相当于人体的膀胱。

壶内部出水的地方，一般是挡茶叶的茶球结构，相当于人的前列腺结构和部位。整个茶壶最精妙之处在于其壶把的设计，通气孔机关设计在壶把上，用拇指按住通气孔，可控制壶嘴出水的流量。完全按住通气孔，即使将壶嘴垂直向下，也倒不出水；若轻按通气孔并留有空隙，水流会从壶嘴内"滴滴嗒嗒"地倒出，特别像前列腺增生引起的排尿不畅；若完全不按通气孔，则水流如注，畅快地从壶嘴流出。

整个壶的外形像一只展翅欲飞的龟鸟，取名为"小雄风"，希望此"壶"能够帮助更多人了解泌尿生殖系统的结构和功能。

二、解剖要点与健康问题

在男性的生长发育过程中，身体各个系统的发育有早有晚，有快有慢。在出生至 10 岁这一阶段，生殖系统的变化是很小的，与生长较迅速的其他器官相比，可以说是"低调、沉默"。然而一旦进入青春期，生殖系统的发育就像雨后春笋一般"势如破竹"，男性在生殖系统发育过程中究竟发生了怎样的变化，哪些特征是值得特别关注的呢？

（一）生殖器官的发育

男性生殖器官包括外生殖器和内生殖器两部分。外生殖器主要有阴茎、阴囊，内生殖器主要有睾丸、附睾、精囊、前列腺。阴茎是男性的性交器官，阴茎的前端为龟头。龟头外面包着一层皮肤，称为"包皮"。青春期发育加速或接近性成熟年龄时，正常情况下，包皮会渐渐向后退缩而露出龟头。

睾丸是男性最重要的内生殖器，呈卵圆形，有一对，存放在男性的两侧阴囊内。在胎儿时期，睾丸位于腹腔中，在胚胎发育过程中或出生后，下降到阴囊内。睾丸的主要功能有两个：一是产生精子，二是分泌雄性激素。附睾附着在睾丸上方，主要功能是运输、贮存睾丸所产生的精子，同时它所产生的分泌物质提供精子营养，促进精子的进一步成熟。精囊位于膀胱底，功能是分泌黄色黏稠液体并参与组成精液，有增加精子活力的作用。前列腺为一实质性器官，它分泌的乳白色液体是精液的主要成分。

当男婴出生时，除了要注意是否存在先天肢体畸形外，还要特别注意其外生殖器官是否异常。外生殖器的异常是很容易被发现的，检查一下阴茎、两侧的阴囊及睾丸，父母在换尿布及洗澡时，仔细看一看，比较一下阴囊左右两侧是否对称，可做到早检查、早发现、早治疗。男婴外生殖器的检查方法如下：

1. 检查阴囊

双手触摸男婴的阴囊，检查阴囊的大小。观察左右两侧阴囊是否对称，如果一侧阴囊比另

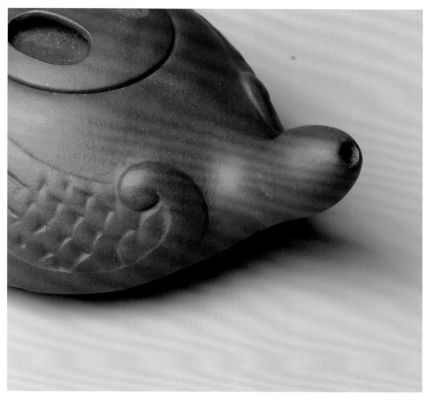

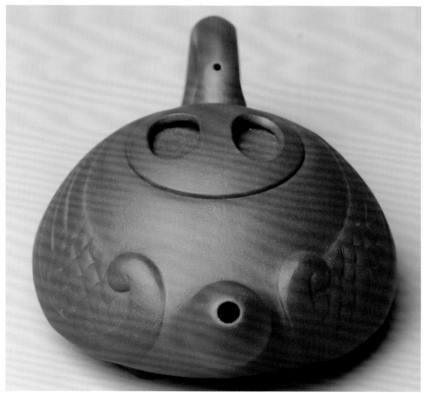

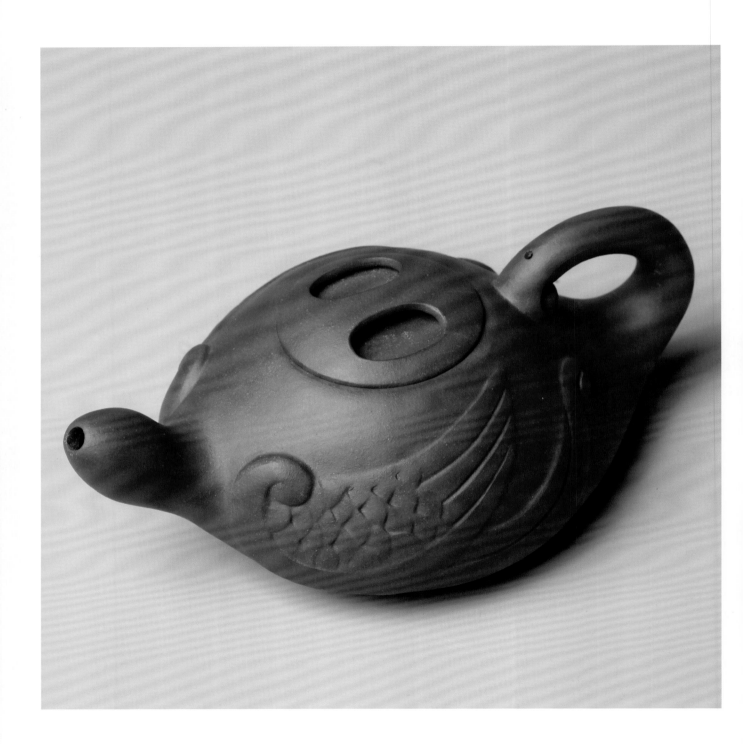

一侧阴囊大 2 ～ 3 倍，就可能患有阴囊水肿或疝。

阴囊水肿是指阴囊内积液的症状。一般情况下，宝宝出生 6 个月后，阴囊内的积液会自动消失。

有些男孩的阴囊内没有睾丸，或仅一侧阴囊内有睾丸，说明睾丸还在从腹腔下降到阴囊的途中，医学上称之为"隐睾症"。有关资料统计显示，新生儿隐睾的发生率约为 1.8%，但相当部分男婴的睾丸可在 1 岁内自然下降至阴囊。若睾丸不能及时下降至阴囊，尤其是一直停留于腹腔内，可影响睾丸的正常发育，甚至可导致不育症等。

男婴在 1 周岁前发现隐睾，应先请医生做检查，大部分可在腹股沟一带触摸到未下降的睾丸。若摸不到，就要做进一步检查，如 B 超等，加以定位。自出生到 1 岁期间，睾丸仍会继续下降，故在 1 岁前的隐睾可观察等待。超过 1 岁、睾丸仍未降入阴囊的患儿，应考虑手术。隐睾手术治疗的最佳时间是在 2 岁以前，否则会导致睾丸产生精子的能力下降或造成不可逆转的损伤。到了 3 ～ 4 岁，睾丸将出现纤维化，此时即使做手术，睾丸要恢复生精功能也非常困难。隐睾并不会阻碍男性激素的产生，只是随着治疗时间延误，睾丸制造精子的能力逐步下降，癌变的可能性逐步上升。因此，家长要高度重视，若超过 10 岁才发现隐睾，建议手术切除。

隐睾的手术治疗是将停留在半途的睾丸往下拉至阴囊中并加以固定，绝大多数患儿都可一次治愈。有些腹腔内隐睾症患儿的手术必须分成两阶段才能成功将睾丸固定。隐睾症的延误治疗，往往是由父母的疏忽造成的。所以，家长在给小男婴洗澡时，请记得至少要有一次完整地摸到两颗质地、大小相当的睾丸在阴囊内，若有疑问，一定要尽早请医生做检查。

2. 检查阴茎

观察尿道口排尿情况及包皮等。

1）包茎

包皮是包覆在龟头外的皮肤，具有保护龟头免受感染、刺激的功能，一般在孩子三四岁以后，包皮内层皮肤会逐渐成熟，并与龟头分开。因此，男宝宝出生后，包皮不能上翻，整个包住龟头是很正常的现象，不具有任何的病理意义，无须去医院割包皮。如果孩子超过 3 岁，包皮仍然无法上翻、露出龟头，才称为"包茎"。

父母可以经常将孩子的包皮适度地向上翻动，用人工的方法循序渐进地扩张包皮口，促进包皮翻开，从而降低包皮过长或包茎的发生率。第一次可在孩子满月前后进行，轻轻地试着翻一下，如果包皮能够很容易地被翻上去，露出龟头，即可停止。如果包皮口太小，包皮难以上翻，且在翻动过程中，宝宝有明显的不舒服，甚至哭闹，家长应坚持定期翻动，一般每隔一两个月翻动 1 次，切忌粗暴操作，

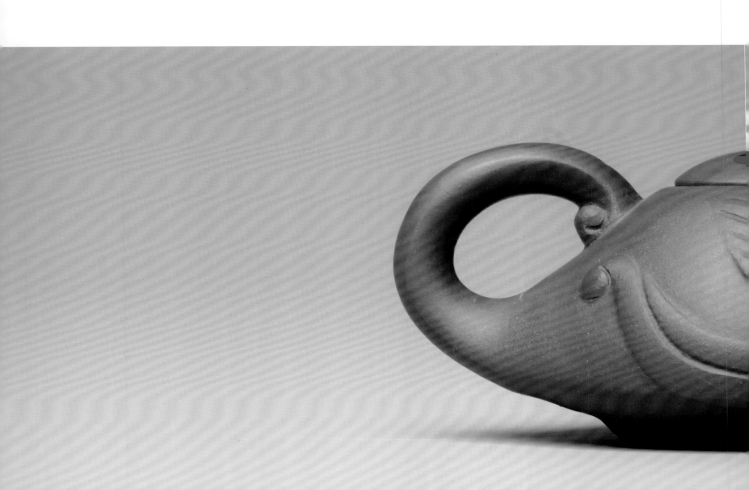

以免造成包皮撕裂伤，甚至诱发感染。

　　为了安全，最初几次翻动最好在医生指导下进行。如果孩子包皮或阴茎皮肤出现红肿，并有黄色分泌物流出，可能是包皮炎，通常需要采用抗菌药治疗。倘若包皮炎经常发生，则建议手术治疗，即包皮环切术。这个手术虽然简单，但由于术后需要照顾伤口，所以除非必要，多不会建议在婴幼儿时期行包皮环切术，一般在孩子8 ～ 9 岁以后安排手术。

　　2）尿道下裂

　　新生儿尿道下裂是一种先天性的缺陷。正常情况下，男婴尿液排出口位于阴茎头部，但尿道下裂男婴的尿道开口位于阴茎下的任

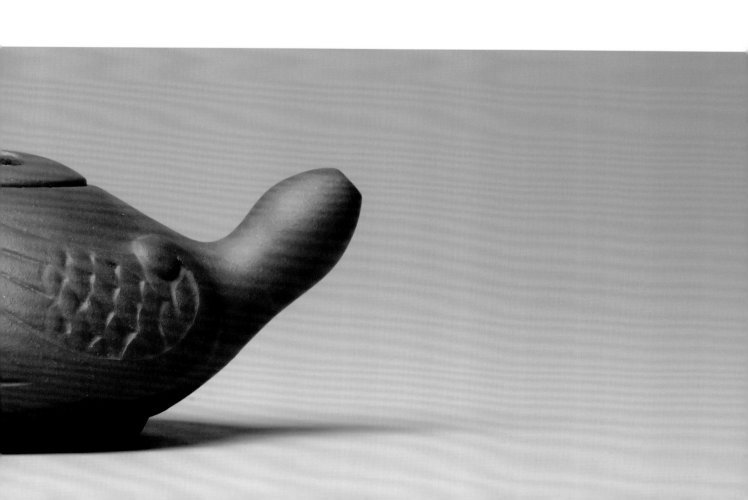

何一个地方，很可能会出现阴茎异常弯曲，形成阴茎下弯畸形，甚至会影响成年后的性生活。

如果男婴被确诊为尿道下裂，家长要保持镇定，可以在咨询医生后，选择适当时机进行矫正治疗，阻止阴茎下弯，进而慢慢矫正尿道开口的位置，使其尽可能接近正常结构，达到小儿可站立排尿，成人后有生殖能力的目标。家长在为患儿选择手术矫正的时候要注意选择正规的大医院。如果对手术有任何疑问，也要通过正规的途径咨询，寻求答案。

轻微的尿道下裂一般来说是不需要治疗的，但中度至重度尿道下裂就需要专业外科手术进行修复。一般而言，新生儿出生 6 个月后，就可以接受修复手术。对于较严重的病例，可能需要分次手术进行修复，手术后患儿的阴茎比较接近正常且可以正常排尿，成年后不会影响性生活。

医学专家认为，尿道下裂的最佳整形时间为学龄前，也可以更早一些，这样可以减少患儿心理创伤。一般而言，3 岁左右的患儿就能具备完成手术修复的基本条件；如果是短段型尿道下裂及无阴茎下曲畸形的患儿，还可以提前进行手术。合并阴茎发育不良的患儿，可能还伴有内分泌缺陷的情况，家长要注意配合医生进行相应的检查并接受激素补充治疗，等阴茎增大后，再进行手术。

（二）男性第二性征的发育

在生殖器官发育的同时，男性第二性征也随之发育。所谓"性征"，是指区别男女性别的特征。每个人生下来，便可以确定是男是女，这是以生殖器官来区分的，男女生殖器官的差异称为第一性征，也称作"主性征"。当步入青春期以后，男女除生殖器以外，在外观及体形上的差异，称为第二性征，又称"副性征"。

男性第二性征的发育主要表现在体表所发生的变化，并以毛发的变化最为突出。在 11 ～ 12 岁左右，男孩外阴部长出短而细的阴毛；12 岁左右，颈部喉结开始突出，说话声音变大变粗，这个时期称为"变声期"；13 ～ 14 岁时，开始长出腋毛、胡须，额部的发际逐步后移，形成特殊的男性发型。男性第二性征的发育，使一个调皮可爱的"小淘气"变成了一个身材魁梧、肌肉发达、声音低沉洪亮的堂堂男子汉。那么，男性是靠什么维持第二性征的呢？是产自睾丸的雄激素。

（三）男性青少年性生理及性健康

青春期是个体由儿童向成年人过渡的时期。通常，人们把青春期与儿童期加以明确区分，区分的界限是性的成熟。以性成熟为核心的生理方面的发展，使少年具有了与儿童明显不同的社会、心理特征。

在生殖系统发育的过程中，有些性生理现象会在男性的身上逐渐出现。

1. 遗精

遗精是一种正常的生理现象，也是男性性成熟的特殊标志之一。睾丸的功能之一是产生精子。男孩在 14 岁前后，睾丸开始制造第一批成熟的"生命种子"——精子，从此以后不断制造新的精子。发育正常的成年男子双侧睾丸每天会产生几百万乃至过亿个精子。这些新生精子随后来到附睾的细管中，需要经过三周左右的时间才能完成它们的进一步成熟过程。精子一旦成熟，就会穿越一条叫作输精管的细管，随管向上与精囊分泌的乳白色胶状液体和前列腺分泌的前列腺液组成精液。当精液在体内贮存一定时间与数量后，如果没有被吸收，就会排出体外，人们所说的"精满则溢"就是这个道理。正常男青年一般每月可能发生 1 ～ 2 次遗精。首次遗精在 14 ～ 16 岁。从青春期发育到结婚前，男性青年中约 80% 有遗精的经历。由于绝

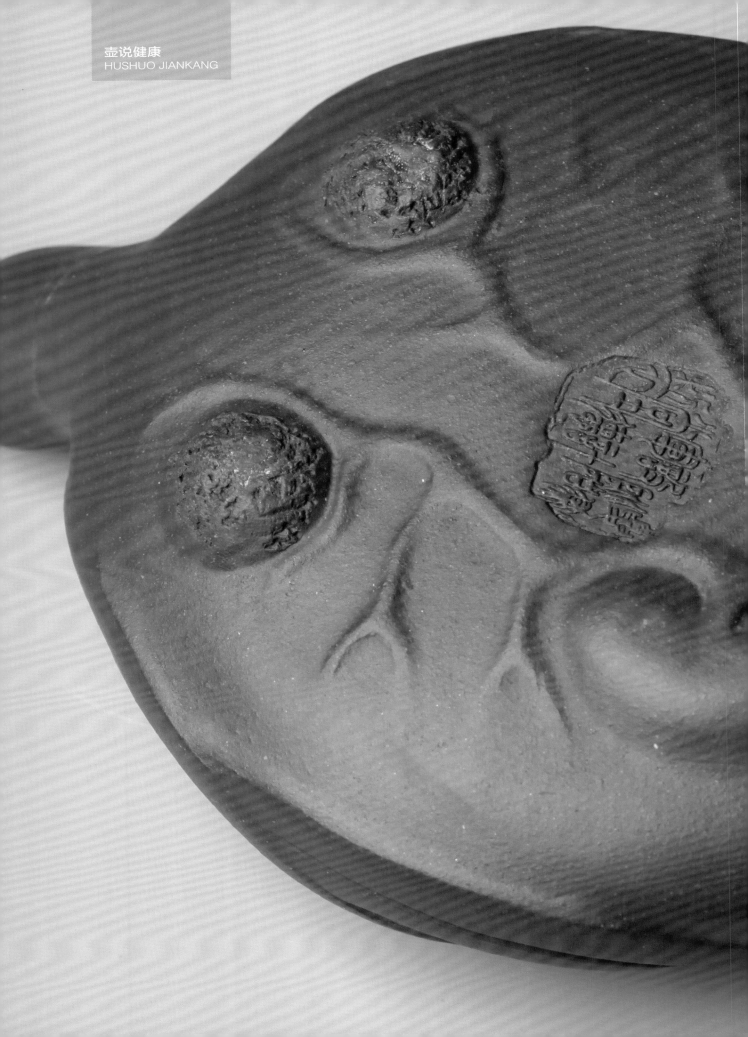

壶说健康
HUSHUO JIANKANG

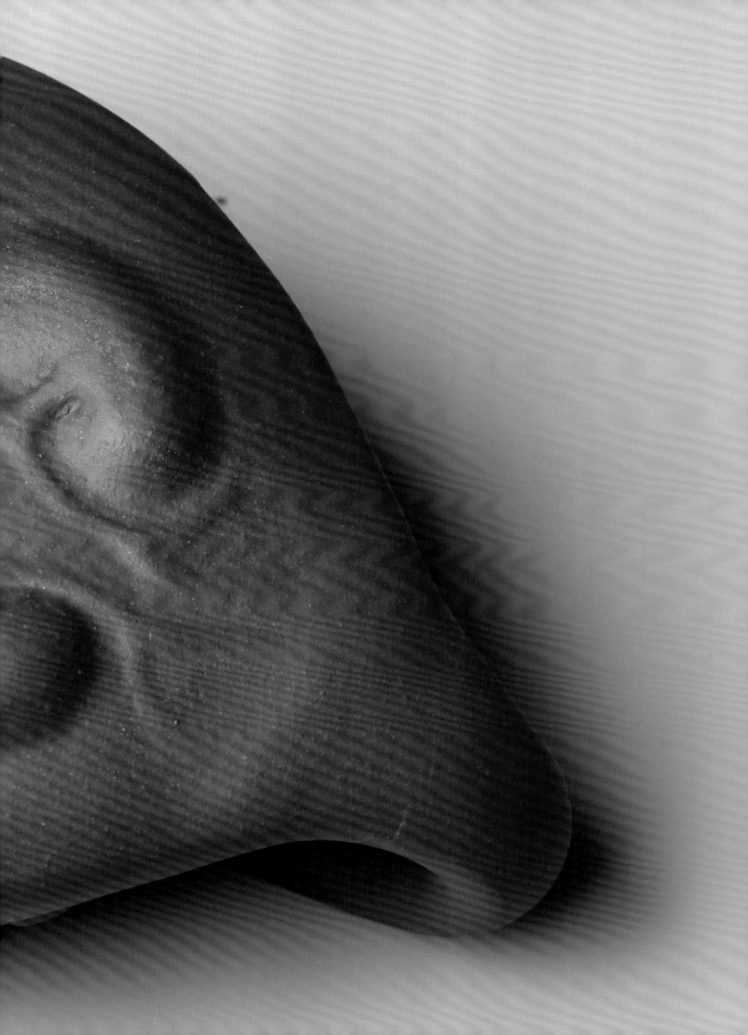

大多数男孩是在睡觉做梦时发生遗精，所以又叫"梦遗"。如果遗精太频繁，要请专科医生诊治。当然，没有遗精者也不要紧张，不用担心是否性生理发育不良。因为精液可少量、多次排入尿道，随尿液排出体外，只是本人觉察不到而已。只有生殖器官异常、伴有第二性征发育不良的男性或从来没有遗精，才是异常现象，应到医院请专科医生诊治。遗精虽然是一种正常的生理现象，但是也会因其他因素引起，如生活没有规律、晚上仰卧睡觉被子盖得太重、穿过紧的裤子、看色情电影或书刊等。因此，青春期男性要建立正常的生活制度，树立正确的性观念，自觉抵制淫秽视频或书籍。需要提醒的是，遗精后要及时换洗内裤，并清洗外生殖器，以免阴茎包皮被炎症侵袭。青春期是以性成熟为主要内容的生理成长，对青春期少年的心理及社会方面有着重大影响，形成这一时期的几个重要特征。所以，开展性知识教育对于青春期孩子而言，是非常有必要的。

2. 手淫（自慰）

手淫是青春期性成熟的一种生理表现，在青少年中比较常见。从医学的角度来说，如果是偶尔为之，可以解除因性紧张而引起的不安、躁动，是一种自慰的方式，并没有什么害处。但是，说手淫无害，并不意味着提倡或主张无节制的手淫。有人曾说过，当我们能够控制欲望的时候，什么欲望都是好的；当我们不能控制欲望时，什么欲望都是坏的。青少年时期是培养自控能力的关键时期，正如美食过多会消化不良，美酒过量会酗酒生事一样，没有节制的手淫也会带来负面影响。频繁的手淫可使盆腔慢性充血，引起遗精、滑精，还会有会阴、尿道下坠感，阴茎痛和排尿困难等症状。同时，如果一个人总是害羞、敏感、萎靡、孤僻，将手淫看作是获取满足、解除紧张的唯一方法，过分依赖它，就意味着他的心理发育和社会适应能力遇到了问题。这时的手淫已成为心理障碍、内心冲突和挫折感的反映，是一种病态表现，需要接受专门的心理治疗。因此，这时的症状已非手淫本身，而是更为复杂的心理障碍问题了。

3. 包皮过长和包茎

包皮过长是指包皮盖住尿道口，但包皮上翻时仍能露出尿道口和龟头。包茎是指包皮口狭小，紧紧包住阴茎，不能向上翻开露出龟头。包皮过长的危害主要是影响包皮和阴茎的局部清洗，从而产生包皮垢，导致包皮和阴茎出现局部红肿、刺痒或疼痛，容易发生"包皮阴茎头炎"。阴茎口过小还会导致排尿困难，尿液积聚在包皮内，形成包皮垢，不易清洗。这2种情况都对生殖健康不利，患者应去医院检查和治疗，必要时可接受包皮环切手术。手术不仅对身体没有任何影响，还有利于促进阴茎的发育。

男性性生理的卫生保健，重要的是保持生殖器官的清洁。很多男生平时很少每天清洗外阴，只有在洗澡的时候才清洗一下，其实这是很不够的。因为包皮内会滋长一种白色豆渣样的物质，叫"包皮垢"，最适宜细菌生长，易使包皮和阴茎发炎，出现红肿、刺痒、疼痛，甚至粘连，使包皮不能上翻。所以，男性应养成每晚用温水清洗外阴的习惯，包皮过长或包茎患者更要做到这一点。清洗时，应将包皮翻起，用温水将污垢清洗干净，不让污垢堆积在里面。当然，包皮过长者最好进行包皮环切手术。另外，经常清洗外阴，还可以保持肛门周围的清洁卫生，防止细菌在会阴部繁殖。

三、健康预警信号与解读

（一）体格检查

父母要记得为不同年龄段的男孩定期检查外生殖器发育情况，看看睾丸是否存在异常，是否有包茎等，若发现异常，应带孩子到正规医院体检。

（二）重视男性青少年问题与性健康教育

教育男性青少年正确对待成长发育过程中遇到的问题，向他们解释青春期的生理发育特征。

（三）阴囊空虚或发育不对称，可能是隐睾，应及时看专科医生。

（四）小儿排尿时阴茎头起泡，提示有包茎可能。

第2章

雄风，如日中天

一、壶说健康

雄风壶，以成年男性泌尿生殖系统的特点为设计元素，旨在介绍成年男性泌尿生殖系统的结构、功能及经常遇到的问题。成年男性生殖系统发育完成，第二性征明显，进入生育和性活动活跃期，这个时期的男性健康问题主要涉及生育相关问题和疾病治疗与预防等。雄风壶，是小雄风壶的放大版，因男性性成熟及前列腺的发育，使得造型更加硕健有力。

二、解剖要点与健康问题

成年男性涉及的健康问题在于生育与性健康的管理。

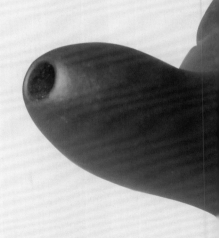

雄风，如日中天

尺寸：18.5cm × 11cm × 7.8cm

容量：320ml

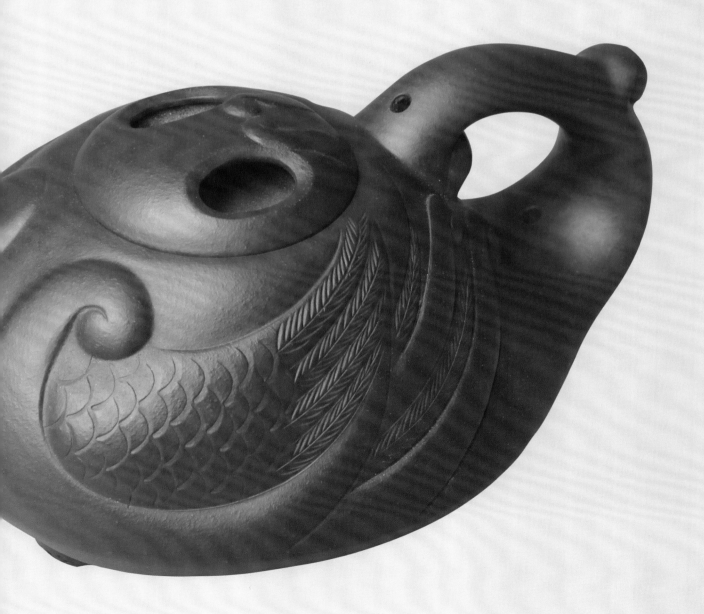

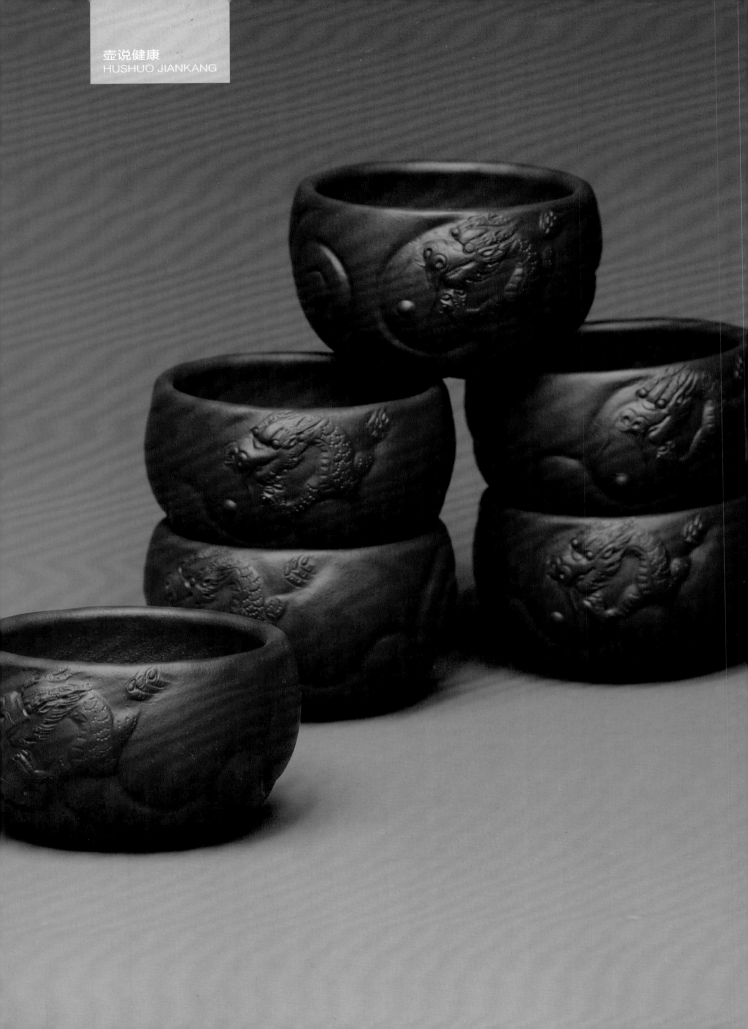

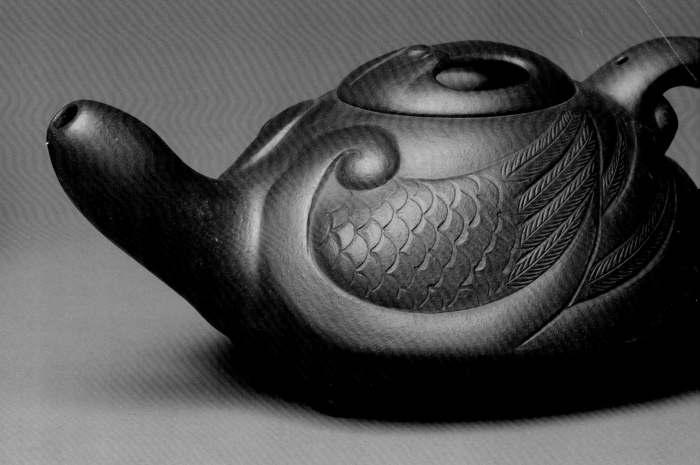

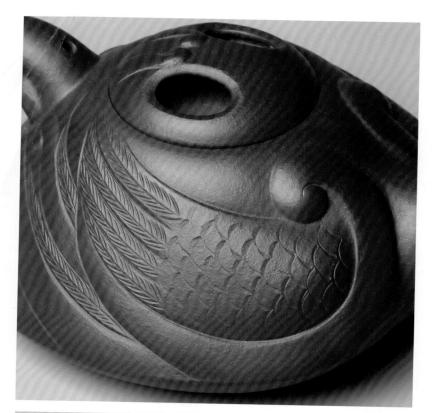

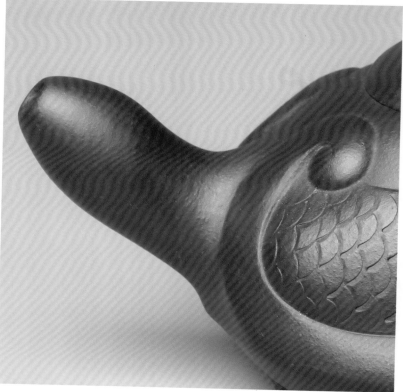

性功能是人类的本能，是生育和繁衍后代的基础。男性性健康的状态是男性进行性活动的基础，男性性功能出现障碍影响男性正常的性活动。男性性功能障碍是指男性在性欲、阴茎勃起、性交、性高潮、射精这 5 个阶段中，因某个、某几个或整个阶段发生异常，而影响性活动的正常进行。

男性性功能是一个复杂的生理过程，涉及方方面面，诸如神经、心理因素，内分泌功能，性器官障碍等，其中，大脑皮质的性条件反射起着尤为重要的主导作用。由此可见，引起男性性功能障碍的原因亦是多方面的,总体上可分为功能性性功能障碍和器质性性功能障碍两大类。

（一）阳痿（ED）

阳痿是指阴茎不勃起或勃起不坚，不能进行正常性交。阳痿可由器质性病变或精神因素引起。器质性病变引起的阳痿，表现为阴茎在任何时候都不勃起；而精神因素造成的阳痿，只是在性兴奋时或性交时阴茎不勃起，平时或睡眠状态下有可能勃起。

（二）早泄

早泄是指阴茎虽能勃起，但在性交时，阴茎插入阴道前或接触阴道后立即射精，不能进行正常的性交活动。一个具有正常性功能的人，在不同条件下，射精快慢有较大差异，因此，性交时偶尔出现射精过早，不应视为病理现象。只有经常射精过早，以致不能完成性交过程，才能视为病理性的。

（三）遗精

遗精是指在无性交活动时发生的射精。80% 以上的未婚青壮年都有这种现象，不一定是病态。只有长时期、频繁遗精才被视为疾病。

（四）无性欲或性欲降低

性欲是指在一定条件刺激下产生的性兴奋和性交的欲望。性欲改变应以经常的性生活反应来衡量，只有长时期在适当条件刺激下也不产生性欲，或在同样条件下出现性欲显著改变时，才能认为是不正常的。在正常情况下，性欲受年龄、精神和疾病等诸多因素的影响。

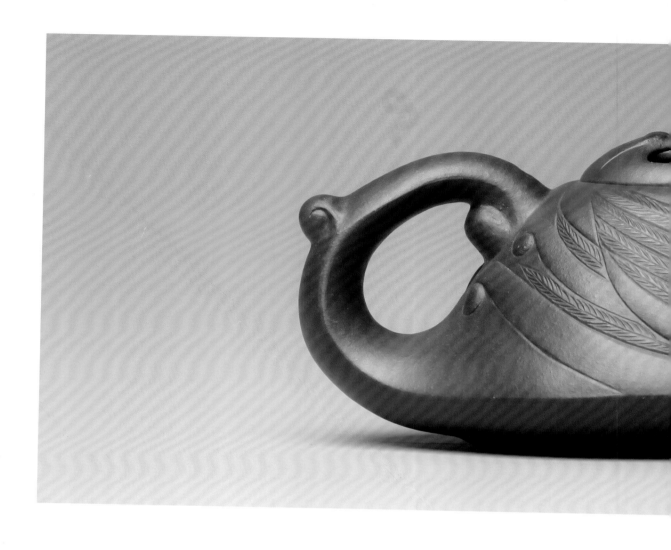

（五）性健康对生育的影响

性功能障碍让男性丧失自信，加重病情。严重早泄会让男人觉得自己"不行"，从而产生严重的心理障碍，自信心下降，更加重了病情，形成恶性循环，直接危害夫妻性生活的和谐，进而影响夫妻间的感情及家庭和睦，埋下家庭破裂的隐患。在性生活中，往往

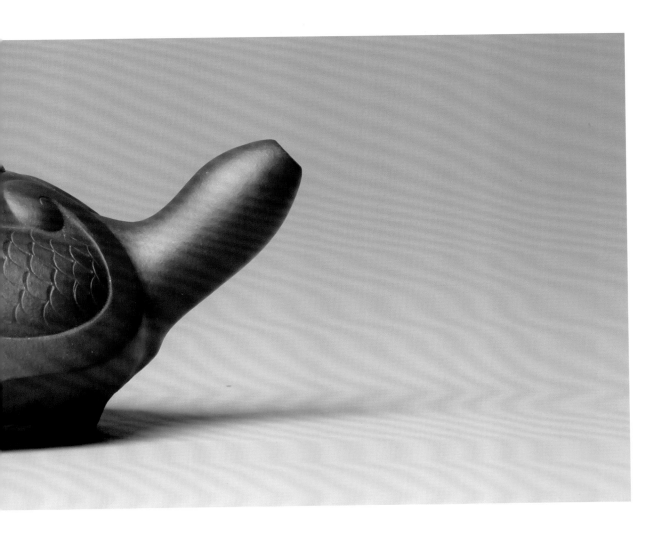

是妻子感受不到性快感，长期不能得到性满足，对性生活失去兴趣，最后导致对性生活的淡漠。长此以往，必将成为家庭破裂的隐患。精神不振、影响工作是阳痿、早泄的主要表现，最终造成结婚后多年不育。

三、健康预警信号与解读

男性健康有什么预警信号？什么信号的出现意味着身体可能已经或将要出现某些变化？

夜尿增多或晨勃减少等，是否可以作为男性健康的预警信号？其实，这些指标只能部分反映男性的健康状况。多项研究显示，男性勃起功能变化可作为男性健康相对全面的预警信号。阴茎勃起是由许多因素协同作用产生的生理活动，是一个受大脑和外周水平的激素和神经血管机制调节的过程，涉及神经因素、心理因素、内分泌因素、血管功能、阴茎海绵体组织等，其中任何一类因素出现异常，均可能造成 ED。

勃起功能障碍（ED）通常被定义为持续（至少 6 个月）无法实现和维持阴茎勃起，以获得满意的性生活。目前，阴茎勃起功能障碍被视为心血管或外周血管病变的先兆或身体健康状况的"晴雨表"，严重影响患者的身心健康和性生活的质量。

不良生活方式（如吸烟、缺乏锻炼）、合并慢性疾病（如肥胖症、糖尿病、高血压、血脂异常、代谢性疾病、雄激素缺乏）及下尿路刺激症状疾病 / 前列腺增生、梅毒、炎症性肠病（克罗恩病或溃疡性结肠炎）等，都可能导致 ED。同时，2019 欧洲 ED 指南中还指出：银屑病、痛风性关节炎、强直性脊柱炎、非酒精性脂肪肝、其他慢性肝病、慢性牙周炎、开角型青光眼、炎症性肠病和经直肠超声引导的前列腺活检等，均被列为 ED 的相关危险因素。

勃起功能障碍可以作为预防心脏病和脑卒中的早期预警信号。心血管疾病是 ED 的独立危险因素，ED 和缺血性心脏病非常普遍且往往同时发生，它们具有相同的危险因素。有研究显示，勃起功能障碍患者可能在 2～3 年内出现心脏病相关症状；在 3～5 年内可能发生心血管事件，如心脏病或脑卒中；在 40～69 岁人群中，这

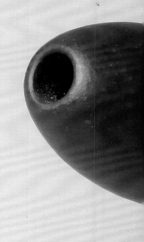

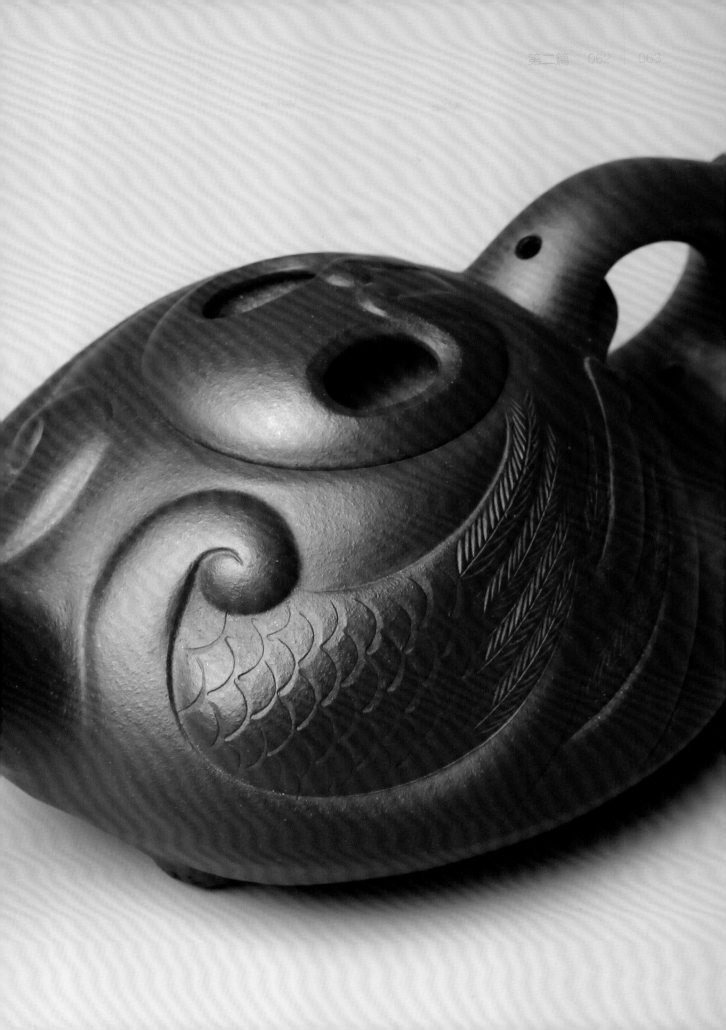

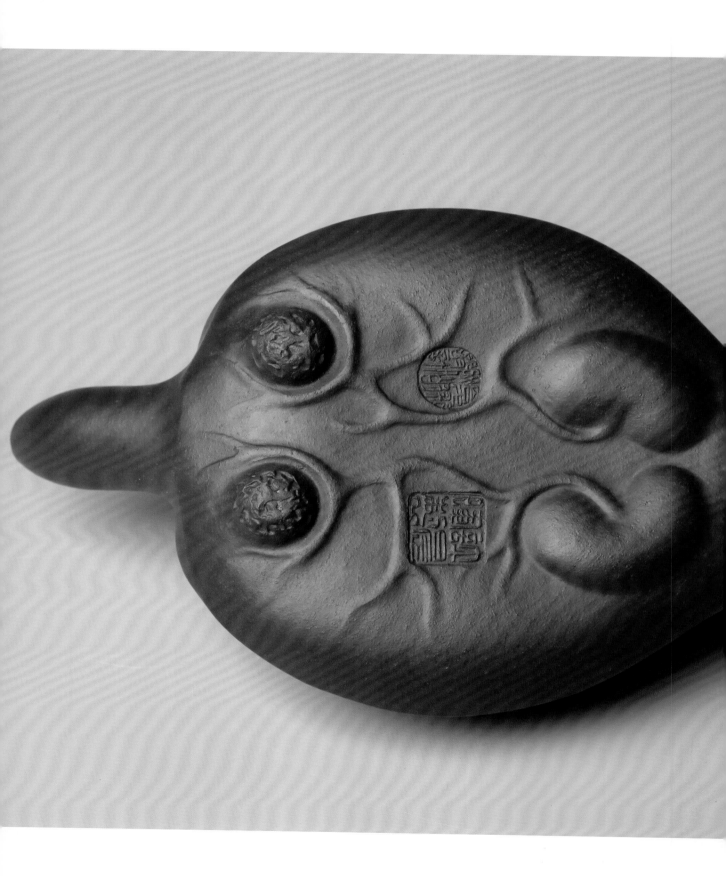

种相关性更为显著。当然，这但并不代表 ED 患者都会患心脏病，只是患病风险可能更高。心血管病合并 ED 的患者，应在治疗 ED 的同时，积极治疗心血管疾病。

勃起功能障碍可能是多种代谢性疾病的早期预警信号，如肥胖症、糖耐量异常、血脂异常、高血压等。这些疾病通过类似的影响通路及途径影响血管、神经、内分泌等因素，如改变血管顺应性、增强氧化应激、调控相关信号传导通路、改变阴茎海绵体超微结构，以及降低神经元刺激等，导致 ED。

中老年男性勃起功能障碍是男性更年期的常见表现，即雄激素缺乏的表现。睾酮在维持正常勃起和夜间勃起中具有重要作用，睾酮水平降低是导致 ED 的重要因素之一。睾酮水平降低通常与肥胖、糖尿病、血脂异常和代谢综合征等代谢性疾病伴发，从而进一步影响患者的勃起功能。中老年男性 ED 的出现也预示男性更年期的其他表现可能会出现，如夜尿增多、性欲下降、尿频、尿急等。

勃起功能障碍还会反映患者的心理状态或心理健康水平等。

总之，勃起功能障碍可作为男性健康的预警信号。当患者以 ED 为首发症状求诊时，医生应该详细询问病史，建议患者常规检查性激素（睾酮）水平、血脂、血糖等，必要时应全面评估心血管系统健康水平，预防和干预心血管疾病。治疗勃起功能障碍不仅可以保持健康的性生活，还可以把治疗勃起功能障碍作为改善健康、提高健康水平的重要手段。

大雄风，王者归来

尺寸：20.8cm×12.5cm×8cm

容量：390ml

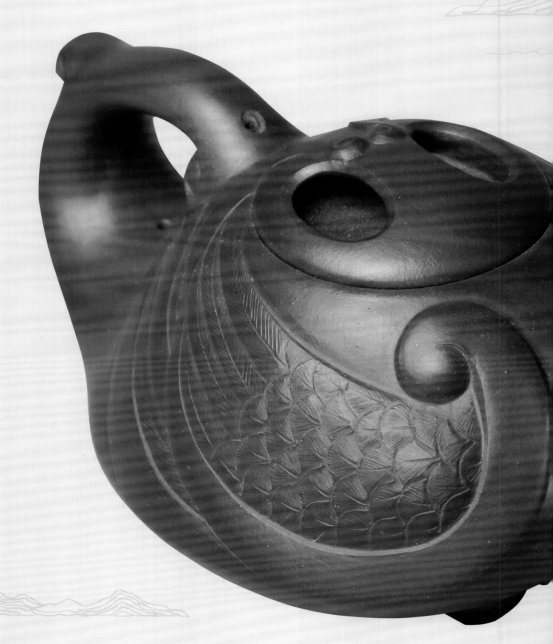

第 3 章

大雄风，王者归来

一、壶说健康

大雄风壶，是雄风壶系列最高级版，其内外结构、体型与小雄风、雄风壶类同，但看上去容量更大，更有力量，更加霸气。

二、解剖要点与健康问题

解剖要点与小雄风、雄风壶所述问题类同，但是其提示的健康问题却非常不同、非常突出。

（一）常见性传播疾病

性传播疾病，过去称为性病，俗称"花柳病"，如梅毒、淋病、软下疳等。20 世纪 70 年代以来，随着性接触传播疾病的日益增多和性病研究的不断深入，性病的概念也有所扩大。世界卫生组织把由性接触或类似性行为所致的疾病均归为性传播疾病。

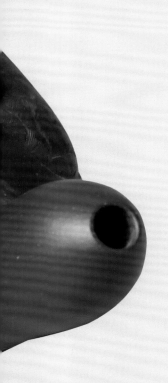

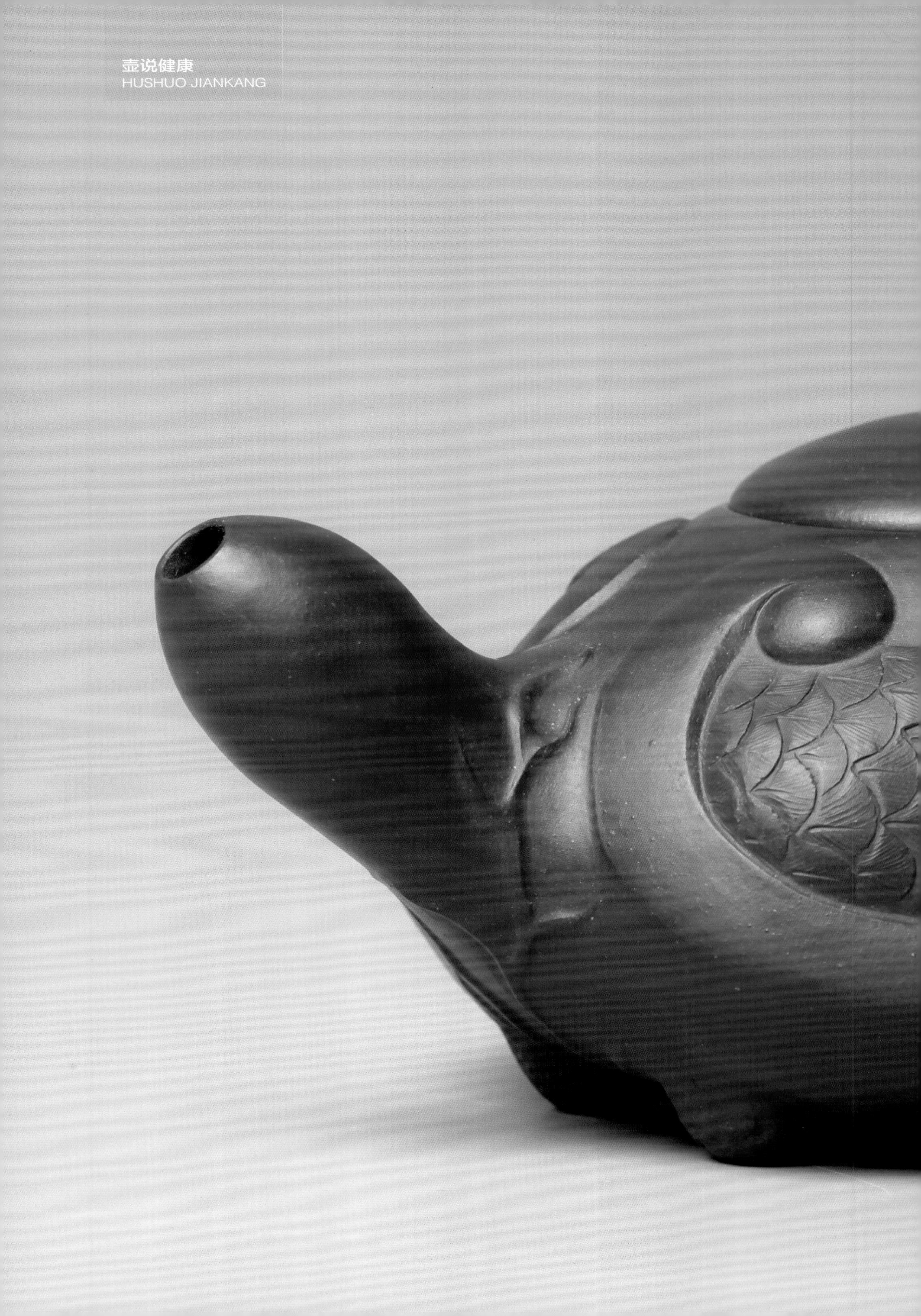

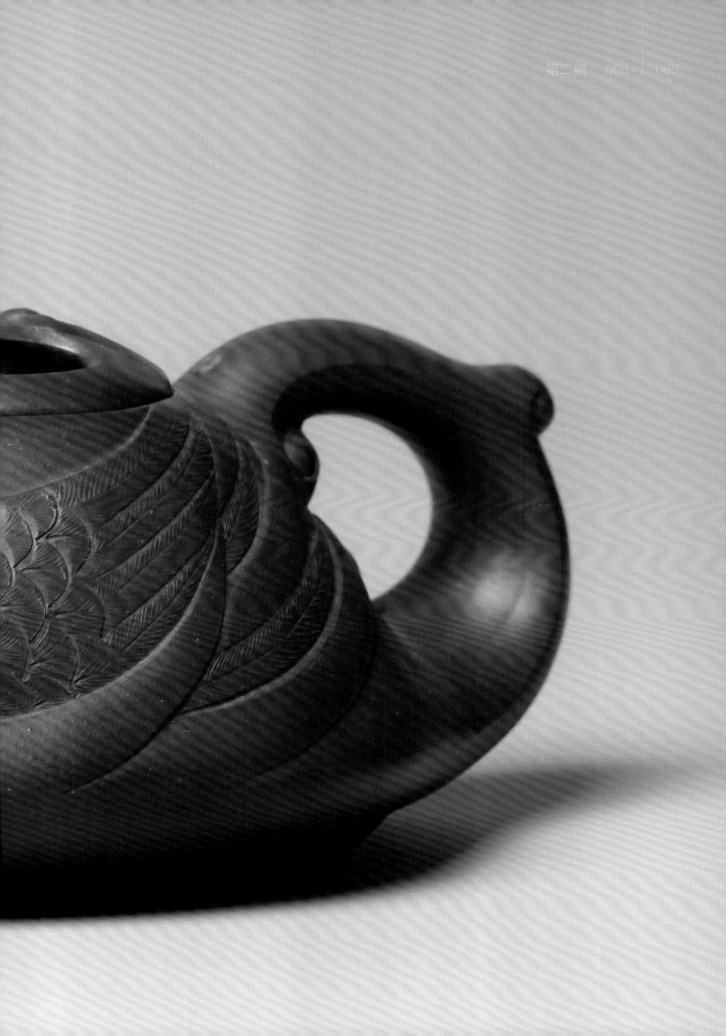

1. 梅毒

梅毒由梅毒螺旋体感染引起，病程漫长，早期侵犯生殖器和皮肤，晚期侵犯全身各器官，表现为多种多样的症状和体征，病变几乎可累及全身各个脏器。梅毒可通过性行为和血液传播，也可由母亲传染给胎儿，危及下一代。一期梅毒标志性的临床特征是硬下疳，好发部位为阴茎、龟头、冠状沟、包皮、尿道口、大小阴唇、阴蒂、宫颈、肛门、肛管，等等，也可见于唇、舌、乳房等处。二期梅毒以梅毒疹为特征，有全身症状，一般在硬下疳消退后，经过一段无症状期后出现，是由于梅毒螺旋体随血液循环播散引发的多部位损害和多样病灶。1/3 未经治疗的显性梅毒螺旋体感染者可发生三期梅毒，可出现结节性梅毒疹、树胶样肿等，关节处可出现结节，梅毒螺旋体侵犯心血管或神经系统后，可导致梅毒性心脏病、梅毒性脑膜炎、麻痹性痴呆等。

2. 淋病

淋病是由淋病奈瑟球菌引起的泌尿生殖系统的化脓性感染，也可侵犯眼、咽、直肠和盆腔等处，亦可通过血行播散，是常见的性传播疾病之一。淋病通过性行为传染，少数通过接触患者的脓性分泌物感染，女性患者可通过产道传染给婴儿。

男性淋病患者可引起急性淋菌性尿道炎，表现为尿道外口灼痒、轻度刺痛、红肿、外翻，继而有脓性分泌物流出，以后症状逐渐加重，可发展为全尿道炎。女性患者以宫颈炎、尿道炎、尿道旁腺炎、前庭大腺炎等为主，体格检查可发现尿道口红肿呈鱼嘴状、触痛，可有脓性分泌物，尿道旁腺炎表现为挤压尿道旁腺有脓性分泌物流出，前庭大腺炎表现为腺体开口处红肿、触痛、溢脓，亦可见腺管阻塞形成脓肿。

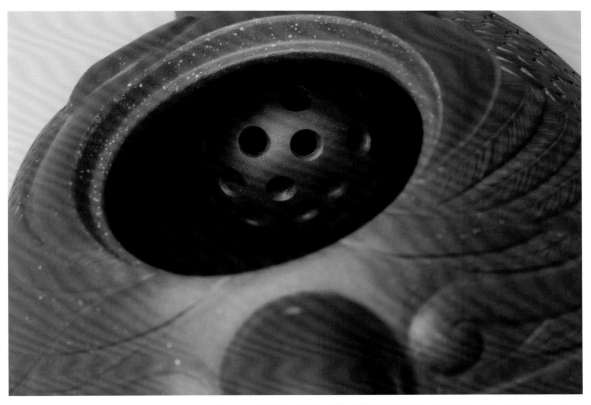

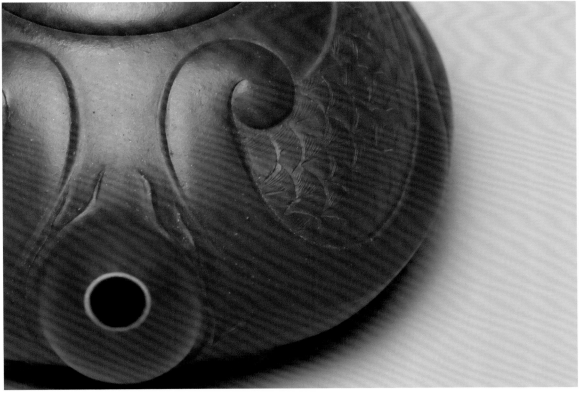

3. 艾滋病

艾滋病是一种危害性极大的传染病，由人免疫缺陷病毒（HIV）引起。HIV 是一种能攻击人体免疫系统的病毒，它将人体免疫系统中最重要的 CD4＋T 淋巴细胞作为主要攻击目标，大量破坏该细

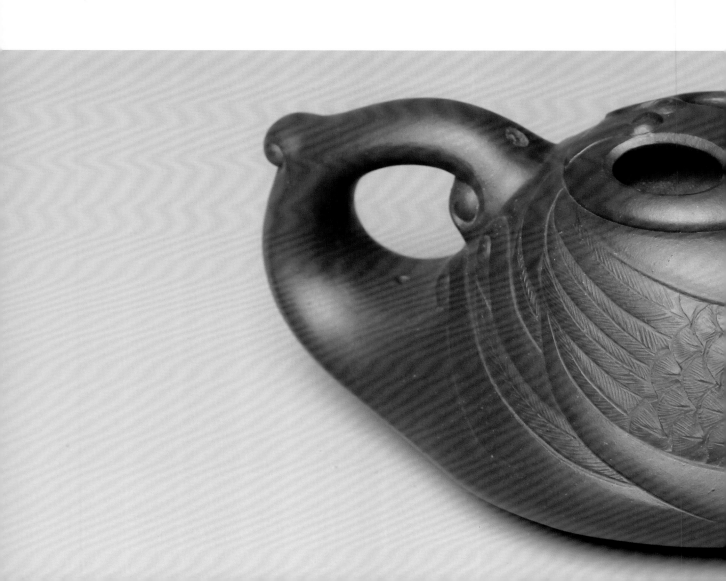

胞，逐渐使人体丧失免疫功能。因此，HIV 感染者易并发各种疾病，并可发生恶性肿瘤，病死率较高。HIV 在人体内的潜伏期平均为 8～9 年，在发病前，HIV 感染者可以没有任何症状地生活和工作多年。

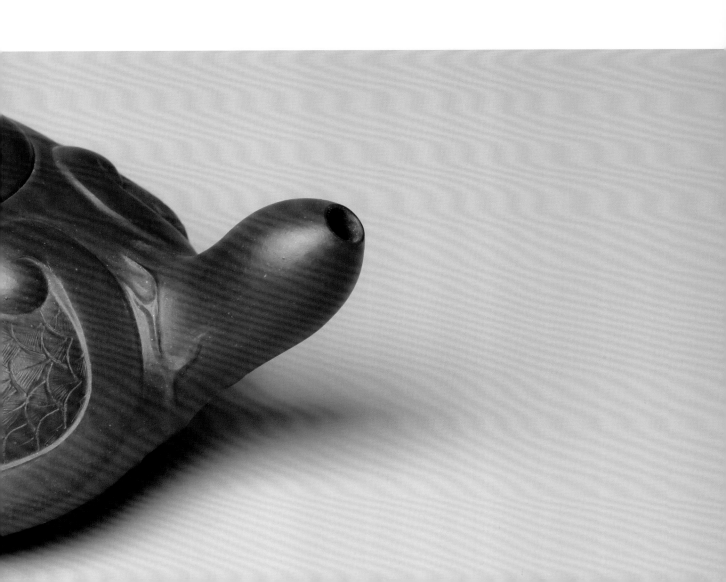

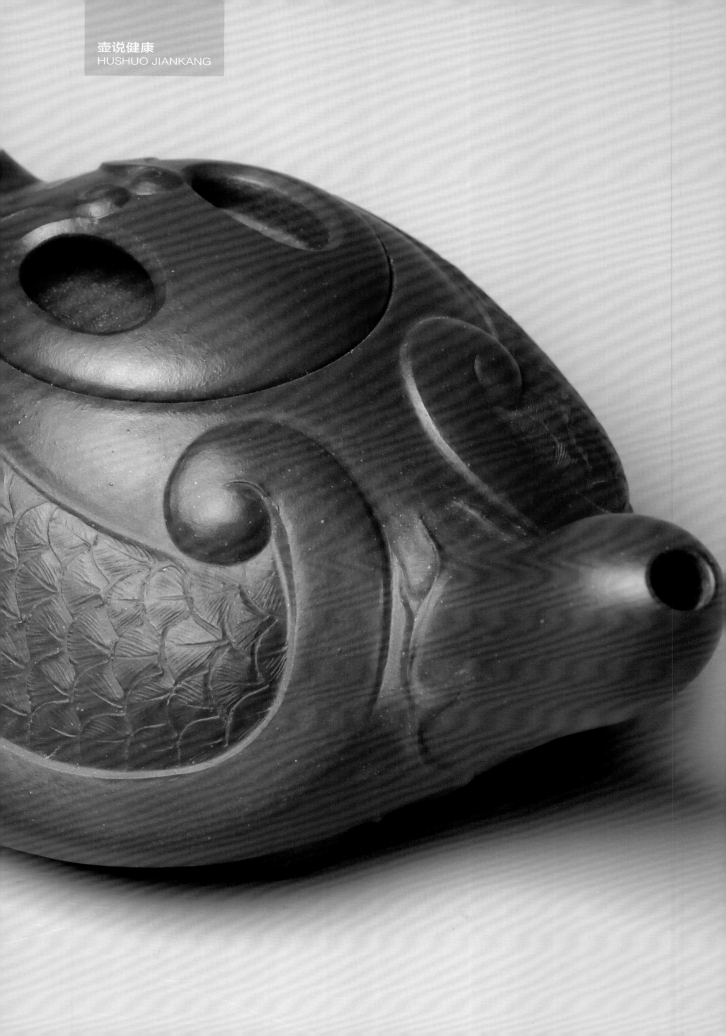

（二）前列腺炎的相关问题

1. 前列腺炎的临床表现

前列腺炎指发生于前列腺组织的炎症，是由于前列腺特异性或非特异性感染所致的急慢性炎症，从而引起全身或局部症状。前列腺炎主要包括急性前列腺炎和慢性前列腺炎。

急性细菌性前列腺炎的临床表现：全身症状为高热、寒战、乏力、虚弱、厌食、恶心、呕吐、全身不适伴关节痛和肌肉痛等；局部症状为尿道烧灼感及肛门会阴部疼痛，排尿时加重。

慢性前列腺炎常见的症状：会阴、睾丸、阴茎根部、耻骨上小腹部、腹股沟、腰及骶尾部的隐痛、胀痛，下尿路刺激症状，如尿频、尿急或排尿不畅等，不同程度的性功能障碍，等等。慢性前列腺炎的症状广泛、复杂，对生活质量影响较大，是泌尿外科门诊复诊率最高的疾病之一。

2. 前列腺炎的诊断

诊断急性前列腺炎主要依据病史（如上所述症状），检查下腹部可有压痛，血常规有感染的征象，以及尿三杯试验第一杯尿液浑浊，镜检有白细胞；第二杯尿液澄清，或有少量白细胞；第三杯尿液浑浊，有大量白细胞及脓细胞。B超检查有助于明确诊断。

慢性前列腺炎的诊断主要依据病史（如上所述症状），前列腺液镜检、细菌培养。B超检查提示前列腺内部回声不均匀，有助于诊断。

3. 前列腺炎的治疗与保健

出现急性细菌性前列腺炎症状时，患者应及时至医院急诊就诊，注意休息，大量饮水，按照医嘱服药治疗。

慢性前列腺炎的治疗主要包括药物治疗和规律的作息、饮食，保持良好的精神状态。

1）应用抗菌药物：首选红霉素、复方新诺明、多西环素等在前列腺组织具有较强穿透力的药物；

2）温水坐浴有利于炎症的吸收和消退；

3）忌酒及辛辣食物，避免长时间骑车或坐车等，保持有规律的性生活；

4）规律作息，保持心情舒畅，缓解精神压力是减轻慢性前列腺炎症状的主要方法。

慢性前列腺炎是一种相当常见的疾病，部分患者可自行缓解，并非所有患者都需要治疗。在临床实践中，我们也发现，一些经历数月甚至一两年反复治疗的患者没有完全达到治愈标准，但停用所有药物后，只要注意戒酒、戒烟，不食辛辣食物，注意保暖和体育锻炼，避免久坐和疲劳，保持规律的性生活，特别是不要憋尿，各种不适症状也会逐步变轻或消失，不影响正常的工作和生活。

4. 前列腺炎与生育的关系

当前列腺发生炎症时，前列腺液分泌量减少，从而使精液量减少，干扰精子的生存和活动。同时，前列腺液中酶的活性下降，精液黏度增加，液化时间延长。另外，炎症也可使精液的 pH 升高，并使机体产生抗精子抗体，使精子活力下降。前列腺液中因炎症存在而含有大量的细菌和细菌毒素，可消耗精浆的营养成分，从而影响精子的存活率。有些患者还可能因为大量使用抗菌药而进一步降低生育能力。这些都可能会对男性生育造成影响，但不是决定因素。实际上，部分男性不育症患者可能同时患有慢性前列腺炎；而个别患者前列腺的炎症较重，但生育能力却安然无恙，不受影响。

由于精液液化异常者多伴有前列腺炎等生殖道感染性疾病，为

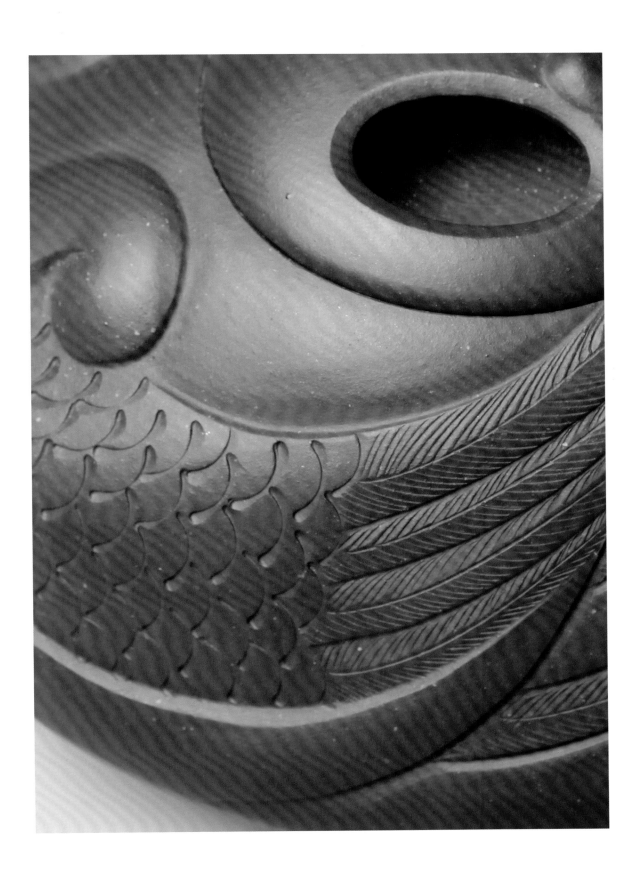

了预防精液不液化，男性在日常生活中应注意前列腺健康，如不酗酒、尽量少食用辛辣食物、避免长时间骑车和久坐、性生活有规律、注意局部保暖，等等。

男性不育的病因十分复杂，如果过分强调前列腺炎的问题，往往会忽略其他原因，从而延误治疗时机。

（三）睾丸自我检查

睾丸的自我检查是发现睾丸肿瘤的好方法。睾丸肿瘤是 15 ～ 35 岁男性常见的肿瘤之一。定期自我检查，对睾丸肿瘤症状的了解，可以帮助患者在疾病早期和可治愈阶段发现并及时就诊。睾丸肿瘤的症状包括睾丸内无痛的小肿块、阴囊沉重感、下腹部或腹股沟的钝痛、睾丸感觉改变、突发阴囊内出血或积液。

早期发现和诊断睾丸肿瘤重在自我检查。最佳的检查时间是在洗完热水澡以后，因为阴囊在热作用下可放松，检查更方便。

美国国家癌症研究所推荐的自查步骤是：①在镜子前站立，观察阴囊外观是否改变，皮肤是否肿胀；②仔细检查每一侧睾丸，将食指和中指放在睾丸下方，拇指放在其上方，轻轻地在手指之间触摸睾丸，两侧睾丸的大小可稍有差别；③在睾丸的上方，可以触及柔软的、管状的结构，即附睾。

睾丸癌性肿块通常位于睾丸侧面，偶尔会发生在其上方。如果发现了肿块，及时就医是最佳选择。早期睾丸肿瘤是可以被治愈的。睾丸肿瘤通常发生在单侧，接受手术后，患者仍可以保持性生活和生育能力。

三、健康预警信号与解读

（一）男子性功能障碍

1. ED（勃起功能障碍）

这是一个很敏感的预警信号。ED 可能是全身疾病的一部分，高血压、糖尿病、血脂异常等内科疾病可以引起 ED。当然，也可能由阴茎本身的器质性病变或精神心理问题所致。所以，一旦发生 ED，患者需要做全身检查，找出原因，对症下药。同时，也应重视晨勃减少或消失的现象。

2. 早泄

这是与夫妻双方有关的问题。一旦遇到早泄问题，需要夫妻双方与医生沟通，寻找原因，并接受针对性治疗。

（二）性传播疾病

要充分认识性传播疾病的重大危害。

1. 常见的性传播疾病

1）梅毒

出现类似硬下疳、玫瑰疹等症状者，需尽快去正规医院的专科医生处就诊。梅毒应用青霉素治疗效果良好；若对青霉素过敏，可应用头孢类等抗菌药。

2）淋病

淋病以尿道口流脓为主要特征。一旦怀疑感染此病，患者应立即就诊。同时需注意：淋病往往合并其他性传播疾病，要进行相应的诊断与治疗。

3）艾滋病

HIV 在人体内的潜伏期平均为 8 ～ 9 年，患艾滋病以前，患者可以没有任何症状地生活和工作多年。一旦怀疑接触过带毒者，患者应及时到医院进行检查。若没有检查过 HIV，发生高危性行为后，出现不明原因发热等不适，需排除 HIV 感染可能。

2. 性传播疾病的预防

1）坚持洁身自爱，不卖淫、嫖娼，避免婚前、婚外性行为。

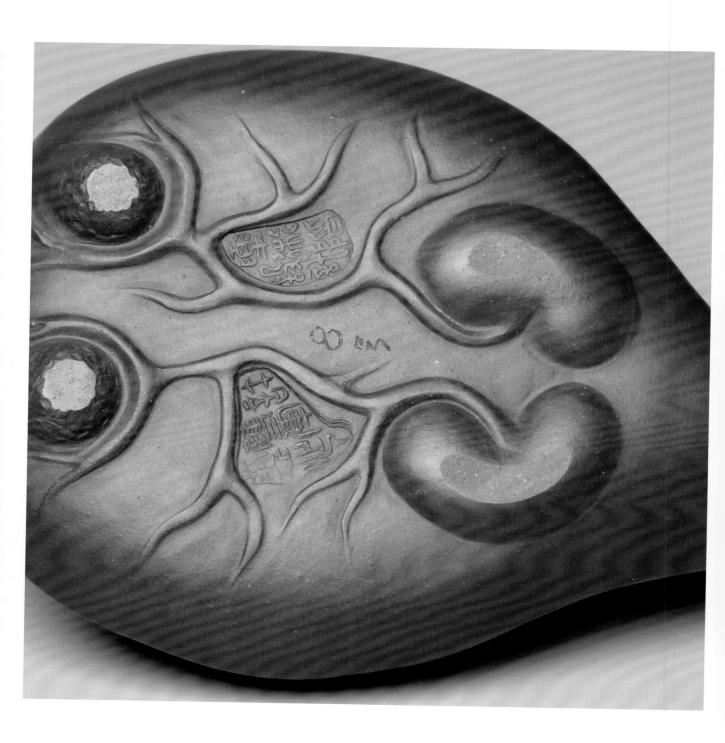

95% 的性病是通过不洁性行为直接传染的。检点约束性行为，是防治性传播疾病的最重要措施。每个人都应自爱自重，不发生不正当的性关系，特别要防止与性传播疾病患者发生性关系。特别提醒：口交与肛交同样存在传播与感染疾病的风险。

2）严禁吸毒，不与他人共用注射器。

3）不要擅自输血和使用血制品，要在医生的指导下使用。

4）不要借用或共用牙刷、剃须刀、刮脸刀等个人用品。间接传播常见于患者用过的剃须刀、牙刷等日常生活用品，如果其中存在病原体，共用时就可能传染他人。盆浴也可能传染性病，故洗澡最好使用淋浴。

5）使用安全套是性生活中最有效的预防性病和艾滋病的措施之一。不过，这么做也并非万无一失，有些患者佩戴安全套后发生性行为，依然患上阴茎根部环形尖锐湿疣，也有先进行口交再佩戴安全套而感染淋病的病例。

6）避免直接与梅毒、淋病艾滋病患者的血液、精液、乳汁和尿液接触，切断其传播途径。

（三）青壮年出现尿频、会阴部不适，当心慢性前列腺炎

非细菌性慢性前列腺炎是一种很常见的疾病，其症状与气候、情绪、劳累等有关，时轻时重，治疗效果可能不佳；有时未治疗，症状也可自行缓解。许多患者一旦忙碌起来，症状可减轻，甚至忘了自己患有慢性前列腺炎。因此，患者首先在心理上要有战胜疾病的信心，采取综合治疗措施，缓解症状。

第 4 章
供春, 雄风霞光

一、壶说健康

供春壶，以老年男性泌尿生殖系统的特点为设计元素，旨在介绍老年男性泌尿生殖系统的结构、功能、养生，以及疾病的奥秘。在雄风壶章节里已经提到，茶球结构相当于人体的前列腺。膀胱、前列腺和尿道的关系，可以这样来比喻：拿一个大橘子和一个小橘子，用一根筷子把两者串起来，大橘子相当于膀胱，小橘子相当于前列腺，筷子相当于尿道。显然，尿道被包绕在前列腺之中，前列腺增生会影响排尿。特别需要强调说明的是，如果前列腺增生症没有得到及时治疗，

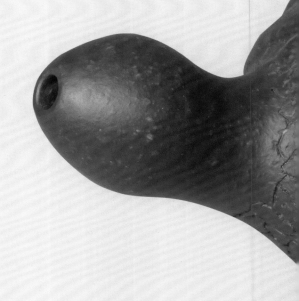

供春，雄风霞光

尺寸：21cm × 13cm × 8.5cm

容量：380ml

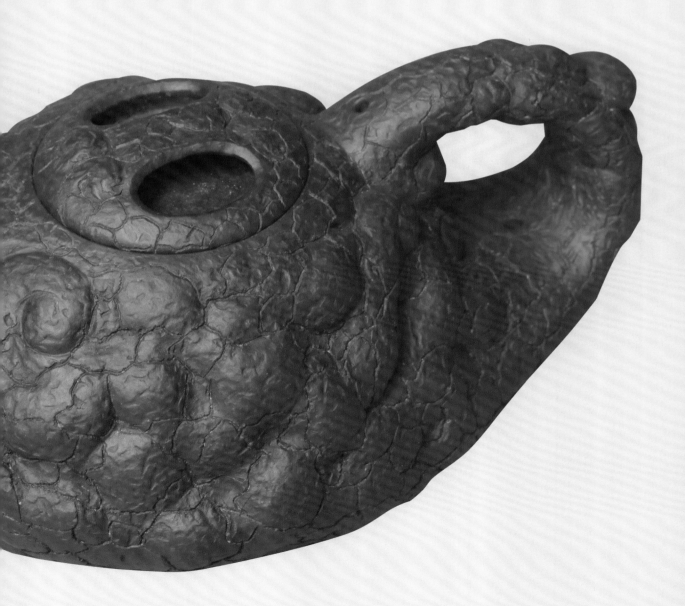

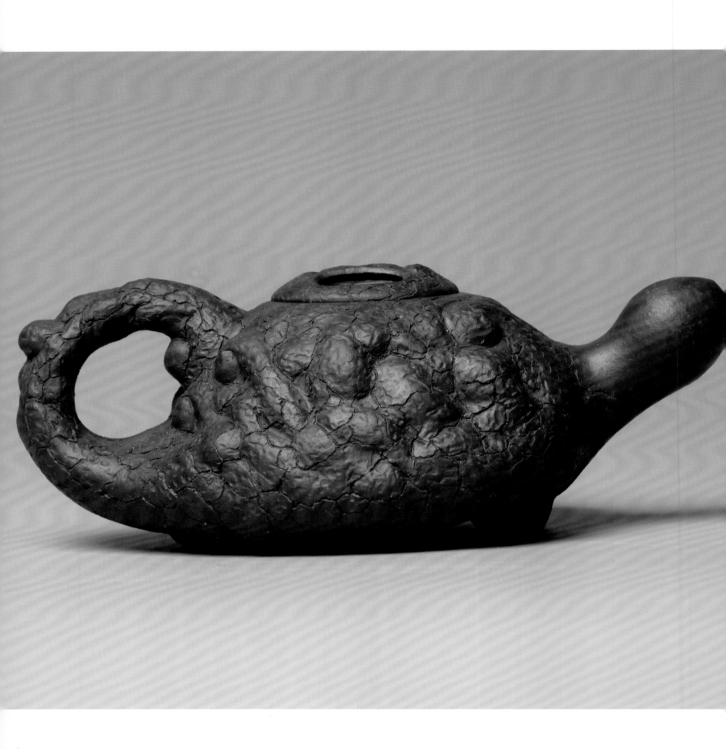

尿道受压加重，可导致排尿困难，膀胱逼尿肌代偿性增厚，每次排尿后仍有不少尿液残留在膀胱内，使原本光滑的膀胱黏膜变得毛糙、高低不平、脊梁化，膀胱憩室形成，膀胱尿潴留，这时的膀胱结构从外形上看，就像是供春壶的表面，凹凸不平。如果仍然没有治疗，就会出现双肾脏积水，甚至尿毒症。

供春壶，即供春大师制作的壶。相传在历史上，供春确有其人。当时，供春仿照金沙寺旁大银杏树的树瘿，也就是树瘤的形状，做了一把壶，并刻上树瘿上的花纹。烧制之后，这把壶非常古朴可爱，很合文人之意，于是这种仿照自然形态的紫砂壶一下子出了名，人们都叫它"供春壶"。由于身份原因，供春结交的人都是一些读书人、文人，爱喝茶，大家在一起谈论文学时品茶聊天。因此，供春壶在文人中一下传播开了。供春壶的特点是：壶的表面凹凸不平，特别像过度膨胀的膀胱。

二、解剖要点与健康问题

老年男性的泌尿系统也是一个管道系统，尿液从肾脏经输尿管流入膀胱，再经穿过前列腺部的尿道排出体外，问题在于病理学的结构变化和功能障碍。正常排尿是膀胱收缩，同时尿道括约肌放松的过程。由于男性前列腺包绕着尿道，前列腺增生会压迫尿道，导致排尿困难，尿液不能顺利排出体外。严重时，尿液潴留在膀胱内，引起尿路感染、膀胱结石，甚至是输尿管、肾脏积水，双下肢水肿，尿毒症，这些问题应引起患者的足够重视。有些老年男性患病后，不好意思与家人沟通，没有及时就医。我们常说，汽车任何一个零部件坏了，都需要修理，人也一样。还有一部分人认为，老年男性排尿慢，就像是走路慢一样，是正常现象。其实，前列腺增生治好以后，老年人完全可以像年轻人一样排尿，即让老年男性"局部年轻化"。

三、健康预警信号与解读

（一）尿频是前列腺增生症的早期预警信号

尿频是良性前列腺增生症的早期症状，以夜间排尿次数增多为主。正常人每夜排尿 0 ~ 2 次，如果超过这个排尿次数，就称为尿频。尿频原因很多，50 多岁的中年男性出现尿频、夜尿增多，提示可能患有良性前列腺增生症。

前列腺增生症早期，由于机体代偿作用，症状不典型。随着下尿路梗阻加重，临床症状逐渐明显，包括储尿期症状、排尿期症状及排尿后症状。由于病程进展缓慢，前列腺增生患者常难以确定起病时间。前列腺增生时间久了，膀胱压力上升，可逐渐出现功能紊乱；同时，膀胱收缩与括约肌舒张不协调，以及前列腺引起的梗阻导致膀胱功能失调，使排尿症状进一步加重。前列腺增生症后期，膀胱纤维增生，使膀胱变得像没有弹性的皮囊，失去正常的排尿功能。前列腺增生症虽是良性疾病，但是对健康的危害还是非常大的，如果没有接受及时、恰当的治疗，后果亦非常严重。那么，前列腺增生有哪些典型的临床症状值得大家重视呢？

1. 储尿期症状

储尿期，恰如茶壶储水之时。

1）尿频、夜尿增多：尿频为早期症状，先为夜尿次数增加，但每次尿量不多。负责膀胱收缩的肌肉称为膀胱逼尿肌，其功能出现失代偿后，就会发生慢性尿潴留。每次排尿后，膀胱不能完全排空，使得膀胱的有效容量减少，排尿间隔时间缩短。若伴有膀胱结石或尿路感染，则尿频更加明显，且可能伴有尿痛。

2）尿急、尿失禁：下尿路梗阻时，50% ~ 80% 的患者有尿急或急迫性尿失禁。

2. 排尿期症状

排尿期，恰如茶壶倒水之时。

主要症状为排尿困难。随着前列腺腺体增大，机械性梗阻加重，排尿困难加重，下尿路

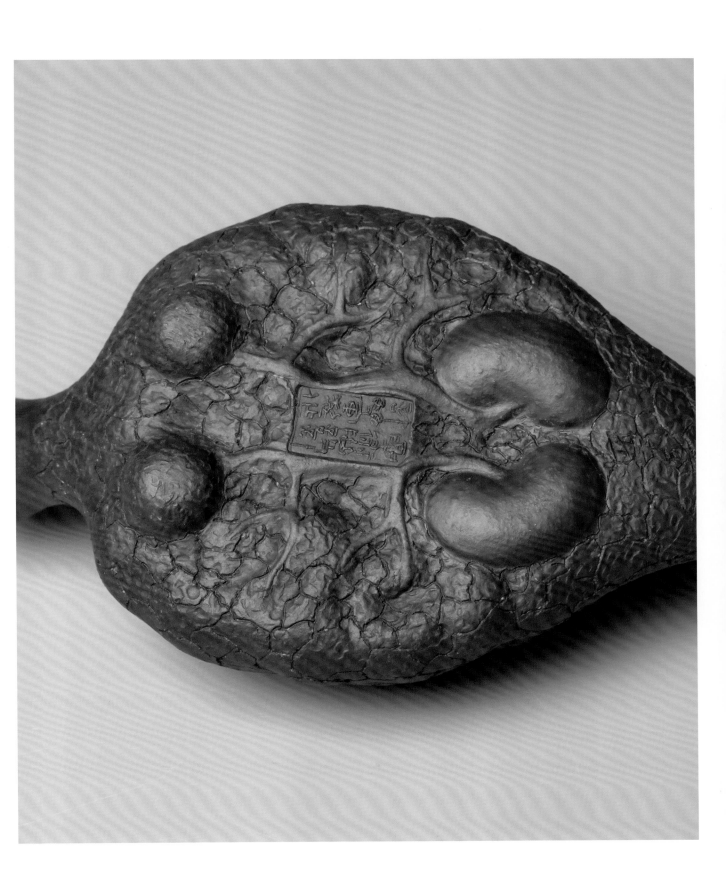

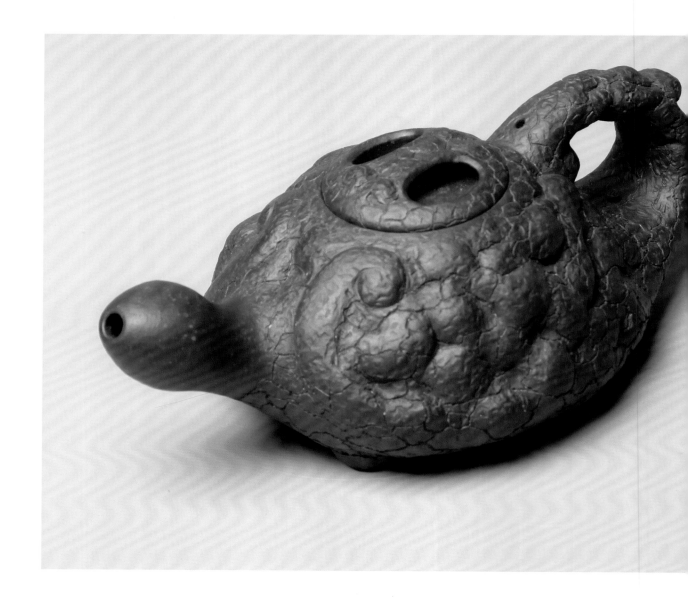

梗阻的程度与前列腺腺体大小不一定成正比。由于尿道阻力增加，患者排尿起始延缓，排尿等待时间延长，射程不远，尿线细而无力，亦常出现小便分叉、排尿不尽之感。如梗阻进一步加重，患者必须增加腹压，以帮助排尿。呼吸使腹压增减，从而出现尿流中断及淋漓不尽，常见湿鞋、尿裤子。

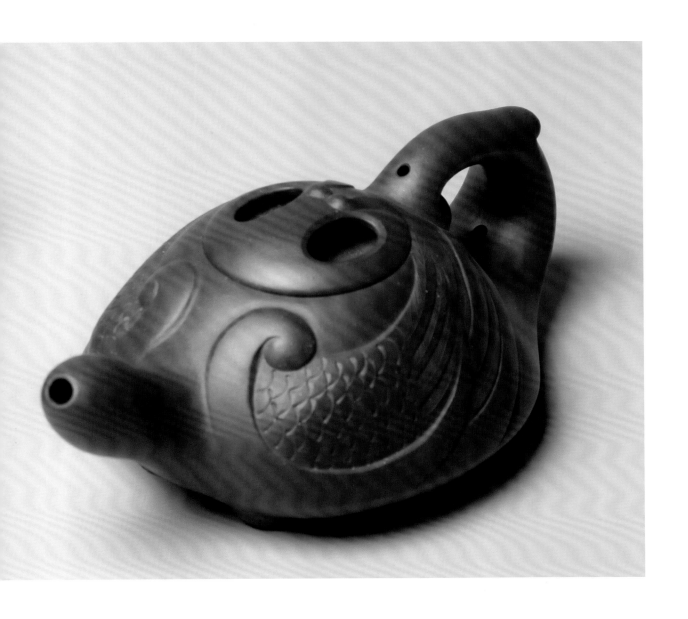

3. 排尿后症状

排尿后，恰如茶壶倒茶之后。

主要表现为尿不尽、残余尿增多。残余尿是指在用力排尿后，膀胱仍然存有尿液的一种表现，是膀胱逼尿肌失代偿的结果。当残余尿量过大，膀胱过度膨胀且压力高于尿道阻力时，尿液便自行从

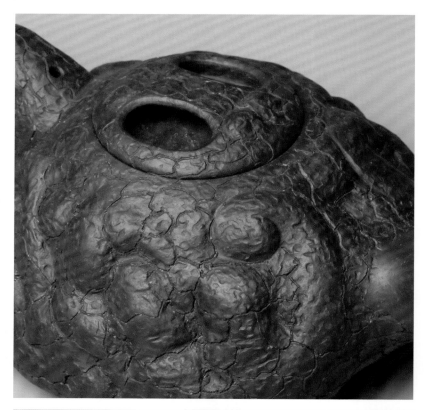

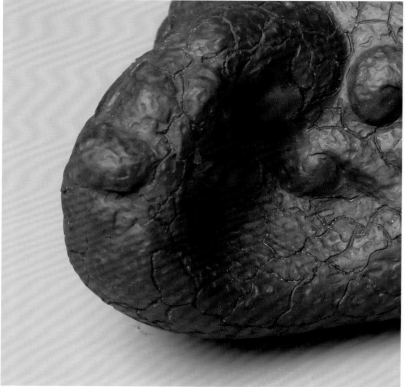

尿道溢出，称为充溢性尿失禁。有的患者平时残余尿不多，但在受凉、饮酒、憋尿、服用某些药物或有其他原因引起交感神经兴奋时，可突然发生急性尿潴留。患者尿潴留的情况时好时坏，部分患者以急性尿潴留为首发症状。

4. 前列腺增生症的其他症状

包括血尿、泌尿系统感染、膀胱结石等。长期下尿路梗阻可引起肾功能损害，还可出现因膀胱憩室充盈所致的下腹部包块、肾积水引起的上腹部包块。长期依靠增加腹压帮助排尿，可引起疝、痔和脱肛。

5. 前列腺增生症的诊断

当这些症状反复出现时，老年男性应考虑前列腺增生的问题。由于老年男性常合并其他慢性疾病，诊断时还应重视全身情况的评估，进行详细体检和化验，注意心、肺、肝、肾功能。排尿困难症状结合诸项检查，可明确诊断。

1）IPSS 评分：根据患者对症状的感受制作的评分量表，可以较好地反映疾病主观严重程度。

2）直肠指诊：泌尿外科医生可以通过直肠指诊判断前列腺的界限、大小、质地，从而确定前列腺增生的严重程度，并可初步鉴别是否患有其他前列腺疾病，如前列腺癌等。直肠指诊是诊断前列腺疾病非常重要的检查方法，简单易行，结果可靠。有经验的医生可以通过手指的感觉来判断前列腺疾病。有时候，对于影像学检查不能发现的问题，可以通过直肠指诊获得非常有价值的信息，如前列腺结节等。

3）B 超检查：可以观察前列腺的大小、形态及结构，膀胱壁是否光滑，膀胱内是否有残余尿、结石等。一旦膀胱壁出现毛糙，或 B 超提示有慢性膀胱炎，说明已经存在膀胱出口梗阻。膀胱出口梗阻可导致膀胱壁高低不平，是膀胱壁脊梁化的早期表现。若进一步发展，会出现膀胱尿液潴留。B超可测量膀胱残余尿量，对诊断和治疗具有重要的指导意义。

4）尿流动力学检查：可以较客观地评价排尿功能，并有助于判断逼尿肌功能及损害程度，以准确选择手术时机。

5）磁共振成像：是诊断前列腺癌的常用方法，但对前列腺增生的诊断无特殊价值，可协助鉴别诊断，发现并排除早期前列腺癌。

6）膀胱镜检查：前列腺增生患者的前列腺部尿道和膀胱内部形态均可发生较明显的变化，膀胱镜检查有助于诊断。

前列腺增生的危害主要在于引起下尿路梗阻后所产生的病理生理改变。前列腺增生的治疗分为等待观察、药物治疗和手术治疗。

症状轻微者可先等待观察，若病情继续进展，则行药物治疗。常用药物主要有：5α还原酶抑制剂、α受体阻滞剂、M受体拮抗剂、抗雄激素药，以及植物制剂和中药等。患者在进行药物治疗时，应长期随访，若症状控制不佳、疾病进展，需及时进行手术治疗。

前列腺是一个非常特殊的器官，其结构类似鸡蛋。蛋黄部分相当于前列腺移行带，蛋清部分相当于前列腺的外周带，前列腺增生主要发生在"蛋黄"区域，即前列腺的移行带；前列腺炎和前列腺癌多发生于"蛋清"区域，即外周带。前列腺的移行带，即增生的"蛋黄"部分会随年龄增长而逐渐增大，压迫周边的"蛋清"区域，并使之变薄、萎缩，形成"外科包膜"。

膀胱、前列腺、尿道的关系如前所述，类似于大橘子、小橘子及一根串起两者的筷子的关系。大橘子相当于膀胱，小橘子相当于前列腺，筷子相当于尿道。治疗良性前列腺增生症的微创手术，就是把膀胱镜经尿道放入膀胱，导入精准的微创铥激光刀，把增生的前列腺腺体彻底切除，相当于把小橘子的肉经尿道切除，而小橘子皮，即被增生腺体挤压变薄的外周带腺体，仍然保留在体内，这就是为什么行前列腺增生症手术后患者在复查 B 超时，仍然可以看到前列腺的缘故。由于前列腺的外科包膜仍然可能发生前列腺炎和前列腺癌，所以患者在接受前列腺增生症手术后，即使排尿通畅，仍然需要定期随访。

随着医学科技的进步和铥激光的问世，微创激光手术成为前列腺增生症手术治疗的主流。夏术阶教授在国际上独创的"经尿道铥激光剥橘式前列腺切除术"因术中出血少、手术时间短、术后恢复快、并发症少而被世界泌尿外科权威机构高度评价并积极推广，在众多前列腺增生手术方式中一枝独秀，取得了良好的治疗效果。铥激光剥橘式前列腺切除术大大提高了手术速度和安全性，解决了大体积前列腺不能做微创手术的世界难题。国际前列腺手术指南认为，体积超过 80 克的前列腺不主张做微创手术，而铥激光可以切除体积达 300 克的前列腺，还解决了小体积前列腺手术后容易发生膀胱颈部挛缩，导致再次排尿困难的难题。这一创新技术被写入欧洲泌尿外科指南和美国经典泌尿外科专著《坎贝尔－沃尔什泌尿外科学》。继铥激光剥橘式前列腺切除术后，夏术阶教授团队已经建立了经尿道微创铥激光前列腺手术 1.0、2.0、3.0 三个版本的技术操作要领，提出并建立了前列腺创面修复的新理论和精准外科技术体系，为提高手术安全性，提升效率，减少并发症奠定了坚实基础。

（二）PSA 升高，前列腺癌的预警信号

如今，接受健康体检的人逐渐增多，男性在体检时有个指标叫做"PSA"，逐渐引起大家的重视，PSA 是前列腺特异抗原（Prostate Specific Antigen）的英文缩写。中年男性 PSA 异常升高，要引起重视。不同年龄的男性，血 PSA 值是不一样的，检查报告单上往往都会注明其正常范围。影响 PSA 的因素很多，如前列腺炎，前列腺

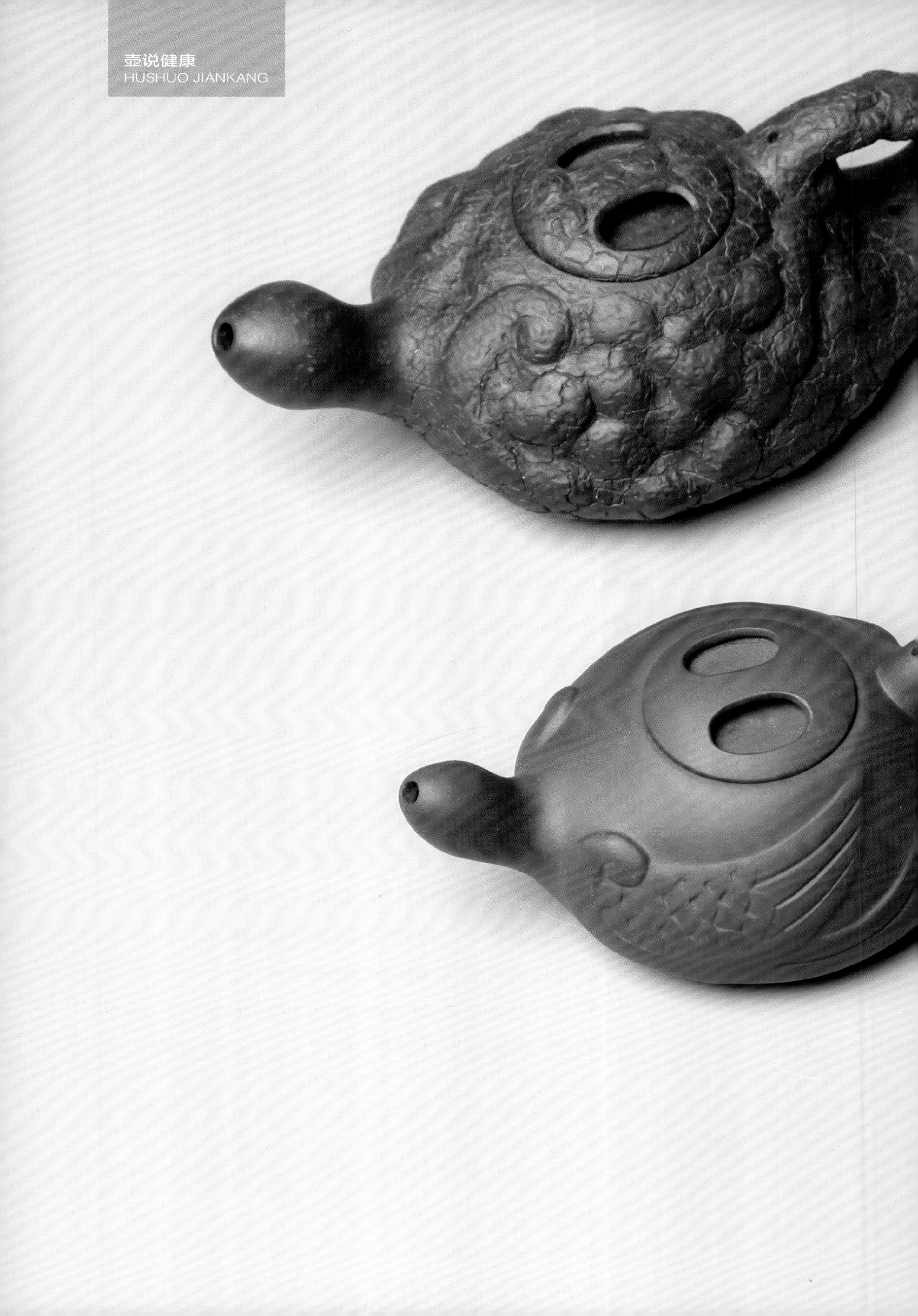

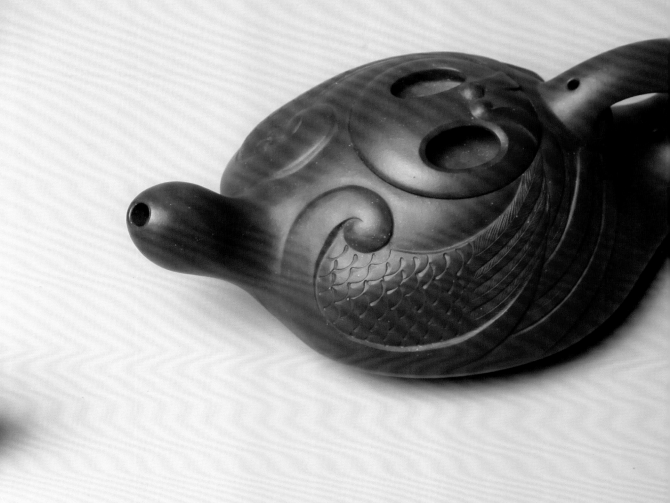

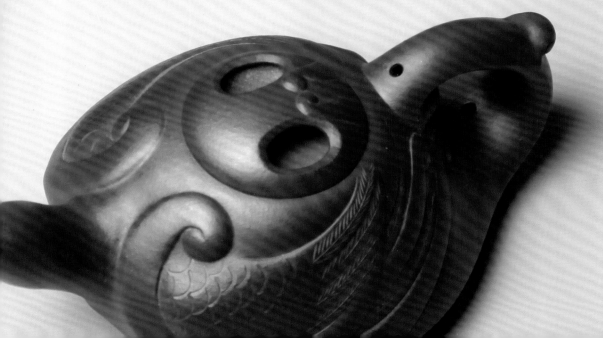

增生，前列腺癌，前列腺的指诊、穿刺，甚至性生活等，都可能引起 PSA 升高。因此，当拿到 PSA 升高的报告时，患者先不必过分紧张，应请专科医生解读报告，并做进一步检查，以明确 PSA 上升的原因和意义。一般情况下，中老年男性 PSA 升高，医生会建议其做直肠前列腺指诊、磁共振（MRI）检查，必要时行前列腺穿刺。

前列腺癌与良性前列腺增生不同，前列腺癌的好发部位相当于鸡蛋的"蛋清"部分，前列腺增生好发于"蛋黄"部分，前列腺癌和前列腺增生可以同时存在。前列腺癌早期常无症状，随着肿瘤的发展，前列腺癌引起的症状可概括为两大类：

1. 尿道压迫症状

前列腺与尿道的关系如前所述，逐渐增大的前列腺腺体压迫尿道，可导致进行性排尿困难，症状与前列腺增生相似。肿瘤压迫直肠可引起排便困难或肠梗阻，压迫输精管可引起射精缺乏，压迫神经可引起会阴部疼痛，并可向坐骨神经放射。

2. 前列腺癌转移症状

前列腺癌可侵及膀胱、精囊、血管神经束，引起血尿、血精、阳痿。盆腔淋巴结转移可引起双下肢或单下肢水肿。前列腺癌易发生骨转移，引起骨痛或病理性骨折、截瘫。前列腺癌也可侵及骨髓，引起贫血或全血细胞减少。

诊断前列腺癌主要依靠直肠指诊、血清 PSA 检查、经直肠前列腺超声和盆腔磁共振（MRI）检查，CT 对诊断早期前列腺癌的敏感性低于 MRI。因前列腺癌骨转移率较高，故在决定治疗方案前，通常还要进行核素骨扫描检查，以明确是否有骨转移。前列腺癌的确诊，需要通过前列腺穿刺活检病理学检查，这是诊断前列腺癌的"金标准"。

早期前列腺癌可采用根治性前列腺切除术治疗。随着外科学技术的发展，很多大型医院都开展了腹腔镜下前列腺癌根治术，使前列腺癌手术可以不再像过去那样需要在肚子上开一个大口子。腹腔镜下前列腺癌根治术只需要在患者腹部打几个小孔，用专门的腹腔镜器械将前列腺分离、切除，然后重新连接膀胱和尿道，恢复解剖结构。手术后 1 周左右，大部分患者可出院，恢复正常的生活。泌尿外科医生会根据疾病的具体情况，保留前列腺表面的勃起神经，使早期前列腺癌患者的勃起功能不受或少受手术的影响。近年来，少数医院开展 3D 腹腔镜技术和机器人技术来治疗前列腺癌，我们的体会是：这些新技术的应用，使前列腺癌的治疗更精准，效果更好，恢复更快。

中期前列腺癌患者应采用综合治疗方法，如手术 + 放疗、内分泌治疗 + 放疗等。

激素敏感性晚期前列腺癌患者以内分泌治疗为主，方法包括去势（手术去势或药物去势）和抗雄激素治疗（比卡鲁胺或氟他胺）。手术去势或药物去势的疗效基本相同，但几乎所有患者最终都可能发展为激素抵抗性前列腺癌。去势抵抗性前列腺癌患者可采用二线内分泌治疗或新型内分泌治疗药物（阿比特龙、恩杂鲁胺等）。激素抵抗性前列腺癌患者应持续保持去势状态，同时采用以多烯紫杉醇、米托蒽醌为基础的化疗。有骨转移的前列腺癌患者应联合骨保护剂（主要是双膦酸盐类药物）治疗，预防和降低骨相关事件，缓解骨痛，提高生活质量，提高生存率；体外放射治疗或放射性核素也可改善局部骨痛。

早期发现是提高前列腺癌治疗效果的关键，每年的健康体检必不可少，而体检项目中的 PSA 检查和直肠指检对于前列腺疾病的早期发现尤为重要。

第 5 章

小龙凤

一、壶说健康

小龙凤壶，属于雄风壶系列，对应的是小雄风壶，不同点在于壶嘴设计为龙头。壶体的纹理像凤凰的翅膀，体现出展翅欲飞的动感和神韵。

二、解剖要点与健康问题

如前所述，详见小雄风壶章节。

三、健康预警信号与解读

阴囊发育不对称，应注意有一则睾丸下降不全的可能。包皮过长、包茎或隐匿性阴茎，需要看泌尿外科或男科专科医生。青春期生殖器发育迟缓，应注意有无内分泌相关问题，及时去医院就诊。

小龙凤

尺寸：16cm × 10.5cm × 6.5cm

容量：230ml

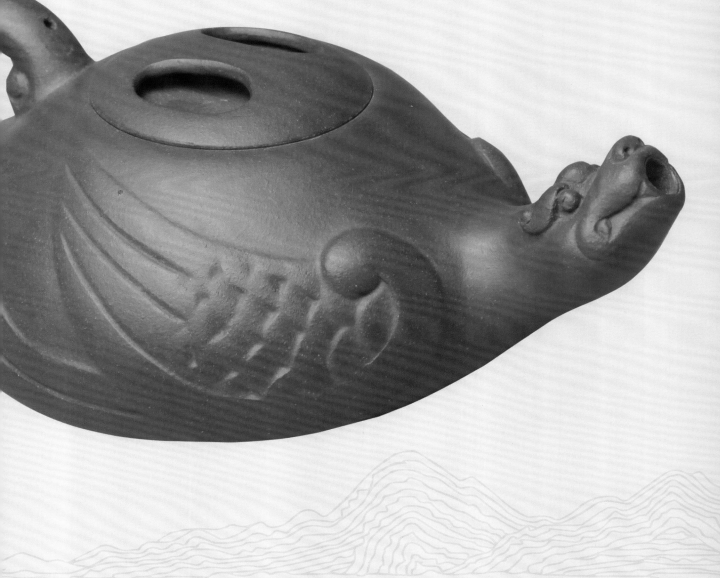

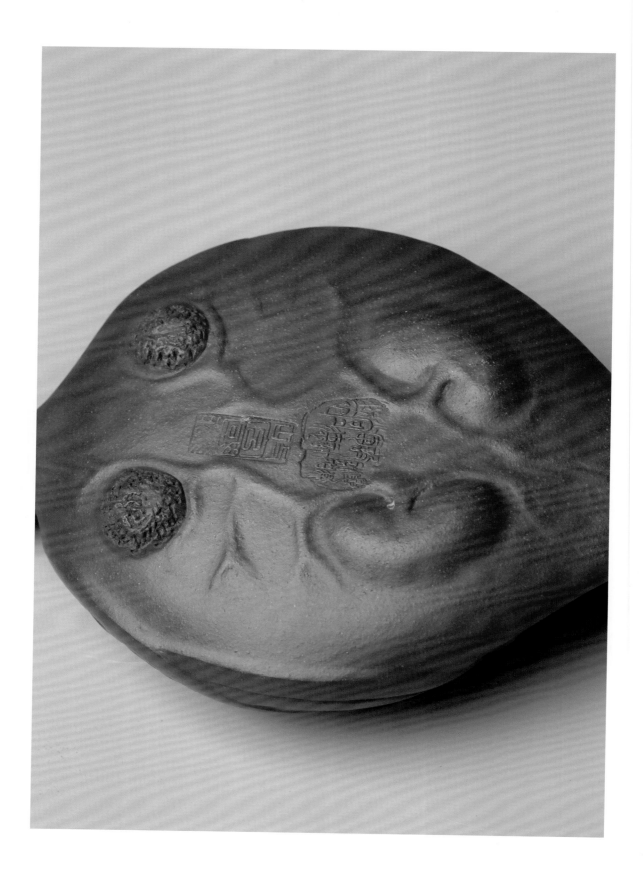

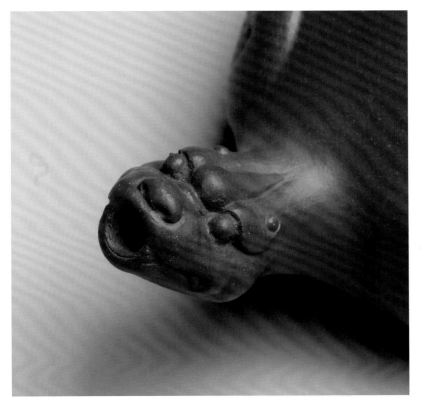

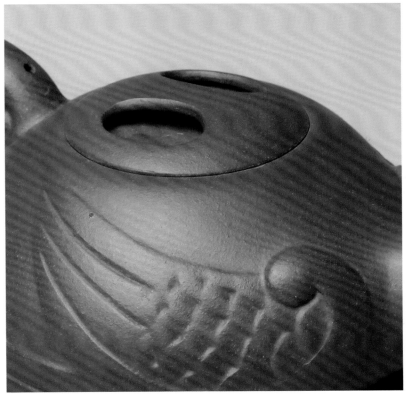

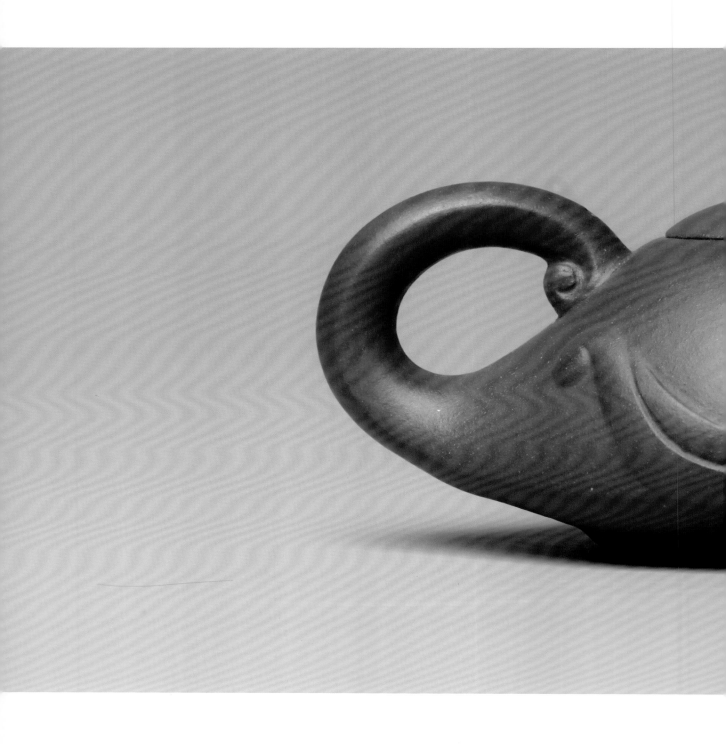

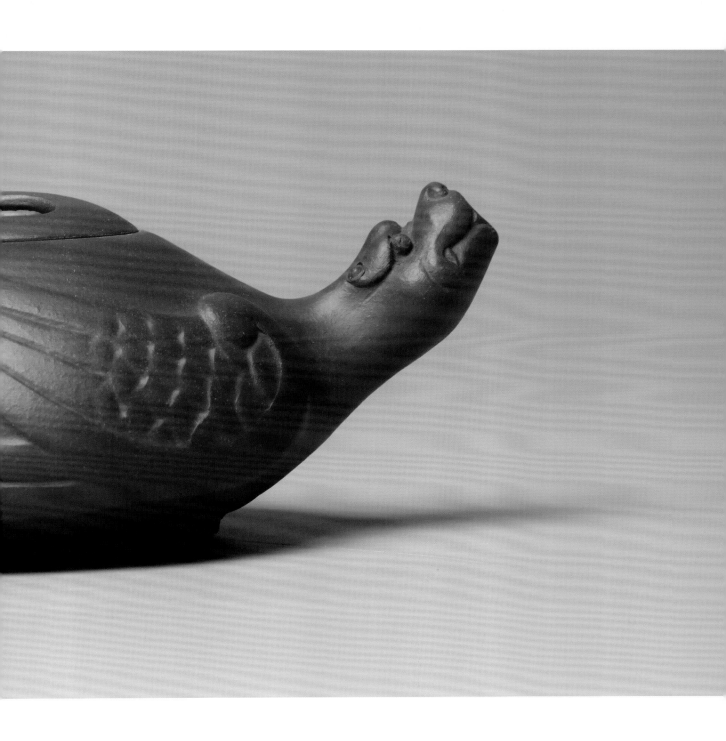

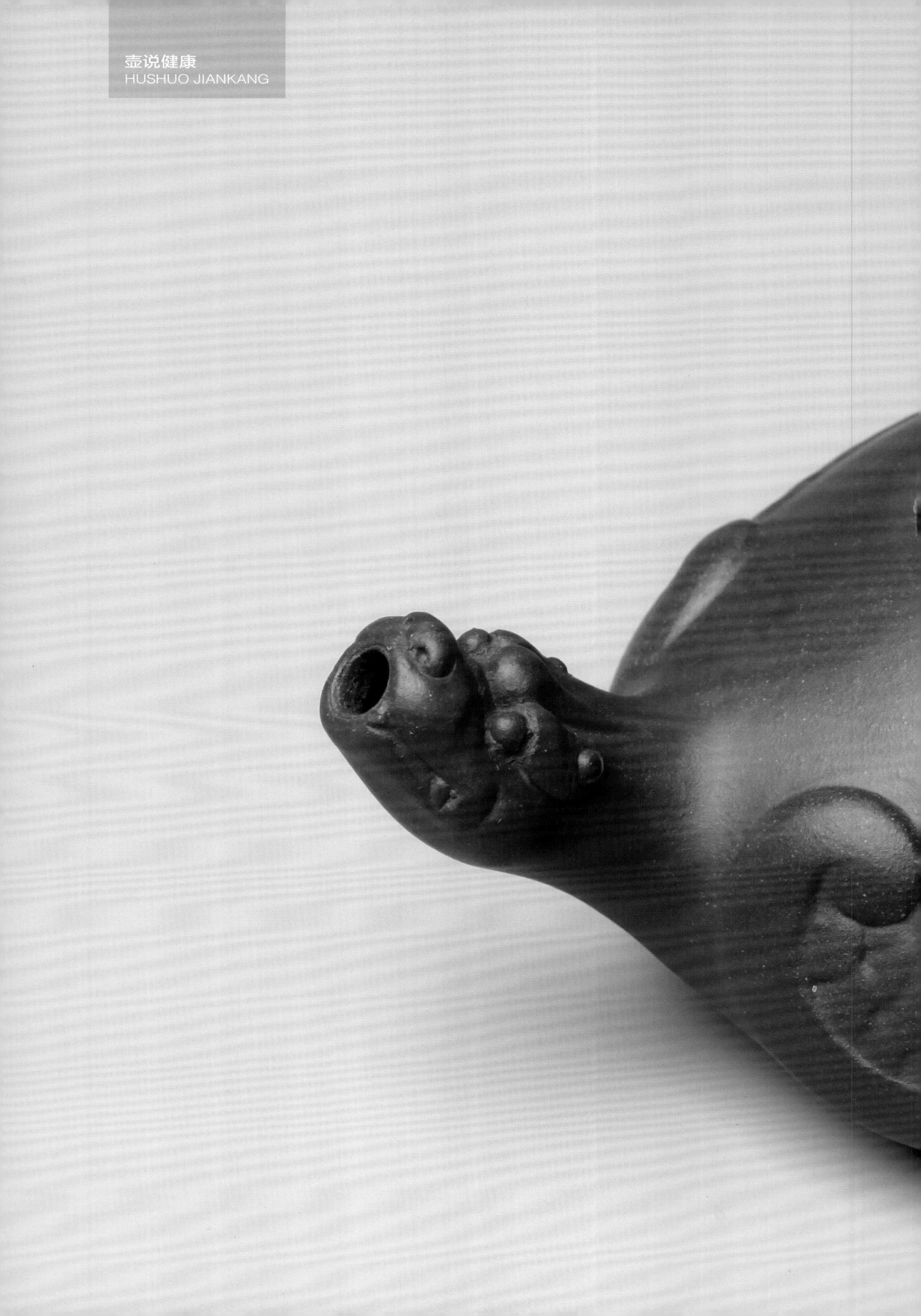

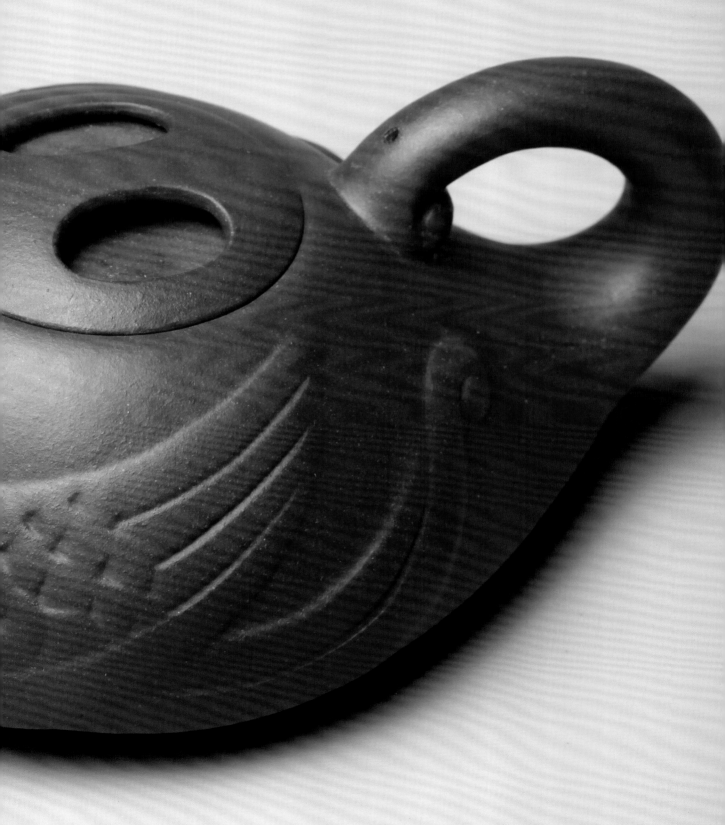

龙凤飞天

尺寸：18.5cm × 11cm × 8cm

容量：300ml

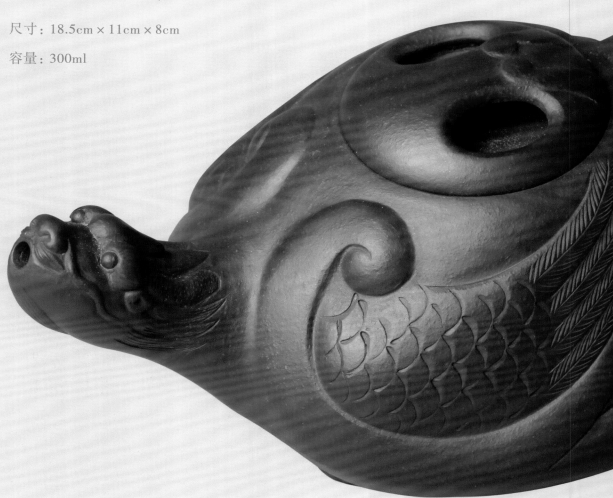

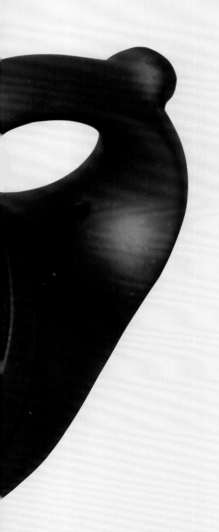

第6章

龙凤飞天

一、壶说健康

龙凤飞天壶，是在小龙凤壶的基础上设计优化的作品。龙凤飞天壶属于雄风壶系列，体型比小龙凤壶大些。龙凤飞天壶体型与容量对应的是雄风系列壶的雄风壶，不同点在于壶嘴设计为龙头，其特征是展翅飞翔，欲霸天下，强调龙凤和谐之美。

二、解剖要点与健康问题

如前所述，正常前列腺如栗子大小，前列腺的解剖结构有4个"接头"，其前连接尿道，后连接膀胱，左右分别通过射精管及输精管连接左右侧睾丸。前列腺还有2个"开关"，排尿时，两个"开关"同时打开，尿液从膀胱穿过前列腺部尿道排出体外；射精时，尿道内括约肌关闭，尿道外括约肌打开，确保精液经尿道射出体外。如果尿道内、外括约肌功能失调，就有可能形成

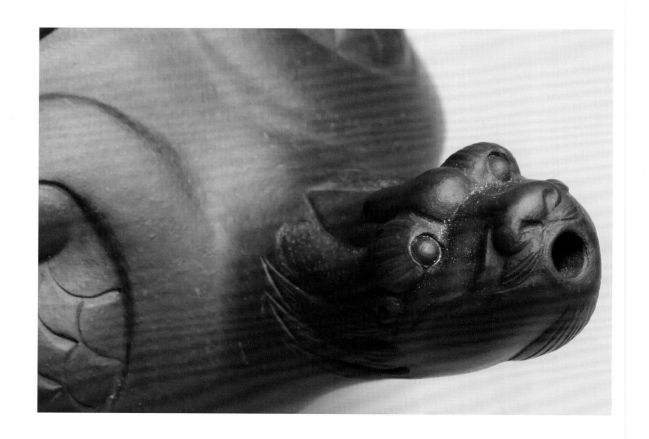

逆行射精，是男性不育症的病因之一。逆行射精，即精液射入膀胱，其原因是射精时，尿道内括约肌没有关闭。

中年男性特有的问题，详见雄风系列解说。龙凤飞天，强调龙凤和谐之美，健康是驾驭事业的前提和保障。

（一）男性婚后的生理特征

1. 和谐婚姻使骨骼变得更强健

研究人员发现，25 岁左右结婚的男人，比那些从未结婚或婚姻失败的男人，骨骼更强健。

2. 和谐婚姻使心脏变得更健康

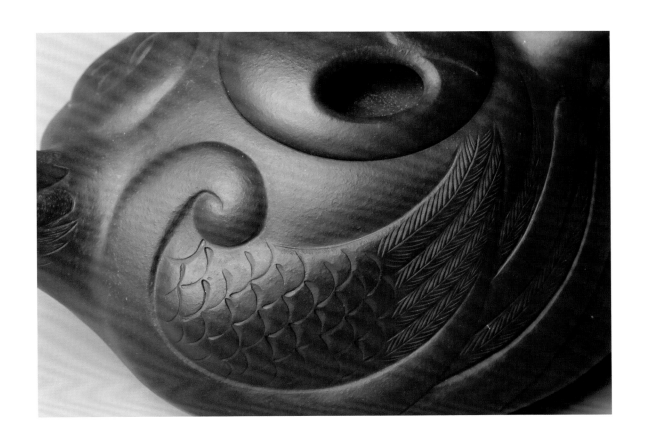

爱情有益心脏健康，男性更能从中获益。研究发现，未婚男性
比已婚男性患心脏病的风险高 3 倍，且已婚男性比未婚男性因心脏
病死亡的风险低 46%。

3. 应对压力能力增加

生活中，男性比女性更容易受到压力的影响。2010 年进行的一
项研究显示，有配偶陪伴的男性，体内压力激素水平会降低，面对
压力的调节能力更强。

4. 变得更加"男人"

和谐婚姻会让男性变得更有主见、有担当。在性方面，规律的

性生活能让男性精子质量更高，性功能保持得更长久。

5. 和谐婚姻更可能战胜癌症

癌症和婚姻之间存在一定关联。研究发现，已婚癌症患者，不论癌症处于何种阶段，因癌症死亡的风险都会降低 20%，已婚男性比未婚男性癌细胞扩散的风险降低 17%。

（二）男性婚后的心理特征

1. 有更多的兴趣发展自己的爱好

在婚后，很多男性更趋向于去做自己喜欢的事，如打高尔夫球或游泳等。这一点，女性非常有必要学习和借鉴。结婚是稳固的结盟关系，双方要相互成长，彼此都应接受新事物。

2. 更重视自己的工作

在婚后，男人的心理往往会发生变化，会更看重自己的工作和事业。这是他们自信的源泉，也是他们力量的基础。因此，男人常常会被工作牵绊。

三、健康预警信号与解读

借鉴雄风壶的部分章节内容。

四、中青年男性常见泌尿生殖健康问题与对策

中青年是精力和体力最旺盛的年龄，也是社会发展的中流砥柱。因此，他们往往承受着社会、家庭等各方面的压力，这对其泌尿生殖健康是一种威胁，也可能造成一些损伤。中青年最常见的泌尿生殖问题主要涉及性功能、生育、泌尿生殖系统炎症等。

（一）手淫是否会影响性功能和身体健康

手淫（自慰）一般是指用手或外界物体摩擦、刺激外生殖器，以达到性高潮，获得性愉悦的一种方法。其实，自慰是性成熟的一种生理表现，和性生活一样，都是性成熟后正常的性活动方式，可缓解因性紧张而引起的不安躁动。研究发现，超过 95% 的男性有过自慰史，未婚或已婚男性都可能有。阴茎勃起是由许多因素协同作用产生的生理活动，涉及神经、心理、内分泌、血管功能、阴茎海绵体组织等因素。自慰和性功能障碍没有直接关系，适度自慰并不会导致阳痿，年轻男性不必过多紧张、焦虑，需要正确看待手淫。适度手淫是无害、

健康、正常的性行为之一，不会影响性功能，也不会影响身体健康。但是不宜过度手淫，以免引起身体疲劳，影响阴茎勃起硬度。当然，这并不是手淫本身引起的。不需要对手淫讳忌莫深，谈之色变。

（二）包皮过长是否需要做手术

包皮过长是指包皮覆盖尿道口，但是能上翻露出尿道口和阴茎头。研究显示，包皮环切术可以降低自己和性伴侣泌尿生殖道感染的概率，甚至降低肿瘤的发生风险。包皮过长者，应考虑行包皮环切术。当包皮过长合并隐匿阴茎时，需先行隐匿阴茎延长术，而非包皮环切术。

一般地说，包皮过长导致包皮龟头炎反复发作，需在控制感染后尽快行包皮环切术；包皮过长合并包皮口狭窄，应尽快考虑行包皮环切术；包皮过长合并阴茎系带过短，则需要行包皮环切＋阴茎系带延长术。

包皮过长在任何年龄段（幼年、成年、老年）都可以处理。比如，曾有一位103岁的老年男性接受包皮手术。这位百岁老人，既往包皮过长，未曾处理，但是2年前开始反复出现龟头包皮炎，经保守治疗，局部涂抹药膏和口服抗感染药物后，虽能控制病情，但经常反复发作。后来，包皮口粘连、狭窄，逐渐影响排尿，导致排尿困难。尿液在包皮内积存，与包皮炎症互相影响，最终严重影响排尿。考虑患者高龄，遂行炎性包茎切开，解除排尿梗阻。虽然患者年过百岁，在必要时，仍须行手术治疗。我们在泌尿男科门诊曾遇到许多患友，觉得自己年龄大了，不需要处理。其实不然。

包皮过长手术方式包括常规手术切除缝合、器械切除缝合、激光切除缝合等。包皮手术虽然相对简单，但也需要高度警惕，避免发生严重并发症。

包皮环切术后注意事项：

术后可能会出现伤口周围区域和（或）患侧阴囊轻微疼痛不适，一般3～5天后可逐渐缓解。伤口愈合后，会有轻微的瘙痒感，这是正常现象。术后可以休息1～2天，也可以正常从事轻体力的工作，尽量避免久坐和剧烈活动。

手术切口应用可吸收线皮内缝合，部分患者吸收缝线的时间较长，需2～3月。在此期间，触摸伤口处可能会有轻微疼痛、龟头瘀肿伴少许黄色分泌物的情况，待痊愈后会消失；若阴茎勃起时，弹性绷带和紧贴伤口的保护膜会跟随勃起的阴茎自动舒缩；若勃起后绷带上有轻微渗血，不必紧张，必要时，请医生查看一下即可。

恢复期间，最好少动"色"心，以免勃起反应加重疼痛。术后 4 ～ 6 周，可以恢复性生活。伤口缝合采用的是可吸收缝线，不需要拆线，有些线头可能经过多次性生活摩擦后才会自动脱落，故在恢复性生活早期宜使用避孕套（安全套），从而更好地保护伤口和性伴侣。

手术后应勤换内裤，保持内裤干燥。尽量吃清淡食物，少吃辛辣、刺激性强的食物。术后洗澡宜选择擦浴。排尿应尽量远射、低射，注意保持伤口敷料的干燥、清洁，可采取身体前倾的姿势，避免弄湿敷料。

如果遇到伤口敷料脱落、阴茎持续勃起（>60 分钟）、龟头颜色异常，或与手术相关的任何异常情况，应及时去医院就诊。

（三）晨勃的预警和性欲问题

晨勃和性欲可以反映性功能，但是不能代表性功能。因为晨勃和性欲与许多因素相关。晨勃减少了，最近没有性欲，手淫的时候阴茎不够硬，并不能说明患有性功能障碍。许多青年人没有性生活，根据自己手淫时射精很快或者硬度不够，怀疑自己性功能不足，甚至因此痛苦不堪。这些都是不对的，是由于性知识缺乏和性教育不够造成的。因此，加强性医学的科学普及非常重要。

晨勃的确有一定的健康预警意义。比如：以晨勃来粗略区分心因性勃起功能障碍和器质性勃起功能障碍，如果有正常的晨勃，提示心因性勃起功能障碍的可能性较大。也有人认为，晨勃可以间接判断心脑血管的状态，有晨勃提示血管状态比较好。

性欲下降、晨勃减少、勃起硬度下降等，都是勃起功能障碍的表现。如果还没有性生活，或者偶有性生活不满意，并不能诊断为勃起功能障碍。许多年轻人会问：一周几次性生活合适？有个简单的算法，可以推算不同年龄段成年人的性生活频率，即年龄的十位数乘以 9 得到的数字，就是性生活的频率。例如：20 多岁，就是 $2 \times 9=18$，性生活频率是 10 天 8 次；

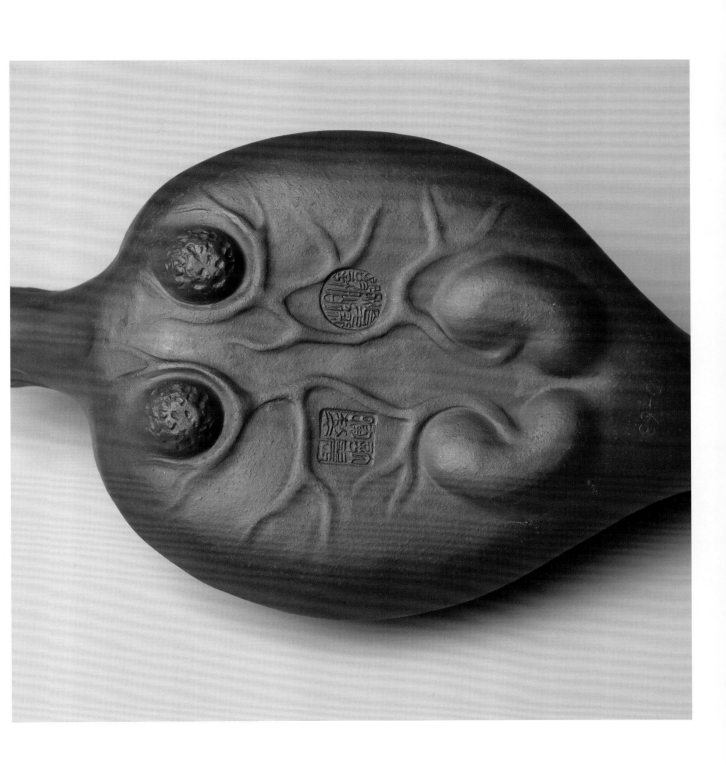

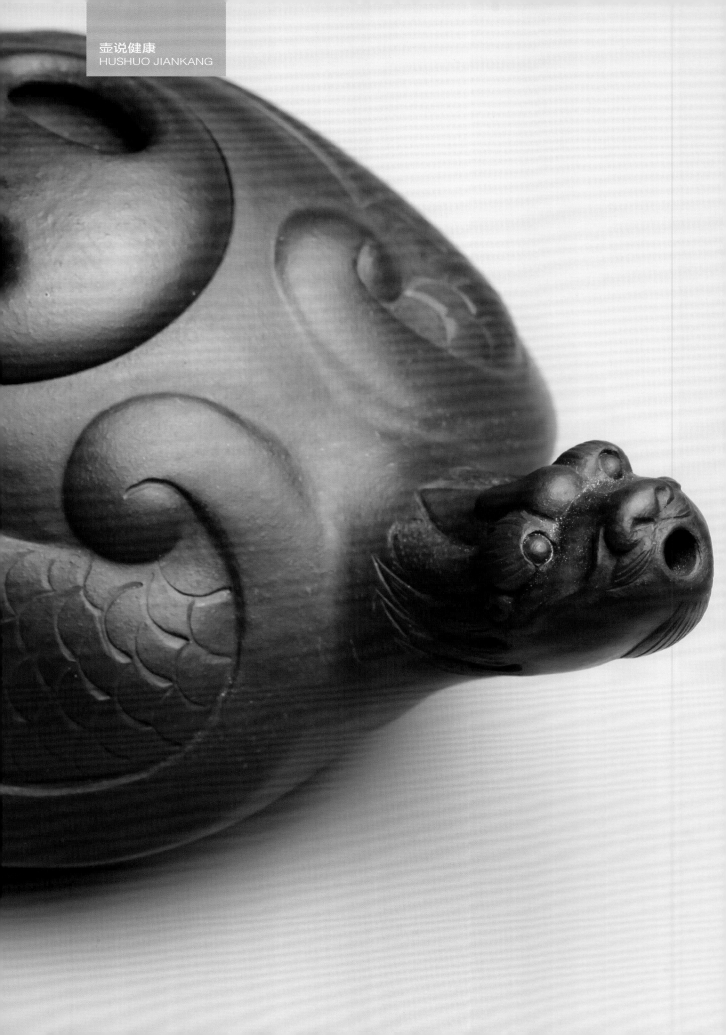

30 多岁，就是 3×9=27，性生活频率是 20 天 7 次；40 多岁，就是 4×9=36，性生活频率就是 30 天 6 次。

当然，这些数字只是广义的概念，仅供参考。因为性生活频率受许多因素影响或干扰，如生理因素、生活因素、工作因素、宗教因素等等，个体差异巨大。不同个体要根据自己的生活环境、伴侣状况及自身健康水平，选择适合自己的频率，顺其自然。

早泄也是年轻人比较常见的问题。国际上尚无统一的关于早泄的标准定义，但是可以概括为：①从第一次性生活开始，射精总是或几乎总是发生在阴茎插入阴道前或插入阴道后 1 分钟以内（原发性早泄），或者射精潜伏时间降为 3 分钟或更少（获得性早泄）；②不能在阴茎全部或几乎全部进入阴道后延迟射精；③产生消极后果，如苦恼、忧虑、挫折感或逃避性活动等。在动物界，性交活动的唯一目的是基因传递，生育子代，实现物种繁衍。而在人类，除了生育子代，人类更多的是通过性活动获得快感和愉悦感。因此，早泄可以理解为是一种人类假想专有的疾病。同时，从物种起源来讲，性交活动应该是越快越好，在大自然中，动物交配期间存在风险，当食草动物在交配时，也许食肉动物就在附近。所以，延长性交时间，获得控制射精能力，是后天习得的一种能力。青年人可以在性生活过程中，获得控制射精的能力，必要时，可以通过服用药物，延长射精潜伏期。

（四）精液检验报告解读

传宗接代是育龄期男性的一项重要任务，绝大多数夫妻在保持规律性生活 1 年内，都可以获得自然妊娠。如果婚后半年左右，女方尚未怀孕，可以在禁欲 3 ~ 5 天后到医院进行常规精液分析，这是评价生育能力最重要的指标。大多数患者可能认为，精液分析就是看看有没有精子，其实，精液成分很复杂，精液分析在各种疾病的诊断中具有重要意义。

精液的主要成分是精子和精浆。精子由睾丸产生并在附睾成熟；精浆主要由前列腺、精囊和尿道球腺的分泌物混合而成，对精子成熟、活动及受精均有重要调控作用。而输精管道是精液射出的必经通道。当这些器官出现问题时，精液质量会发生变化。那么，如何判断精液质量的好坏呢？

首先要看物理参数是否正常，这是最基本和最直观的检查，就像"相亲"一样，最先考量的是对方的长相、个头、穿衣打扮，等等。

1. 一般检查

1）外观：正常精液为灰白或乳白色黏稠液体，长期没有排精者，精液可为淡黄色。精液通常具有一种刺激性的腥味。如果精子数量很少，精液较透明、稀薄；精液呈深黄色，且有臭味，提示可能有生殖道感染；精液呈红色，提示有红细胞，生殖道可能有炎症、出血，如精囊炎、前列腺炎等。

2）量：正常人一次射精的量应不少于 1.5 毫升。精液量过少，通常提示射精管梗阻或发育不良可能，部分患者可能为不完全逆向射精。

3）液化时间：液化是指精液射出后由胶冻状变为流动液体的过程，一般为 20 ～ 40 分钟。液化时间长与前列腺和精囊的分泌物异常有关。胶冻状的精液像淤泥一样缠住精子，使精子无法自由地运动，影响与卵子的结合。精液液化时间应在 37℃ 的条件下检查，否则会影响检查结果。目前，有些实验室在室温下检查，势必会影响检查结果。

4）黏稠度：指的是精液完全液化后的黏稠度，通常用拉丝长度表示。如果糖多水少，拉丝会很长；而如果糖少水多，拉丝就会变短。通常，精液的拉丝长度应小于 2 厘米，拉丝较长说明精浆浓稠，会影响精子的运动和受精。

5）酸碱度：精液一般偏碱性，pH 不小于 7.2，这样可以中和阴道中的酸性，保护精子活力，利于受孕。前列腺液为酸性，精囊和附睾分泌物为碱性，当精液 pH 偏低时，可能提示精囊、射精管梗阻或发育不良。

2. 显微镜观察

以上物理性状检查只需借助肉眼和简单的工具，而对精子的观察，需要借助显微镜。如果

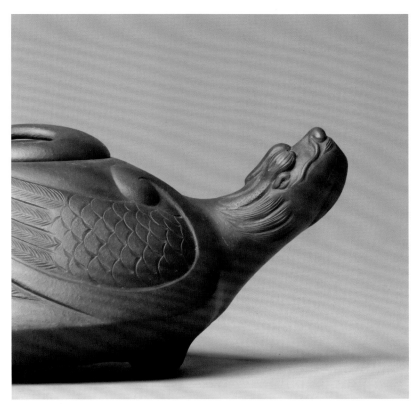

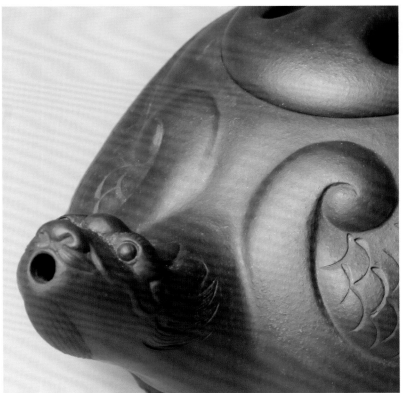

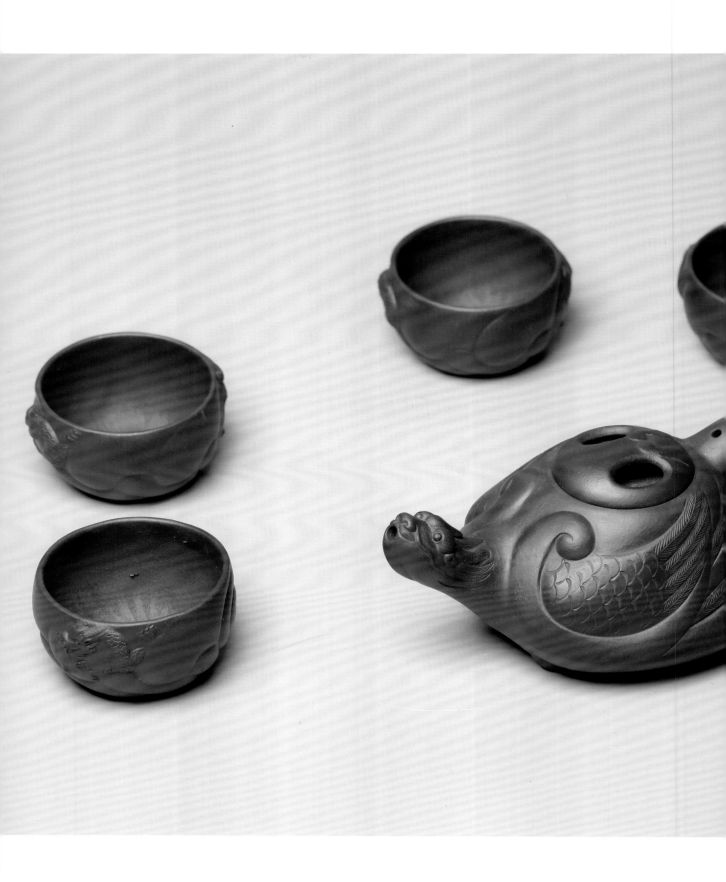

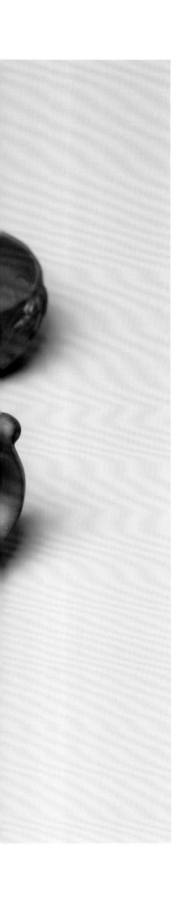

把精液中的所有精子看成是一支部队，那么决定这支部队战斗力的指标有很多，如士兵的人数、年龄、体格等等，精液分析中也有很多与之对应的参数。

1）精子浓度和总数：浓度指每毫升精液中的精子数，乘以精液量即是总数。所谓"人多力量大"，正常情况下，精子越少，自然受孕的机会越小。目前，精子浓度正常参考值的下限是每毫升 15×10^6 个。精子数量过少甚至无精子，提示睾丸生精功能异常或输精管道阻塞，需做进一步检查，明确病因。

2）精子活力：即精子的活动能力，就像士兵的战斗力，战斗力强的士兵越多，整个军队就会越强。精子也有自己的"能级"，从上到下依次为 PR 级、NP 级和 IM 级。PR 级精子即前向运动精子，是战斗时的"排头兵"，也是战斗力最强的精子，其所占比例不应小于 32%。NP 级精子为非前向运动精子，是不能冲锋的伤兵，但还是保留了一定的战斗力，它们与 PR 级精子的总和所占的比例不应小于 40%。IM 级精子是不动精子，是毫无战斗力的"怕死"士兵，只会拉低军队的总体水平，这种士兵应该越少越好。

3）精子活率：与活力不同，活率是活精子的比例，与精子是否活动无关。就像军队的战斗力，是由活着的士兵决定的，而不是阵亡的士兵，故这一比例不应小于 58%。

4）精子形态：很多人亲切地称精子为"小蝌蚪"，因为两者外观很像。其实，只要仔细观察，它们之间还是有很多差别的。正常精子由头和尾组成，头部正面观呈卵圆形，侧面观呈梨形，其内主要成分是细胞核和顶体；尾部细长，通过摆动使精子运动。如果精子某个部分没有发育好，会影响它的正常结构，也会影响精子的运动和受精能力，这种精子称为畸形精子，其所占比例叫"精子畸形率"。通常，形态标准的精子所占比例不应小于4%。

3. 精液的其他理化指标

以上是精液分析中常见的检查项目，此外还有一些参数对某些疾病的诊断具有指导意义，主要包括以下几个：

1）精浆生化：即精浆中存在的一些对精子运动和受精必不可少的物质，由各种腺体分泌。对其进行化验，可反映这些腺体的功能及输精管道梗阻位置，如精囊分泌的果糖，前列腺分泌的锌元素和附睾分泌的 α 糖苷酶。

2）抗精子抗体：有些不育症患者的免疫系统出现紊乱，把精子当成了敌人，产生抗体去攻击精子，从而抑制精子活动和受精。造成这种现象的原因很多，如生殖道感染等。

3）白细胞：精液中除了精子外，还含有生精细胞、白细胞和上皮细胞等。正常情况下，它们对精子没有影响，但是当发生生殖道感染时，白细胞会增多，进而干扰精子功能。

需要提醒的是，不是精液的某项指标异常，就不能使女方受孕，要综合分析报告，有时还需要综合评估女方因素。同时，一次精液检查不理想并不代表精子质量有问题，应定期复查，以确认精液质量。

总之，精液分析对多种男性疾病的诊断与治疗具有十分重要的意义，区区几毫升的液体里大有乾坤。关爱下一代，请从关心自己的精液开始，学会看懂自己的精液报告。医生会根据精液报告给予相关的诊疗建议，帮助患者实现生育梦想。

（五）女方反复流产是否与男方有关

如女方出现胎停育、生化妊娠或空孕囊时，称之为流产；当上述情况连续出现2次以上时，称为习惯性流产。虽然这种情况发生在女方身上，但是男方也需要进行相关检查。具体要求如下：

1）精液常规：主要检查精子浓度和活力。

2）精子形态：正常精子由头和尾组成，头部正面观呈卵圆形，侧面观呈梨形，其内主要成分是细胞核和顶体；尾部细长，通过摆动使精子运动。如果精子某个部分没有发育好，这种精子被称为畸形精子。通常，形态标准的精子所占比例不应小于4%。

3）精子 DNA 完整性：一般使用精子 DNA 碎片指数（DFI）高低来表示，< 15%，视为正常；≥ 15% 而 < 30%，视为可疑；≥ 30%，说明与流产相关性大。

4）男女双方进行染色体检查，男方的 Y 染色体微缺失检查，也可筛查出部分原因。

5）有专家认为，泌尿生殖道感染，如支原体、衣原体和淋球菌等，可能引起流产。

当女方出现反复流产时，男方精液质量出现异常，尤其是精子畸形率升高，或精子畸形率升高，同时合并精索静脉曲张，需要对男方进行治疗。女方反复流产，也可以考虑做第三代试管婴儿。

（六）其他疾病

中青年男性还有一些其他症状，如会阴部、小腹部、肛周不适，或者出现尿道口流脓，阴囊肿大、疼痛，睾丸硬块等。同时，前列腺炎、精索静脉曲张也是常见的男科疾病。如果出现以上问题，患者应及时到正规医院就诊，医生会根据具体疾病积极处理。

龙凤呈祥

尺寸：21cm×12.3cm×8.3cm

容量：375ml

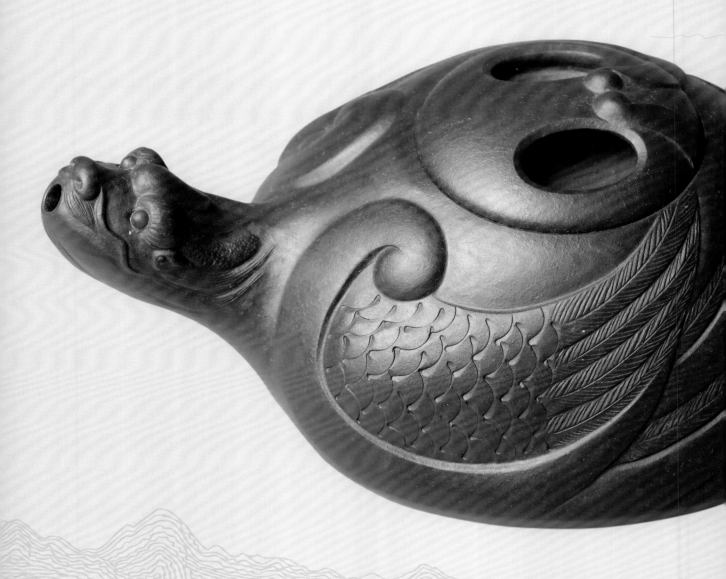

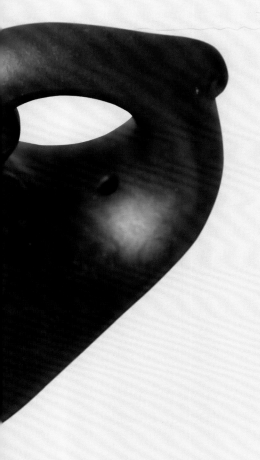

第 7 章
龙凤呈祥

一、壶说健康

龙凤呈祥壶，是在龙凤飞天壶基础上的"升级版"作品，体型比龙凤飞天壶略大。如果说，龙凤飞天壶表达的是青壮年男性的特征，那么龙凤呈祥壶更注重表达中老年男性的健康问题和生活的和谐。这里特别解说男性更年期的生理和心理变化。

二、解剖要点与健康问题

随着年龄增长，人体器官的结构和功能都会发生一些变化。早在 1938 年，西方学者沃克就提出了"男性更年期综合征"的概念，用来描述发生在中老年男性身上的一系列不适症状。2002 年，国际老年男性研究会重新将这一综合征命名为"迟发性性腺功能减退症"，又称"年龄相关性睾酮缺乏综合征"。这是一种与年龄增长相关的临床和生物化学综合征。

男性更年期是男性由中年向老年过渡的生理转折期，一般在55岁左右，有的延至60岁。此阶段或长或短，因人而异。男性更年期期间，会出现性腺功能由盛而衰的转变，男性体内的雄激素水平逐渐降低，血清生物活性睾酮水平降低，引起下丘脑—垂体—性腺轴失去平衡，身体和心理出现相应的变化。这种状态因人而异，有时会严重影响生活质量，并给机体多个器官、系统功能带来不利影响，表现出生理和心理等多方面的改变，产生类似女性更年期的部分症状，俗称为"男性更年期综合征"。但是，男性与女性的情况不尽相同。例如：男性不存在绝经等更年期开始的信号，男性雄激素水平下降非常缓慢，更年期症状表现较平缓，症状发展不明显，内分泌代谢机制也不同于女性，故现在把这组症状命名为"老年男性雄激素部分缺乏"（PADAM）。与女性不同，男性性腺的衰退有较大的个体差异。部分男性从40岁开始出现血浆睾酮缓慢减少。老年男性除睾酮绝对水平降低外，其分泌的节律也消失，且血清性激素结合蛋白增加使游离睾酮相对减少，即组织可以利用的雄激素减少了。另外，由于长期以来男人在传统社会中的形象，故男性即使存在相关问题，也倾向于讳避，不愿意主动求助专业医生的帮助。

生活中很多因素易诱发"男性更年期"提早出现，如生活方式不健康（吸烟、酗酒等）、体重超标（饮食和运动失衡导致超重或肥胖）、缺乏锻炼（从事脑力劳动而很少锻炼身体，或以前从事过激烈的体育运动却突然终止）、罹患慢性病或生存环境恶劣等。相反，那些生活方式比较健康的、经常运动或适当活动的男性，更年期出现得较晚。

三、健康预警信号与解读

（一）男性更年期的精神心理表现

像女性更年期一样，男性更年期也常常伴随着一系列精神心理状态的改变，影响患者与家人或同事的关系。

1. 反应慢，理解力变差

学习有兴趣、有内在联系、有意义的知识的能力，比年轻时候差。

2. 思维能力退化

年轻时善于提出问题、创造力强、新思想接受度高、思维能力比较敏锐的人，思维能力衰

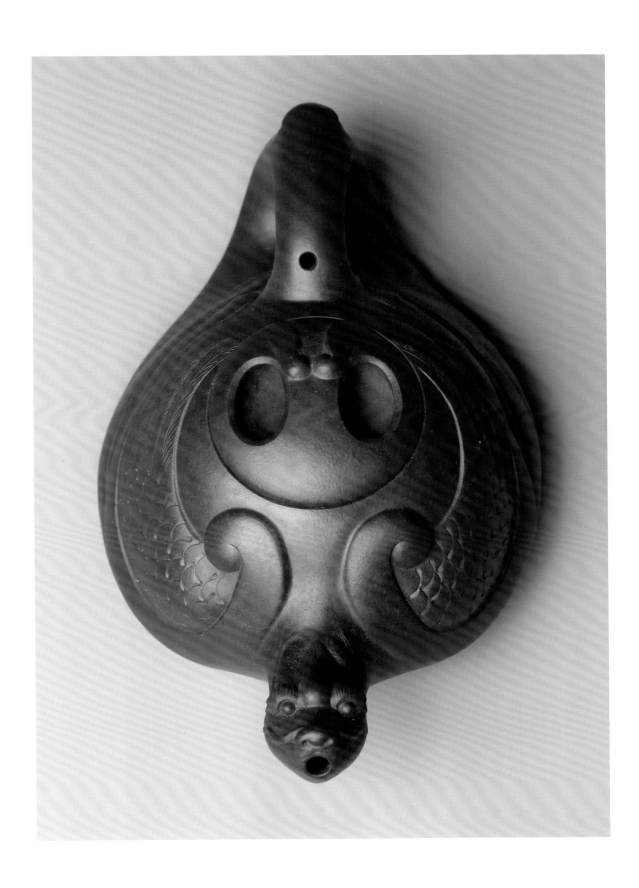

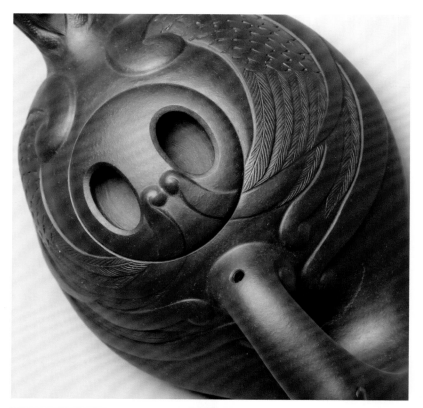

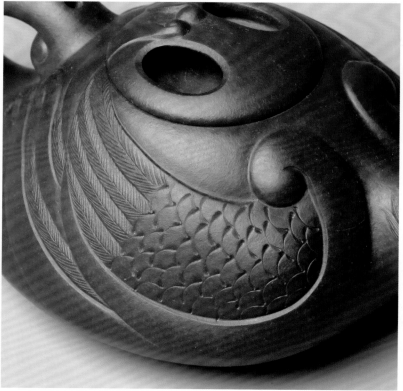

退的时间越晚，程度越轻。

3. 记忆力、思考力和集中力减退

对以前发生的事记得很清楚，理解性和记忆力也不会退化，但对最近发生的事反而记不起来或容易遗忘，机械性记忆力也退化了，说到嘴边的事情突然忘了。

4. 性格改变

过分敏感、急躁、焦虑、爱发脾气、倦怠，常有压抑感。性格改变除与年龄相关外，还与个人健康状况、体质、自我修养、教育水平、社会地位、生活条件、环境、经济状况、道德标准等因素相关。也就是说，诸多因素与更年期性格改变有关。

5. 抑郁症

更年期男性如果在工作上顺利晋升，得到上司与下属的充分支持而获得成就感，在婚姻、生活、社会关系上便能有很好的满足感，不会让小事成为"压垮骆驼的稻草"，能保有冲刺的干劲。相反，如果此时遇到人生的瓶颈，产生烦恼、压力，尤其是退休后，容易失去自我评价的标准，可能发生更年期抑郁症。

6. 社会适应不良

大多数男性在更年期后，多会从工作、劳动、社会中渐渐退出，回归家庭生活。再加上身体健康、疾病的影响，外在环境与内在心灵产生强烈的矛盾与冲击，会对社会关系、人际交往产生排斥、拒绝，甚至封闭自我，对周围的事物不感兴趣，工作能力下降。

7. 没有未来感

更年期男性容易悲观，觉得没有未来，对于死亡会有"无所谓、惧怕、干脆离开人世"等想法。常有不安或恐惧感，忧郁，有孤独感，缺乏自信心。

男性更年期综合征症状众多，当男性出现类似症状时，不可轻易下结论。因为男性更年期也是躯体脏器容易发生疾病的时期，如脑动脉硬化、高血压、神经衰弱、抑郁症、慢性贫血、胃肠道恶性肿瘤等。这些疾病也有类似男性更年期综合征的症状，若不经仔细诊断，盲目下结论，有可能耽误疾病的诊断和治疗。所以，对于男性更年期健康预警信号，要仔细解读。

为明确诊断，可以测定血清睾酮水平，特别是游离睾酮水平。如果血清睾酮水平显著低于正常指标，就可能是男性更年期综合征。也可以进行试验性治疗，方法是遵照医嘱适当补充睾

酮，如果症状得到缓解，即可诊断为男性更年期综合征。有两种情况不能轻易做出男性更年期的诊断：一是睾酮水平不低；二是睾酮水平虽低，但是补充雄激素治疗后，效果不佳。遇到这些情况，应注意排除其他疾病。

（二）男性更年期的生理表现

1. 生殖功能下降

虽然大部分更年期男性仍有生殖功能，但精子活动力减少，精液量、精子总数减少，异常精子数增加，这主要是睾丸内细胞老化的结果。

2. 性功能减退

性欲减退，晨间勃起次数及频率减少，阴茎敏感度降低，性刺激反应降低，射精减少，高潮减少，需要相对较长的时间才能再达到性高潮。这些变化并非单纯是雄性激素减少所致，其他慢性疾病、抑郁、神经血管病变、吸烟、饮酒、服用药物等，都会影响勃起。实际上，正是性功能的变化才使一些患者开始注意自己的其他症状。遵照医嘱适当补充睾酮可以提高性欲，但改善勃起的效果有限。

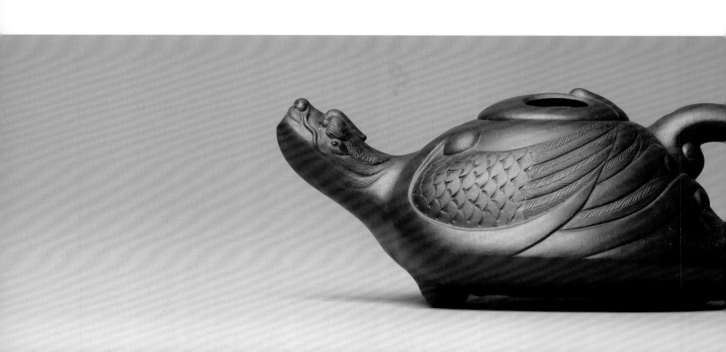

3. 认知功能

缺乏睾酮的人常有注意力降低，记忆力也会减退。遵照医嘱适当补充睾酮后，认知功能可有所改善。

4. 泌尿系统

尿频、夜尿次数增多。

5. 肌肉及骨骼

老年男性肌肉的力量和质量均有所下降，胸部和腹部的脂肪增加。遵照医嘱适当补充睾酮可以改善肌肉力量和质量，减少脂肪量。性腺功能低下的男性有骨质疏松的现象，遵照医嘱适当补充睾酮，可以提高骨密度。

6. 皮肤

皮肤营养障碍，易发生各种皮肤病（如皮肤瘙痒等）。

7. 新陈代谢

脂肪代谢紊乱，体内脂肪堆积，血胆固醇增高，可发生动脉粥样硬化。血管调节失常，容易出现面部潮红、出汗、心悸、头痛等症状。

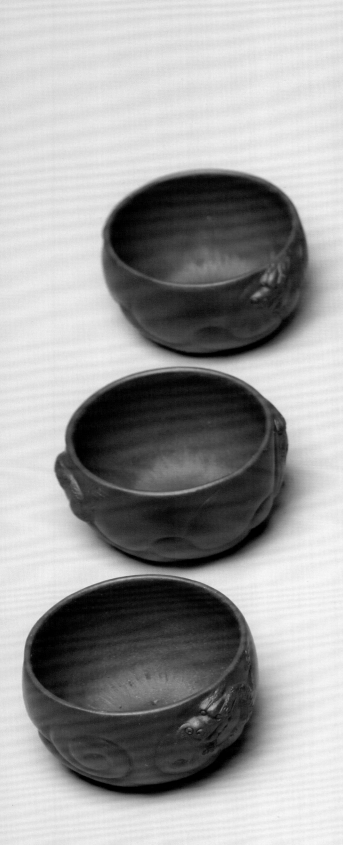
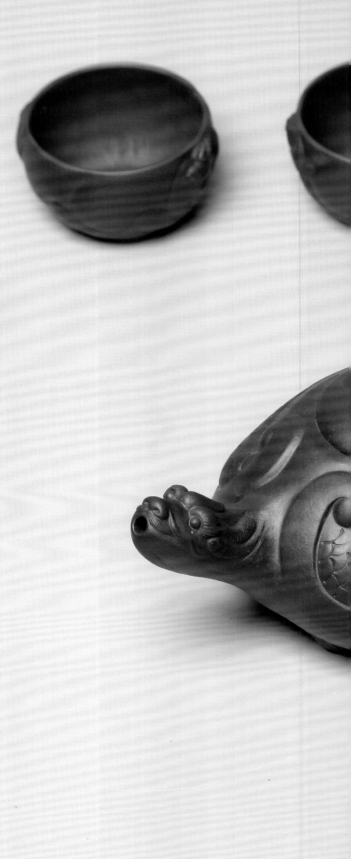

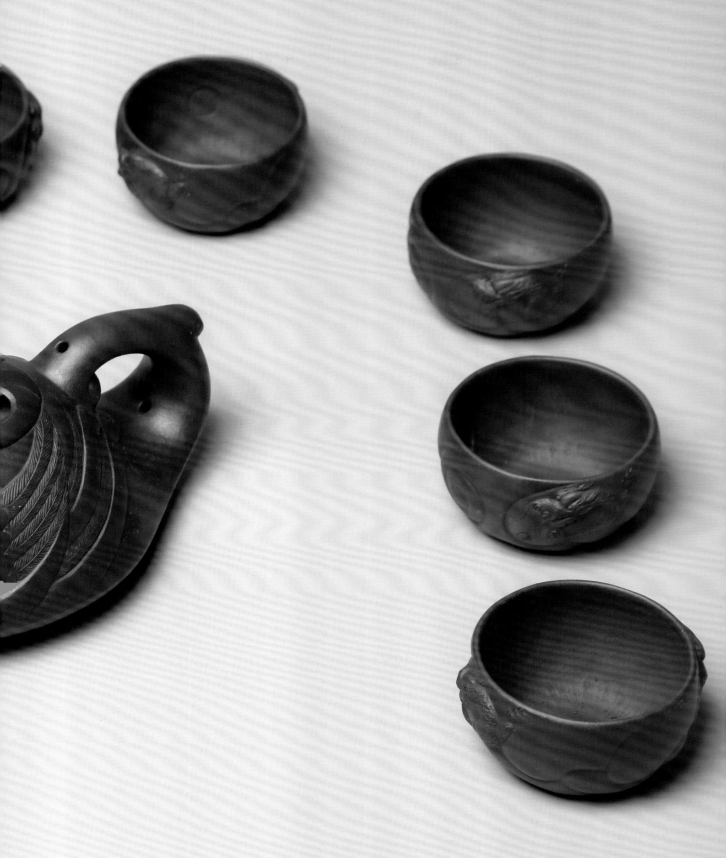

8. 自主神经症状

男性更年期症状表现在自主神经方面，主要包括心血管系统症状，如心悸、心前区不适、血压波动、头晕、耳鸣、烘热汗出；胃肠道症状，如食欲不振、脘腹胀闷、大便时秘时泄；神经衰弱表现，如失眠、少寐多梦、易惊醒、记忆力减退、健忘、反应迟钝、工作效率低等。

（三）男性更年期的心理调节

和女性一样，男性更年期心理变化也是可以防范和调节的。男性更年期是开启另一段美好人生的过渡期。精神心理因素与男性更年期生理上的改变常常互相影响。比如：在更年期，男性会发现自己阴茎勃起需要的时间比以前长，女性感到配偶在性交时没有射精，男性或许会担心对方责怪，以致留下不愉快的阴影，甚至影响配偶的正常性欲。对上述现象，有些人认为遵照医嘱适当补充性激素可以改善，有些人则认为不会。那么，如何在更年期进行有效的心理调节呢？

1. 以静制动，保持心理的稳定，消除不必要的紧张

更年期男性应该学习一些更年期常识，了解自己生理和心理发生的某些变化，泰然处之，不必惊慌。在我国，不少男性缺乏有关更年期方面的知识，当出现一些症状时，或认为是人老了的原因，或怀疑自己患上了某种疾病，同时对自己的情绪无法自控。中老年男性应该学习一些更年期的生理知识，正确认识更年期的必然性，懂得如何应对更年期出现的各种症状，从而理智地控制自己的情绪。

2. 学会控制愤怒

男性在更年期，由于内分泌紊乱，更容易发怒。《黄帝内经》云：怒伤肝。怒作为一种强烈的情绪，比其他情绪带有更强的感染性和

蔓延性。发一次怒，在单位会破坏良好的人际关系，在家庭容易破坏和睦的家庭气氛，对自己也会连续几天内心不得安宁。所以，更年期男性一定要学会控制情绪，并运用各种方法来"制怒"。

3. 尽量多参加一些户外活动

不要闷在家中，有条件的话，可以参加一些体育锻炼，如打高尔夫球、打康乐球、打太极拳等。户外活动不仅可以呼吸新鲜空气，还可以通过各种活动来调节自主神经，达到身心愉悦的目的。

4. 及时进行心理疏泄

当遇到令人头痛的事情，产生不良情绪时，不要憋闷在心里，而应想办法将其疏泄出来。心理疏泄有两种方法：一种方法是自我劝导、自我解脱，换一个角度思考，可能可以得出一个全新的结论。比如，有些事情从这个角度看是坏事，而从另一个角度看，有可能也有好的一面。转换角度思考问题就是自我解脱的一个很好的办法。另一种方法是借助他人进行情绪"释放"。心里有了郁闷，可以找自己的同乡、同学、知心朋友发泄一通，或者大哭一场，把心里的郁闷疏泄出来，会顿觉轻松。由于是亲朋好友，对方不但不会计较你的过分言辞，而且还会给你安慰和劝导。这种方法对于更年期男性的心理保健来说，是很有好处的。

5. 养成规律的生活习惯

吃饭、睡觉、活动都要讲究科学。吃饭要规律，不可暴饮暴食；饮酒要适量，不可贪杯。早睡早起，定期到户外参加一些活动。晚上看电视要有选择性，不要一坐就是数小时，一直坐到播音员说"再见"；在看电视的过程中，要见缝插针地进行坐式或站式活动。事实表明，规律的生活习惯不仅有助于身体健康，还有助于培养良好的心境。

更年期男性如果碰上自己的配偶也处在更年期，一定要多给配

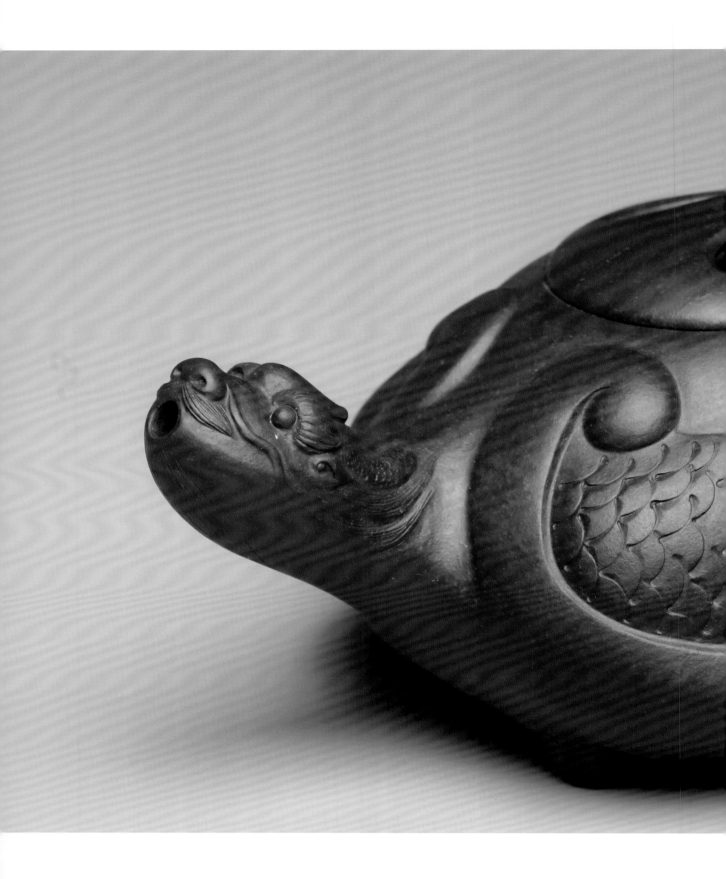

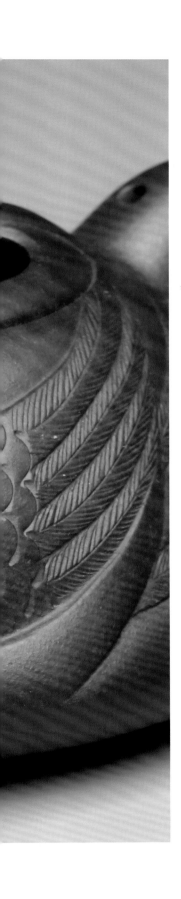

偶安慰和劝导。男性更年期虽然有许多症状出现，但一般来说没有女性强烈。作为男性，对同样处在更年期的配偶的一些不良情绪，一定要体谅、体贴、关心、劝导，不要无端指责对方。事实证明，劝导他人，有时也是在劝导自己；教育别人的过程，往往也是自我教育的过程。相互安慰、体贴，有利于夫妻双方共同顺利度过更年期。

（四）如何顺利度过男性更年期

1. 排除其他疾病

因更年期导致各种身体不适的男性，先到正规医院泌尿外科或男科就诊，进行症状筛查评价、血清睾酮测定或遵照医嘱适当接受试验性睾酮补充治疗，并由专业医生结合这三者进行综合诊断，排除其他疾病的可能。对于原有的慢性基础疾病，应积极治疗。

2. 建立健康的生活模式

保证膳食均衡、营养全面，积极参与体育锻炼。运动对于缓解男性更年期不良情绪有很大帮助。

3. 控制体重

肥胖是男性更年期综合征的一大重要危险因素，应尽量避免。

4. 遵照医嘱适当补充雄激素

对于更年期雄激素缺乏的男性，适当补充雄激素可以提高体内的睾酮水平，有效改善各种症状，提高性欲及性生活质量，减少体内脂肪含量，增加骨密度，甚至还能改善抑郁等不良情绪。然而，补充雄激素是一把"双刃剑"。对于中老年男性而言，心血管系统疾病、前列腺增生及前列腺癌与雄激素关系密切，于是很多人担心补充雄激素会不会给健康带来负面影响。目前并没有证据表明，对于缺乏雄激素的男性更年期患者而言，适量补充雄激素一定会增加罹患前列腺癌的风险。需强调的是，补充雄激素一定要在医生指导下进行。

5. 其他

伴有严重的骨质疏松或精神心理症状者，应寻求医生的专业指导和帮助。

男性更年期是人生的过渡阶段，并不是幸福生活的结束，而是崭新生活的开始，它是人生的重要转折点。与女性更年期一样，其同样寓意丰富。男性应调整心态，愉快、坦然地接受这一段新的旅程。

四、常见老年男性泌尿生殖健康问题与对策

（一）排尿问题与男性更年期综合征

随着年龄增加，老年男性经常抱怨："小便不通畅了，晚上起夜多了……"，这些信息在许多广告和报纸中也经常出现。其实，老年男性还有更明显和重要的变化，即性健康水平。这些常见的性生活问题和排尿问题影响老年男性的整体健康，但从本质上说，这些问题都与性腺结构、功能的退化有着密切关系。

众所周知，女性到 45 岁以后会进入更年期，其标志是月经紊乱，直至绝经。绝大多数女性在进入更年期后，会出现一系列性激素减少所致的症状，如月经紊乱、潮热、出汗、失眠、易激动等，这称为女性更年期综合征。同样，男性也会出现更年期，这是一个正常的生理过程，是由于男性体内雄激素水平下降或相对不足导致的生理变化，又称为中老年男性迟发性性腺功能减退（LOH）。然而，男性更年期是一个更漫长的渐进性演变过程，且有明显的个体差异，有相当一部分男性的症状比较和缓，甚至意识不到更年期已"悄然而至"。只有当出现了明显的临床表现，感觉身心异常症状比较强烈

时，才能称为男性更年期综合征。

1. 男性更年期综合征的常见症状

性功能和泌尿生殖器官等方面的症状是最重要的核心症状，表现为性功能减弱、性欲降低、勃起硬度减弱或不能勃起、性交次数明显减少，以及排尿症状，如尿频、尿无力、尿等待、尿线变细、夜尿增多等。同时还有潮热、阵汗、失眠、心悸、焦虑、健忘或记忆力减退、思维和反应变慢、注意力不集中等精神、神经系统症状；乏力、食欲减退、骨关节疼痛、腹型肥胖、骨密度降低、罹患心血管疾病和代谢性疾病等全身症状。

（二）老年男性的性生活特点

老年男性的泌尿生殖健康，重点在于性功能和排尿功能，这两方面的具体表现前文已经详细描述。人们常说的夜尿增多，或者晨勃减少等，不仅可以反映老年男性泌尿生殖健康，还可以反映老年男性的整体健康。我们认为，男性勃起功能的变化可作为男性健康相对全面的预警信号。阴茎勃起是由许多因素协同作用产生的，涉及神经因素、心理因素、内分泌因素、血管功能、阴茎海绵体组织等，其中任何一类因素出现异常，均可能造成阴茎勃起功能障碍，甚至影响整体健康。

性功能变化包括性欲下降、晨勃减少及勃起硬度下降等，都是勃起功能障碍的表现。勃起功能障碍（ED）是指持续（至少 6 个月）无法实现和维持阴茎勃起，从而获得满意的性生活。但是何谓满意的性生活，对于老年男性来讲，这个理解可以宽泛一些，结合体力和健康状态，顺其自然。

首先是性生活的频率。什么频率的性生活对老年男性较为合适呢？可按照年龄的十位数乘以 9 得到的数字推算。例如：50 多岁，就是 $5 \times 9=45$，性生活频率就是 40 天 5 次；60 多岁，就是 $6 \times 9=54$，性生活频率就是 50 天 4 次；70 多岁，就是 $7 \times 9=63$，性生活频率就是 60 天 3 次；80 多岁，就是 $8 \times 9=72$，性生活频率就是 70 天 2 次。当然，这些数字只是建议，仅供参考。老年人要根据自己的生活环境、伴侣状况及健康水平加以选择。

其次是性生活的方式。性生活的方式有很多，除了性交之外，性器官的接触，甚至异性身体的接触，都可以称为性生活。有些人甚至仅通过冥想，而没有任何生殖器官或身体接触，就可以获得满意的性高潮。

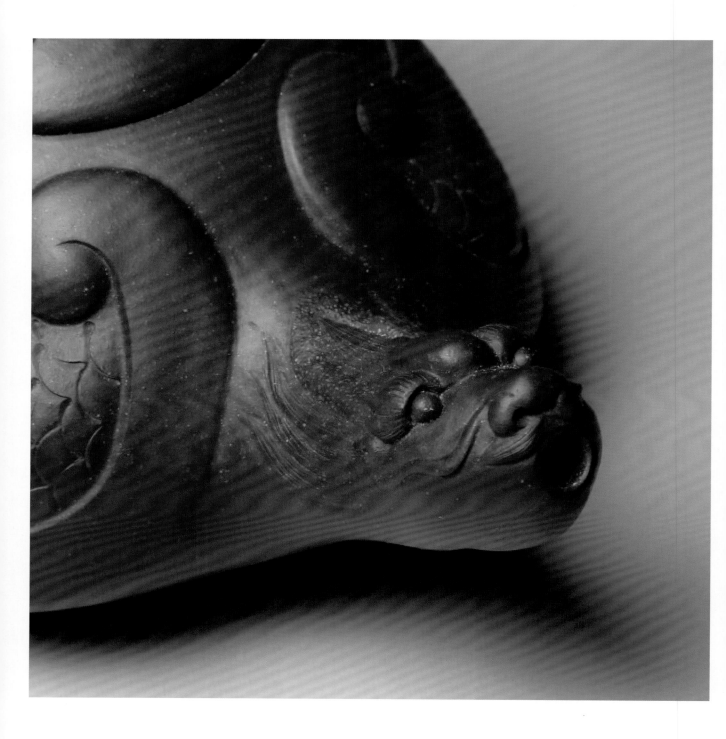

所以，老年男性要根据自己的实际情况选择适宜的性生活方式，在保证整体健康水平的前提下，提高生活质量。

老年男性勃起功能障碍（ED）是男性更年期的常见和早期表现，也是雄激素缺乏的表现，并被视为心血管或外周血管病变的先兆或身体健康状况的"晴雨表"。不良生活方式（如吸烟、缺乏锻炼）、合并慢性疾病（如肥胖症、糖尿病、高血压、血脂异常、代谢性疾病及雄激素缺乏）及下尿路刺激症状、前列腺增生、梅毒、炎症性肠病（克罗恩病或溃疡性结肠炎）等因素，都可能导致 ED。此外，银屑病、痛风性关节炎、强直性脊柱炎、非酒精性脂肪肝、其他慢性肝病、慢性牙周炎、开角型青光眼、炎症性肠病和经直肠超声引导的前列腺活检等，都被列为 ED 的相关危险因素。有研究显示，勃起功能障碍患者可能在 2～3 年内出现心脏病症状；在 3～5 年内有发生心血管事件的可能，如心脏病或脑卒中；在 40～69 岁人群中，这种联系更为显著，但这并不代表 ED 患者都会有心脏病，只是患病风险可能更高。心血管疾病合并 ED 的患者，在 ED 治疗的同时，需要积极治疗心血管疾病。

当老年男性出现性生活问题时，应进行正规的咨询、检查和治疗。当患者以阴茎勃起功能障碍为首发症状求诊时，医生应该详细询问病史，常规检查性激素（睾酮）水平、血脂、血糖等，必要时建议患者全面评估心血管系统健康水平，预防和干预心血管疾病的发生和发展。治疗勃起功能障碍不仅可以挽救性生活，也可以将其作为改善健康、挽救生命的手段。

排尿功能变化是老年男性的另一个主要变化，包括尿频、尿急、尿等待、尿线变细及夜尿增多等，主要由前列腺增生引起。前列腺增生是多因素相互促进、共同作用的结果，高龄和有功能的睾丸是促进前列腺增生发生和发展的首要因素，高血压、糖尿病、肥胖等也与前列腺增生密切相关。出现排尿异常的患者应去医院进行检查，如泌尿生殖系统超声、血前列腺特异抗原（PSA）检查、直肠指检等，然后根据具体状况，采取合理的治疗措施。

（三）常见问题的对策

当老年男性出现泌尿生殖系统问题时，一定要去正规医院进行检查和治疗，同时保证健康的生活方式，积极控制合并的慢性疾病。

除了药物治疗之外，有以下几点建议：①药物治疗和运动相结合，对于改善性功能和男性迟发性性腺功能减退症的其他症状比单独药物治疗效果更佳。老年男性要进行适量运动并持之以恒，这对提高体质、改善精神心理状态至关重要。②加强自我控制能力，控制工作量、情绪、饮食等。③正确认识泌尿生殖系统的变化是身体衰老过程的正常表现，要积极乐观，调整好心态，顺利度过更年期。

（四）机械力生物链内源性干细胞激活治疗 ED 的最新进展

1. 超声除了用于诊断疾病，还可以治疗疾病

众所周知，超声可以用来诊断疾病，发现隐藏于身体内部器官可能存在的疾病。由于没有辐射，超声可以被用来检查胎儿的发育情况。除了用于身体疾病的诊断外，超声还可以用于身体疾病的治疗。目前，医学上把超声分为 2 类：一类是诊断性超声，一类是治疗性超声。两者的区别是：诊断性超声采用高频率、低强度模式，而治疗性超声采用频率较低、强度较高的模式。治疗性超声是将超声的声波能量，通过一定形式转化（通常转化为热能和机械能），然后传输到目标组织细胞中，从而引起多种生物学作用。治疗性超声也分为 2 类：一类是超高强度超声，其通常具有超高的热能和高强度的机械能，对目标组织细胞有破坏效应，如用于毁损无法手术切除的肿瘤组织的高能聚焦超声；另一类是低强度超声，这类超声几乎没有热能，仅有轻微机械能，对组织细胞功能具有修复效应，如低强度脉冲超声（LIPUS），临床主要用于修复软组织损伤、促进骨折愈合、改善组织缺血和阴茎勃起功能等。

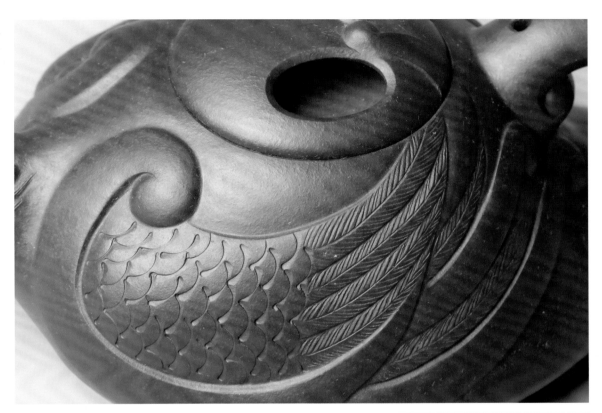

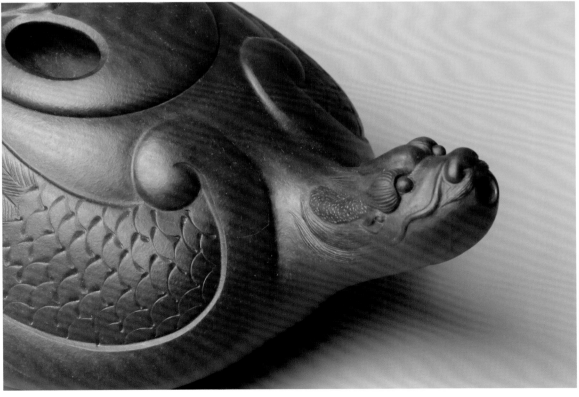

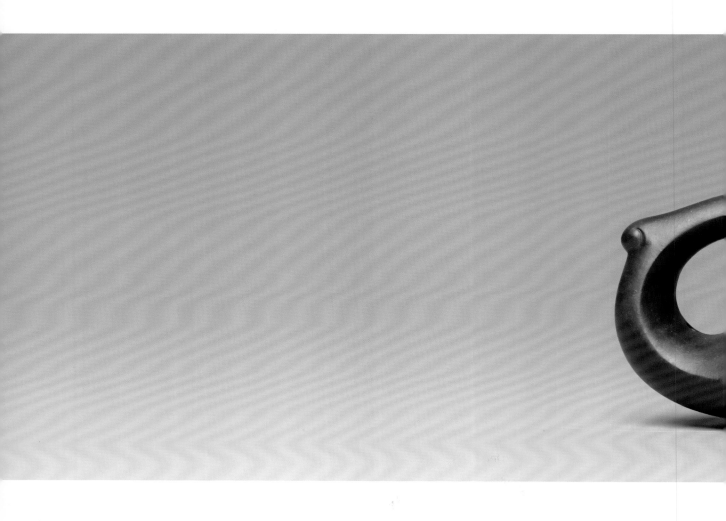

2. 低强度脉冲超声（LIPUS）治疗 ED 有独到之处

低强度脉冲超声治疗 ED、改善勃起功能的独到之处是什么呢？阴茎海绵体组织本身存在一定数量的阴茎干细胞，干细胞是一种"种子"细胞，可诱导分化为阴茎的功能细胞，包括内皮细胞、神经细胞和平滑肌细胞。阴茎"种子"细胞的数量与年龄有关，年轻时数量较多，随着年龄逐渐增长，"种子"细胞越来越少。一般认为，当阴茎功能细胞出现轻微损伤时，会向周围环境发出"求救"信号，阴茎"种子"细胞会被激活"发芽"，启动增殖和分化程序，分化成阴茎的各种功能细胞，代替损伤的功能细胞，使得损伤的组织细胞功能得到修复。但是，当阴茎功能细胞损伤非常严重时，细胞已经发生凋亡甚至坏死，无法发出足够的"求救"信号，

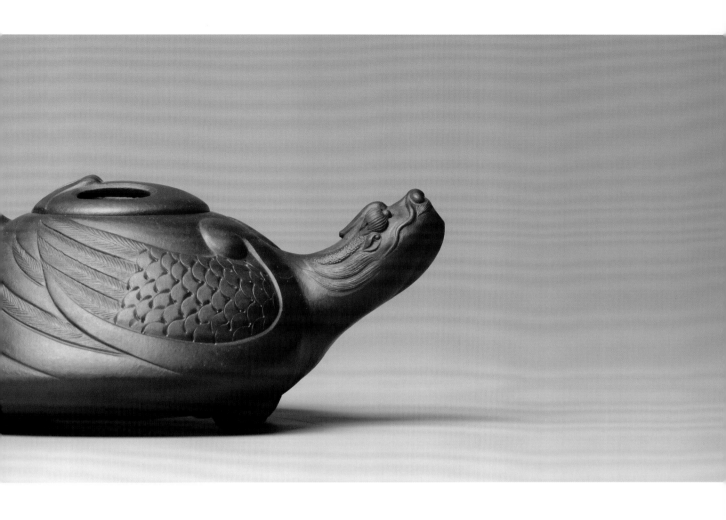

就无法激活"种子"细胞了。因此，低强度脉冲超声改善勃起功能的最大奥秘在于：低强度脉冲超声能够在恰当的时机，以合适的机械能，刺激功能细胞发出"求救"信号，诱导阴茎"种子"细胞分化为阴茎功能细胞，从而修复受损的组织细胞功能。低强度脉冲超声设备在设定的安全强度范围和一段时间内，反复刺激阴茎海绵体组织，使阴茎功能细胞受到反复和持续的轻微损伤，刺激受损细胞发出"求救"信号，从而激活阴茎"种子"细胞，最后分化成内皮细胞、神经细胞和平滑肌细胞等功能细胞。

3. 低强度脉冲超声以"微小气泡"形式作用于细胞

低强度脉冲超声在体液、细胞悬浮液或组织中会产生一个个"微小气泡"，称为空化微泡。

微泡有 2 种类型——稳定微泡和瞬时微泡。稳定微泡形成后，可长时间维持一定大小，并可在组织内移动、振荡，产生微声流，这些微泡的移动和振荡在微环境中可产生一定程度的剪切力。瞬时微泡形成后，维持时间很短，会瞬间发生破裂，破裂过程短于声波周期，气泡半径会增大 2 ～ 3 倍，由此产生更强的剪切力。稳定微泡的移动和振荡会产生机械力，瞬时微泡的破裂也会产生机械力，这种机械力作用于气泡邻近的组织细胞结构，可改变细胞膜通透性、激活细胞膜或细胞内的机械敏感蛋白等，从而引发一系列细胞生物学效应，对组织细胞功能产生影响。另外，超声波在不同密度组织间传递时，其能量在交界面上大部分被反射回来，可在机体组织内部形成复杂的声压梯度，这种在不同密度组织细胞内的机械力传输形式，会产生强化效应。强化效应主要发生在三个区域：边界层、细胞膜和胞液。因此，低强度脉冲超声通过"微小气泡"在组织细胞内的移动振荡、瞬间破裂产生机械力，加上在不同密度组织间传输过程中的强化效应，产生一系列细胞内的生物化学反应，从而影响目标细胞和组织的功能。

4. 低强度脉冲超声治疗 ED 效果确切

低强度脉冲超声是用于治疗 ED 的一种新型无创方法。研究显示，该疗法可以提升 ED 患者的勃起功能，尤其适用于治疗轻中度 ED 患者。最近报道的一项低强度脉冲超声治疗轻中度 ED 的多中心研究中，采用双盲随机对照分组，纳入病例 120 例，治疗组和安慰剂对照组分别为 80 例和 40 例，治疗部位为两侧阴茎海绵体和阴茎脚，治疗方案为每周治疗 2 次，共 8 次，按国际勃起功能评分增量评估有效率，治疗后第 3 个月随访，治疗组有效率达 67%，对照组有效率为 20%。具体来说，依据国际勃起功能评分指数和勃起硬度分级评估疗效，低强度脉冲超声治疗能提高 ED 患者的勃起功能评分，改善 ED 患者性生活时的勃起硬度，不仅可提高患者的性生活能力，也可改善患者的性生活满意度。另外，低强度脉冲治疗还能改善 ED 患者非性生活时的勃起状况，包括夜间勃起次数增多、晨间勃起硬度增加等。采用自信心与性关系评分问卷评估治疗效果，低强度脉冲超声不仅能改善患者性生活的自信心，还能改善两性关系，使性伴侣或夫妻间的关系更加亲密。

5. 低强度脉冲超声治疗 ED 的最佳方案选择

尽管低强度脉冲超声治疗 ED 有一定疗效，但到目前为止，尚不清楚什么是最有效和最合适的治疗方案，包括治疗的间隔时间、每周治疗次数、治疗总次数等。目前，我们正在对更多病例进行研究，期望找到最适合的治疗方案，使得 ED 患者能够以最佳的时间和经济成本，获得相同的治疗效果。最近有一项低强度脉冲超声治疗轻中度 ED 随机对照研究，对治疗间隔时间和治疗总次数有了初步的研究结论。该研究按治疗间隔时间分为两组，分别纳入 59 例和 57 例受试者，一组采用每周治疗 3 次，另一组采用每周治疗 2 次，治疗总次数均为 16 次，治疗后第 3 个月的随访结果显示，两种治疗方案的总体有效率分别为 78% 和 63%，两组比较无统计学差异，两种治疗方案均能有效改善患者的勃起功能，提高患者的自信心、改善两性关系。每周 3 次的治疗方案，能够在相对更短的时间内达到同样治疗效果，该方案的好处是能够节省治疗的时间成本。但是，根据这两种治疗方案目前的研究数据，还不能确定到底哪种方案更有效，最佳的治疗方案还需要进一步研究。

6. 西地那非治疗 ED 效果不好时，可以采用低强度脉冲超声治疗

西地那非，俗称"伟哥"，属于 5- 磷酸二酯酶抑制剂的一种。"伟哥"是如何治疗 ED 的呢？阴茎勃起是性刺激后，海绵体平滑肌松弛充血的过程，海绵体神经末梢释放 NO，NO 促进 cGMP 生成，后者能够强烈松弛海绵体平滑肌，使海绵窦充血、海绵体内压增大，阴茎胀大、变硬。磷酸二酯酶专门水解 cGMP，削弱 cGMP 舒张平滑肌的作用。抑制磷酸二酯酶后，能使 cGMP 增多，从而维持平滑肌松弛，使海绵窦持续充血，导致阴茎勃起。可见，"伟哥"治疗 ED 是通过 NO 途径，松弛海绵体平滑肌起作用的。动物研究发现，低强度脉冲超声治疗 ED 的机制不仅与 NO 途径有关，还与促进海绵体血管、海绵体平滑肌、海绵体神经新生有关，亦与改善海绵体纤维化有关。临床治疗发现，一些"伟哥"治疗无效的 ED 患者，经过低强

度脉冲超声治疗后，恢复了对"伟哥"的治疗反应。因此，当"伟哥"治疗无效时，仍然可以采用低强度脉冲超声治疗。

7. 低强度脉冲超声可以治疗糖尿病并发的 ED

糖尿病患者的 ED 患病率在 50% 左右，多数糖尿病患者在疾病发展过程中逐渐发生 ED。糖尿病 ED 的病理生理过程与多种因素有关，具体发病机制包括以下几方面：①神经因素，糖尿病可导致躯体神经及自主神经功能障碍。一方面，阴茎感觉神经病变导致维持阴茎勃起所需的对持续触觉刺激或性刺激的感知能力消失，使患者在性交时很难维持阴茎勃起；另一方面，海绵体神经功能受损，导致释放 NO 功能减弱。②动脉因素，糖尿病使大动脉发生粥样硬化、小动脉发生微血管病变，导致海绵体动脉扩张能力下降，海绵体供血不足。③海绵体平滑肌因素，糖尿病可使海绵体平滑肌舒张功能受损。因此，糖尿病 ED 是一种具有综合致病因素的疾病，病变严重时，采用药物治疗往往无效，治疗非常棘手。低强度脉冲超声治疗糖尿病动物 ED，可改善动物的勃起功能，与促进海绵体内血管新生、NO 合成增多、平滑肌细胞增殖有关，还与下调纤维化相关因子表达有关。临床上，如果糖尿病 ED 患者的症状很严重，自主勃起功能极差，夜间勃起很弱甚至消失，"伟哥"治疗无效，说明海绵体血管内皮细胞、神经和平滑肌功能受损严重，此时采用低强度脉冲超声治疗，由于已经无法激活阴茎干细胞，往往不能获得满意效果。如果糖尿病 ED 患者的勃起功能障碍尚处于轻中度，说明阴茎的功能细胞只是部分受损，此时采用低强度脉冲超声治疗，可以通过激活阴茎干细胞，达到修复海绵体内皮细胞、神经和平滑肌功能的作用，取得一定疗效。

8. 低强度脉冲超声可以治疗前列腺癌根治术后 ED

根治性前列腺切除术是治疗早期前列腺癌的"金标准"，但也容易导致 ED。前列腺癌根治术后 ED 与勃起神经和血管损伤等有关，高达 90% 的原因是海绵体勃起神经损伤，因此，保留勃起神经的前列腺癌根治术能最大限度地保留患者的勃起功能。前列腺癌根治术后 ED 患者，

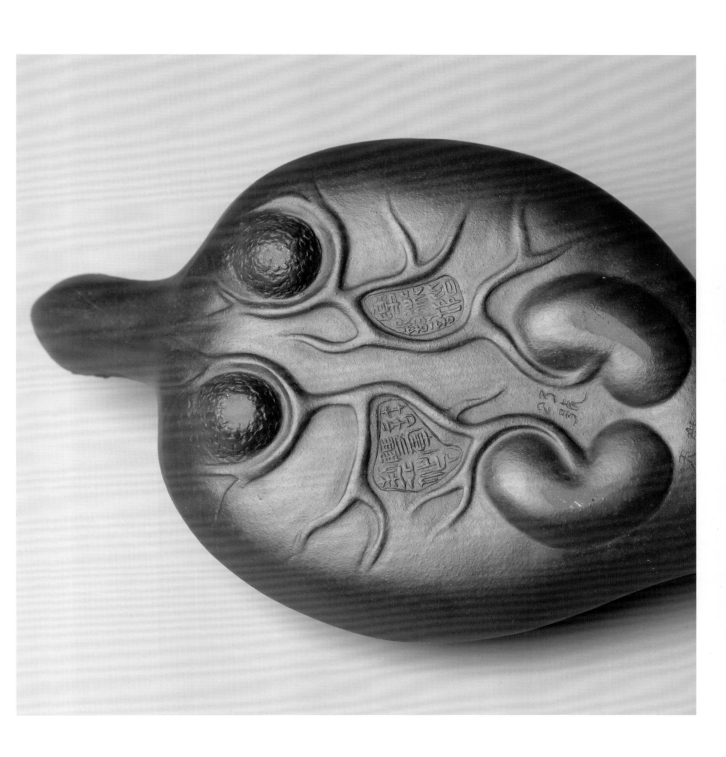

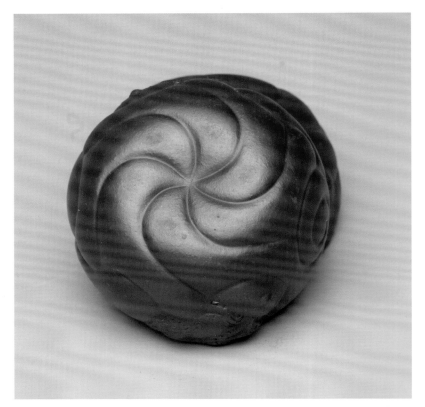

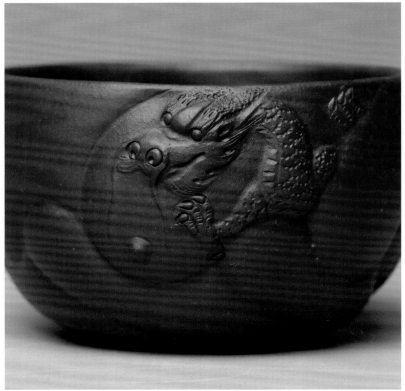

如果勃起神经受损严重，会导致神经末梢 NO 释放障碍，采用 5- 磷酸二酯酶抑制剂治疗可能效果不佳。如何修复受损的勃起神经？目前缺乏有效的治疗手段。低强度脉冲超声可以通过促进神经再生，成为治疗前列腺癌术后 ED 的方法吗？目前，还没有临床研究证实低强度脉冲超声对神经再生有效。有实验研究表明，用低强度脉冲超声治疗损伤后的周围运动神经，具有促进神经生长、改善神经功能的效应。在大鼠坐骨神经缺损模型中，经低强度脉冲超声刺激治疗后，神经功能指数和电生理指标显著改善，组织学结果表明轴突再生的速度得到提升。在周围神经再生过程中，低强度脉冲超声治疗的益处可能是诱导神经营养因子、激活雪旺细胞促使轴突再生、激活细胞信号通路等。动物研究显示，低强度脉冲超声治疗可提高动物的阴茎勃起功能，同时发现阴茎背神经和阴茎海绵体神经的神经性一氧化氮合酶表达增加，提示可能有助于阴茎支配神经的修复。因此，低强度脉冲超声对神经损伤性 ED 具有潜在的临床治疗价值，治疗方案和效果尚需进一步研究。

9. 低强度脉冲超声治疗阴茎硬结症合并 ED 的益处

阴茎硬结症，又称阴茎纤维性海绵体炎或 Peyronie 氏病，是一种获得性阴茎结缔组织疾病，发病率为 1% ～ 4%，多见于 40 岁以上男性。临床表现为疼痛、斑块、阴茎弯曲和 ED，给患者造成极大的精神压力，严重影响患者和性伴侣的生活质量。阴茎硬结症与 ED 关系密切，40 岁以下阴茎硬结症患者 ED 发生率约为 21%。阴茎硬结症发生 ED 的原因包括以下方面：阴茎白膜下大面积斑块、阴茎静脉阻塞，功能机制障碍、海绵体动脉血流减少等。另外，阴茎硬结症患者勃起时阴茎疼痛，也是导致 ED 的一种非器质性原因。

有临床研究发现，低强度脉冲超声治疗阴茎硬结症，可显著改善阴茎疼痛，作用机制与抑制 COX-2 有关。阴茎疼痛改善，大大缓解了阴茎硬结症患者勃起时的心理负担，消除了因疼痛和神经紧张因素导致的勃起障碍。另外，动物研究显示，低强度脉冲超声治疗可改善勃起功能，同时可使海绵体组织转化生长因子 TGF-β 表达下降，海绵体纤维化改善。阴茎海绵体硬结形成与

TGF-β 表达上调有关，低强度脉冲超声局部刺激阴茎海绵体硬结，可以通过下调 TGF-β 表达，阻止阴茎局部斑块病变进展，甚至可能缩小斑块。总之，低强度脉冲超声治疗阴茎硬结症时，如果患者同时存在 ED，一方面可通过缓解疼痛改善勃起功能，另一方面可通过下调 TGF-β，改善纤维化和抑制斑块形成，从而改善勃起功能。由此可见，低强度脉冲超声治疗阴茎硬结症合并 ED 的好处在于：既改善勃起功能，也有助于治疗阴茎硬结症本身。

10. 低强度脉冲超声治疗 ED 的适用人群

目前研究显示，低强度脉冲超声治疗对轻中度 ED 患者具有良好效果。低强度脉冲超声可提高轻中度 ED 患者的性生活能力，改善性生活满意度，也可改善非性生活时的勃起状况，包括夜间勃起次数增多、晨间勃起硬度增加，增强患者对性生活的自信心，还能改善两性关系。因此，低强度脉冲超声治疗的最佳适应证为轻中度的 ED 患者。

值得注意的是，虽然 ED 症状属于轻中度，但合并严重精神焦虑状态的患者，单纯采用低强度脉冲超声治疗，可能疗效不佳，需要联合应用抗焦虑药物和心理咨询。应用 5- 磷酸二酯酶抑制剂疗效不佳的 ED 患者，由于低强度脉冲超声治疗机制不同于 5- 磷酸二酯酶抑制剂，可采用低强度脉冲超声联合 5- 磷酸二酯酶抑制剂进行治疗，一般能取得较好效果。糖尿病 ED、创伤性 ED、前列腺癌根治术后 ED 等难治性 ED，由于病因复杂，且常合并一定程度的勃起神经功能受损，考虑到低强度脉冲超声对阴茎神经修复的潜在作用，也可采用低强度脉冲超声联合药物、负压助勃等方法进行治疗，改善这类 ED 患者的勃起功能。

11. 低强度脉冲超声治疗系统对 ED 患者的心理辅导治疗

由于绝大多数 ED 的病因是器质性病变与心理因素叠加所致，

涉及心理精神障碍、人际关系、文化认知、神经系统、内分泌系统、动脉病变、海绵体病变、内皮功能障碍及其他原因（如不良生活方式、药物、吸烟、酗酒等）等诸多方面。因此，针对ED患者的治疗，除了采用药物和物理方法治疗阴茎局部病变外，还需要采用性健康教育辅导，帮助ED患者正确认识ED、指导基础性疾病治疗、帮助识别并纠正危险因素、疏导ED相关焦虑因素等。低强度脉冲超声治疗系统，除通过局部机械刺激阴茎海绵体改善勃起功能外，将性健康教育内容进行整合，形成ED心理辅导类教程视频，在患者接受局部治疗期间，让患者观看学习。在治疗期间，治疗师会与患者进行谈话，互相交流，帮助患者释放压力，建立信心。根据患者的不同情况，治疗师会给出针对性的合理建议，包括适当运动、合理膳食、合理安排睡眠、改变不良生活习惯、树立健康心态等。另外，患者通过观看VR系统，可从听觉、视觉和触觉上改善性唤起能力，增强治疗信心。

12. 低强度脉冲超声不会对组织细胞产生热损伤

超声波所引起的潜在生物学作用，一是热效应，二是机械效应。超声波本身具有一定能量，随着超声波在机体内传输，组织吸收能量大小与声波所穿越的组织密度大小有关，机体吸收声波能量会引起组织局部温度升高。这种热效应所造成的温度升高幅度相当小，但一些酶类对温度的微小变化也非常敏感，会引起酶活性变化。这些酶活性的变化对细胞功能可能产生有益效应，也可能产生不良效应。尽管如此，低强度脉冲超声波采用脉冲式释放方式，超声强度远低于 3 W/cm^2，大大降低了热效应。因此，低强度脉冲超声一般不会通过热效应对组织细胞产生大的损害，不会造成组织热损伤。

13. 低强度脉冲超声治疗 ED 安全性好

多次临床试验证明，经过低强度脉冲超声治疗的ED患者，未发现治疗部位阴茎皮肤出现淤血、瘀斑，血尿等不良反应，血常规、尿常规、肝肾功能等实验室指标也均无异常，也无全身不良反应报告。在低强度脉冲超声治疗期间，由于设备已经设定最大有效声强远小于 3W/cm^2，声波强度和治疗时间由程序控制模块自动控制，治疗结束自动停止输出，既能准确输出治疗强度，又能保证治疗安全性。由于低强度脉冲超声是非介入式治疗，多次试验证明，患者治疗时不需要麻醉，也不会引起任何疼痛。一组连续600次标准操作低强度脉冲超声治疗ED的观察研究中，采用视觉疼痛评分评估疼痛程度，均无疼痛和不良反应报告病例，显示了良好的安全性。

另外，低强度脉冲超声刺激阴茎海绵体治疗 ED 时，由于睾丸和阴茎邻近，是否会对睾丸功能造成不良影响？由于低强度脉冲超声机械刺激仅聚焦于两侧阴茎海绵体和阴茎脚，超声波能量覆盖范围远离睾丸组织，一般不会影响睾丸功能。目前为止，尚未有低强度脉冲超声治疗 ED 期间，睾丸疼痛、精液减少等睾丸相关不良反应的报告。

总之，老年男性更应注意保持工作与生活的平衡，采取健康生活方式和积极的生活态度，通过自我保健，防止亚健康状态，改善泌尿生殖系统症状，必要时，可根据医生建议采取合理的诊疗措施，提高生活质量。

第三篇

谷，
生于地，
穿肠过，
归入土。

谷，食物，五谷杂粮，飞禽走兽，
生殖繁衍于大地，构成食物链。食物从
口而入，从肠而去，终归于土。

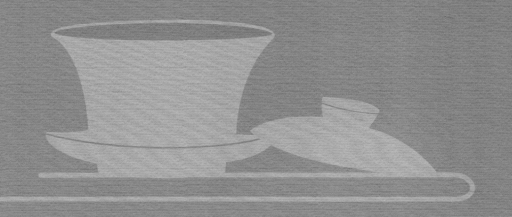

顺风耳，不看不听

尺寸：20cm×13.1cm×14.7cm

容量：725ml

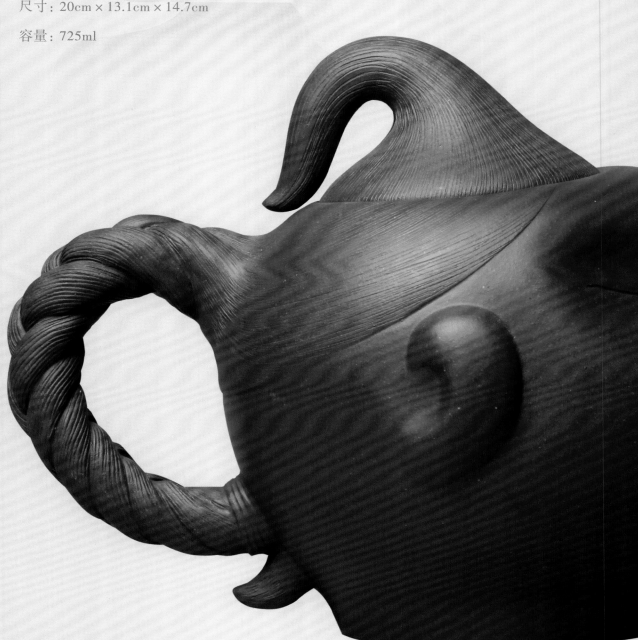

第1章

顺风耳，不看不听

一、壶说健康

不看不听壶，表达不看不听这样一种自得超越的平和心态。相信许多人都听过张信哲和刘嘉玲的合唱流行曲《有一点心动》："虽然不想、不看，也不听，却陷入爱里……"这里说的不看不听，是一种超脱，是一种心平气和的状态。

顺风耳，不看不听壶，意在展示人头部和五官的解剖结构。壶体，即头部，以猿人头为基础，眯着眼睛，以示不看。两侧是耳样结构，耳郭与正常人的耳郭朝向相反，即反装朝后，以示不听。呆萌可亲的壶嘴，拟人嘴撅起，欲做浪漫亲吻。把乌黑油亮的头发，向后梳理成小辫，做成壶把。不看

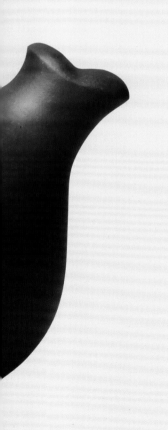

不听，寓意心态平和，修身养性，有些事情没有看见，正所谓"眼不见，心不烦。"有些事，听不到更好，保持平静的心态，有利于健康长寿。

二、解剖要点与健康问题

（一）五官的感知功能

1. 人的视觉形成原理

眼是人体重要的感光器官，为五官之首。人类获得外在世界信息的 90% 是通过视觉感知的。因此，视力的好坏直接影响着一个人的生活、工作和学习。眼的工作原理与相机有许多相似之处，也可以认为，眼睛就是一部生物相机。角膜、房水、晶状体和玻璃体组成眼的折光系统。外界物体反射来的光线，经过眼的折光系统，在视网膜上形成一个物像。形成物像的光刺激视网膜中的感光细胞，感光细胞兴奋后，所发放的神经冲动经视神经传导到大脑皮质的视觉中枢，人就产生了视觉。正常情况下，看强光时，瞳孔缩小；看弱光时，瞳孔扩大，这叫作"瞳孔对光反射"。看远物时，瞳孔扩大，增加进入眼内的光量；看近物时，瞳孔缩小，限制进入眼内的光量，使成像清晰。

2. 人的听觉形成原理

我们可以通过两种途径感受外界的声音。第一种是气导通路，由外耳的耳郭收集并放大声波，经外耳道进一步放大，传导至鼓膜，鼓膜的振动把声能转化为机械能，传导给中耳的听小骨，再经耳蜗转化为神经冲动，被听神经感知并传导至大脑的听觉中枢，这样就形成了听觉。第二种是骨导通路，由颅骨收集声波，直接传导至内耳，经耳蜗转化为神经冲动后，被听神经感知并传导至大脑的听觉中枢，形成听觉。

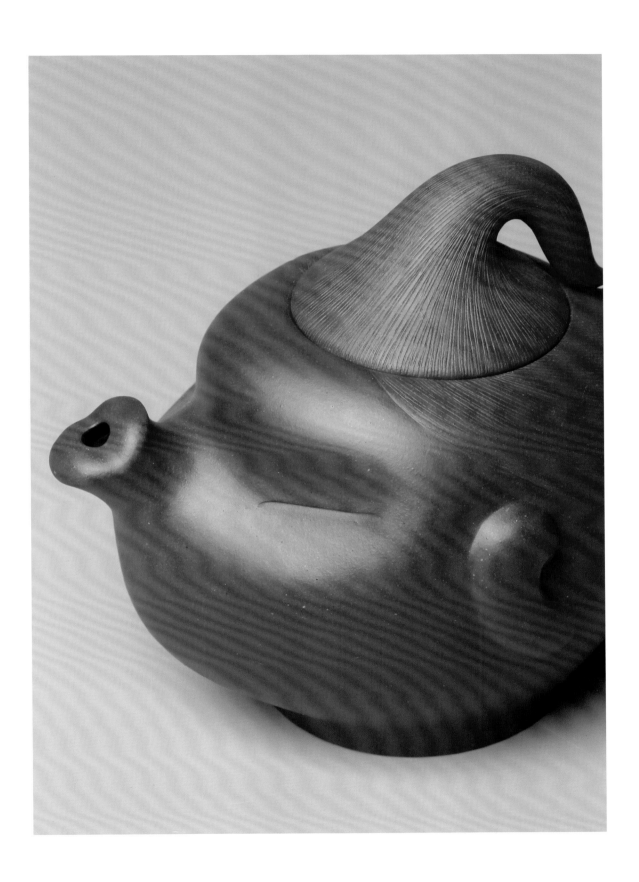

3. 人的嗅觉形成原理

人的鼻子可以辨别 4000 种以上的气味。嗅觉是靠鼻腔内的黄棕色组织实现的。其中约有 1000 万个接受细胞，每个细胞又射出 6 ～ 8 条感觉纤毛，这些结构与大脑相连，是脑组织中最接近身体外界的部分。嗅觉由脑神经系统传达讯息，刺激相关器官或组织，达到影响精神、心理、生理与行为的效果。

4. 人的味觉形成原理

人类的味觉感受器是味蕾。味蕾是椭圆形小体，位于舌的表皮中。不同的味蕾分别接受甜、咸、酸、苦等不同滋味食物的刺激。一般而言，舌前端的味蕾对甜或咸味敏感，舌的两侧对咸或酸味敏感，舌根则对苦味很敏感。

（二）常见的"五官"疾病

1. 白内障

晶状体混浊并影响视力时，称为白内障。白内障表现为渐进性和无痛性视力下降。多数白内障查不出病因，暴露于 X 线或强烈阳光、炎性眼病、应用某些药物（如皮质类固醇激素）可以引起白内障。此外，白内障也可以是其他疾病（如糖尿病）的并发症。白内障多见于老年人，但也有出生即有白内障者（先天性白内障）。

1）白内障的常见症状

（1）视觉模糊。白内障的早期症状为视力下降、视觉模糊等。患者有时候会觉得光线周围有光圈出现。即便能够看到物体，颜色也比较灰暗。

（2）虹视现象。当感到自己的色觉出现异常时，可能就是白内障的早期症状。

（3）重影现象。感觉眼前有暗影，或出现双影或多影等现象时，应及时去大医院眼科检查和治疗。

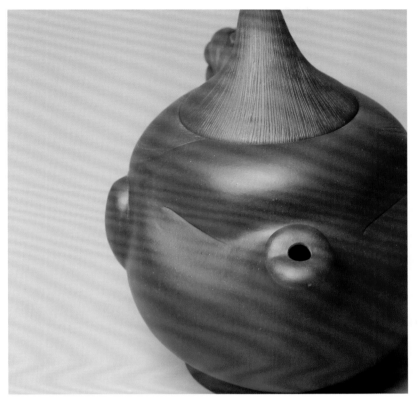

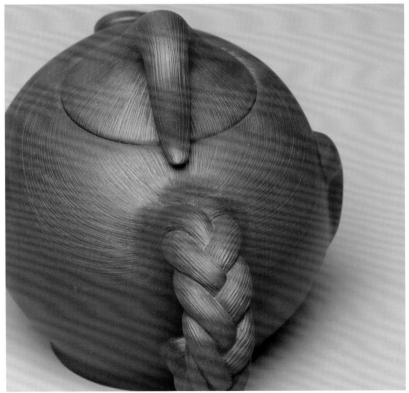

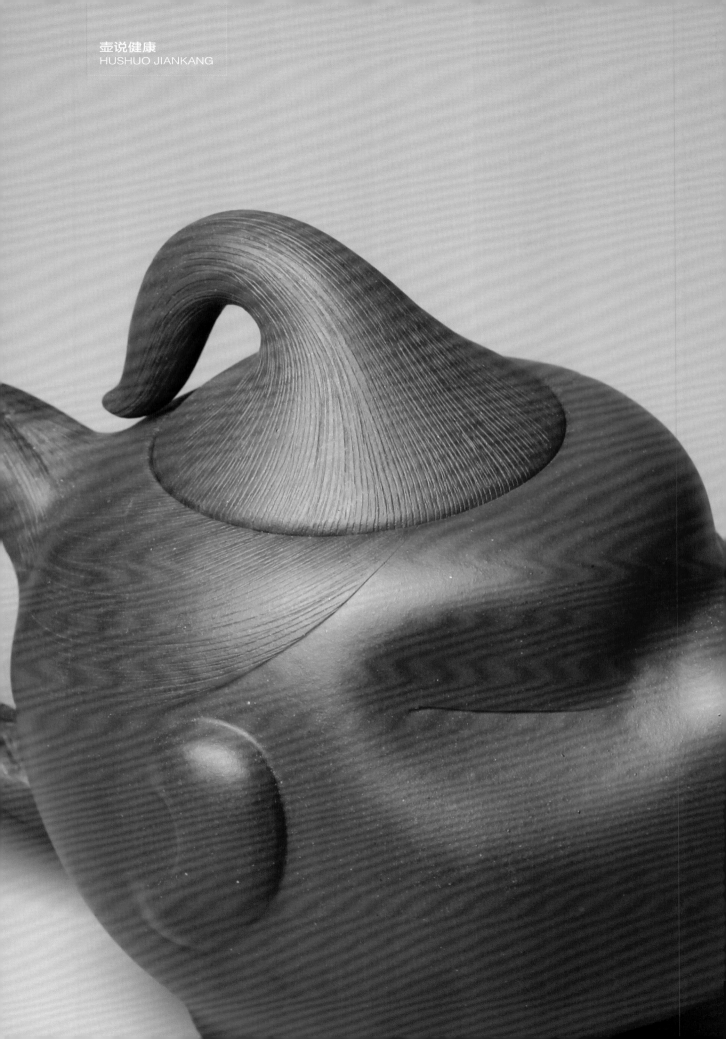

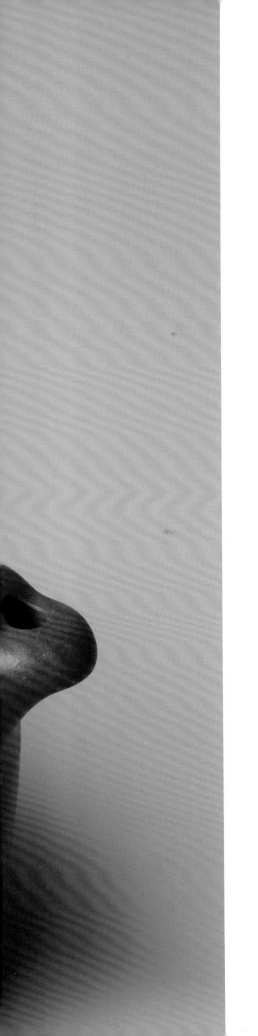

2）白内障的预防

（1）避免过度疲劳。用眼应以不觉疲倦为度，并注意正确的用眼姿势、距离，以及光源是否充足等。持续用眼一小时左右，应让眼放松一下，如闭目养神、走动、望天空或远方等，使眼睛得到休息。尽量不要长时间在昏暗环境中阅读和工作。

（2）避免长期、过量接触紫外线。长期接触长波紫外线，可导致慢性蓄积性晶状体损伤，诱发或加速白内障的生成和发展，所以要避免在强烈的阳光、灯光或其他辐射线照射下工作和学习。在户外活动时，应戴有色眼镜，以防紫外线直射眼睛。

（3）定期按摩眼部。可做眼保健操，进行眼部穴位按摩，如按摩睛明、攒竹、瞳子髎、太阳等穴位。按摩可加速眼部血液循环，增加房水中的免疫因子，提高眼球自身的免疫力，从而延缓晶状体混浊的发展。

（4）注意饮食的宜忌。白内障的产生与晶状体内缺乏维生素 C、维生素 B_6、氨基酸及某些微量元素有关，应多食富含上述物质的蔬菜、水果、鱼、肉（动物肝脏）、蛋类食物，少食辛辣、油腻、难消化的食物，并戒除烟酒。

（5）保持心情舒畅。避免过度情绪激动，保持心情舒畅，保证全身气血流通畅，提高机体抗病能力。

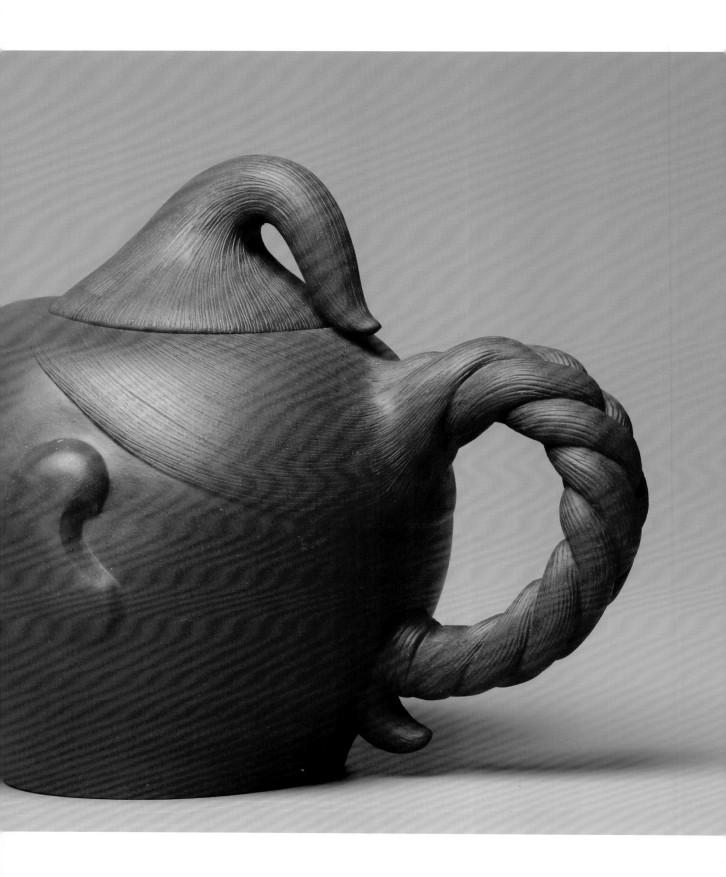

2. 过敏性鼻炎

过敏性鼻炎，又称变应性鼻炎，是耳鼻喉科的常见病、多发病，分为常年性过敏性鼻炎和季节性过敏性鼻炎（又称花粉性鼻炎），是鼻腔黏膜的变应性疾病，可引起多种并发症。临床主要表现为鼻痒、喷嚏连续发作、流大量清水样鼻涕、鼻塞等，有的患者还可发生眼痒、流泪、结膜充血、哮喘等。并不是所有植物的花粉都能引起花粉症，这主要取决于花粉的抗原性。

有上述情况者，需要到耳鼻喉科详细检查，明确诊断。保守治疗可口服抗过敏药（如氯雷他定片、西替利嗪胶囊、酮替芬胶囊等），外用伯克纳喷剂、雷诺考特、辅舒良、优鼻喷剂等。也可采取如下方法治疗：①用凉毛巾冷敷鼻腔；②用生理盐水冲洗鼻腔；③多食新鲜蔬菜及水果，多进食富含膳食纤维和水分的食物，忌烟酒；④纠正挖鼻孔等不良习惯；⑤用洗鼻器（加生理盐水）洗鼻，每日3次，以增加鼻黏膜的免疫力。手术治疗宜采用低温等离子治疗，主要针对中、下鼻甲黏膜，对鼻中隔前下方黏膜和鼻腔感觉和副交感神经（筛前神经）分布区进行减容，使治疗区部分腺体或腺体的部分细胞发生凝固性坏死，降低胆碱能神经的兴奋性，减少腺体的分泌。此外，还可以通过破坏鼻黏膜深层的副交感微神经节细胞及神经纤维等，减少血管活性肽的释放，使血管舒张减轻，鼻黏膜的水肿减轻，相当于减充血剂治疗，是目前治疗过敏性鼻炎的有效方法。

3. 中耳炎

中耳炎是中耳鼓室黏膜的炎症，多由细菌感染引起。中医称此病为"耳脓""耳疳"，认为是因肝胆湿热、邪气盛行引起。该病是累及中耳（包括咽鼓管、鼓室、鼓窦及乳突气房）全部或部分结构的炎性病变，大多数为非特异性炎症，常发生于8岁以下儿童，其他年龄段人群也有发生，经常由普通感冒或咽喉感染等上呼吸道感染所引发。慢性中耳炎是中耳黏膜、鼓膜或深达骨质的慢性炎症，常与慢性乳突炎合并存在。急性中耳炎若未能得到及时治疗，迁延不愈或病情较重，可能形成慢性中耳炎。

1）中耳炎的常见症状

中耳炎以耳内闷胀感或堵塞感、听力减退及耳鸣为最常见症状。常发生于感冒后，或在不知不觉中发生。

（1）听力减退。头位前倾或偏向健侧时，因积液离开蜗窗，听力可暂时改善（变位性听力改善）。积液黏稠时，听力可不因头位变动而改变。小儿常对声音反应迟钝，注意力不集中，学习成绩下降而由家长带来就医。如一耳患病，另一耳听力正常，可长期不被觉察，多于体检时被发现。

（2）耳痛。急性者可有隐隐耳痛，常为患者的第一症状，可为持续性。慢性炎症患者耳痛不明显。本病常伴有耳塞或闷胀感，按压耳屏后，症状可暂时减轻。

（3）耳鸣。多为低调间歇性，如"劈啪"声、嗡嗡声及流水声等。当头部运动或打呵欠、擤鼻时，耳内可出现气过水声。

2）中耳炎的预防

擤鼻涕方法不正确可导致中耳炎。有的人擤鼻涕时往往用两手指捏住两侧鼻翼，用力将鼻涕擤出。这种擤鼻涕的方法不但不能完全擤出鼻涕，而且很危险。如果鼻涕中含有病毒或细菌，捏住两侧鼻孔用力擤，压力会迫使鼻涕向鼻后孔挤出，到达咽鼓管，引发中耳炎。正确的擤鼻方法是：用手指按住一侧鼻孔，稍用力向外擤出对侧鼻孔的鼻涕，再用同法擤另一侧。如果鼻腔堵塞，鼻涕不易擤出，可先用氟麻滴鼻液滴鼻，待鼻腔通气后再擤鼻涕。

游泳时，应避免呛水，以免水通过鼻咽部进入中耳，引发中耳炎。外伤致鼓膜穿孔时，禁止滴任何药水，以免影响创口愈合，可用消毒棉球堵塞外耳道，以免因感染而诱发中耳炎。

　　婴幼儿的咽鼓管比较平直，且管腔较短、内径较宽，为避免奶汁经咽鼓管呛入中耳而引发中耳炎，母亲在给孩子喂奶时，应取坐位，把婴儿抱起呈斜位，使其头部竖直，再吸吮奶汁。

三、健康预警信号与解读

（一）头晕

　　可能是全身疾病的表现，如高血压等，也可能是脑血管的问题，患者应及时去医院做相应的检查，以明确诊断。

（二）视物模糊

　　可能是眼睛本身的问题，也可能是全身疾病在眼睛的表现，如高血压等。

（三）鼻出血

　　经常鼻出血者，一方面要注意鼻本身的问题，另一方面也要当心血液系统的问题。此外，长期用抗凝剂，也会有类似情况。

（四）听力下降

　　听力下降，可以是耳本身的问题，也可以是全身的问题。

第 2 章
有容乃大

一、壶说健康

有容乃大壶，借此描述食物如何经食管进入胃部，再经十二指肠排出的过程。壶把圆管造型意指食管，是食物进入胃的必经之路；壶体膨大意指容纳食物和水分等的胃部结构；壶把和壶体的连接部位，医学上称之为"贲门"，这个区域患癌称为"贲门癌"；壶嘴为壶的出口，靠近壶嘴的胃体部分，称为"胃窦"；胃体靠近壶盖的部分，称为"胃小弯"；胃体靠近壶底的部分，称为"胃大弯"；壶嘴与壶体的连接部，称为"幽门"；壶嘴，就是十二指肠的起始部，也是胃的出口。胃接收的是五谷杂粮、酸甜苦辣，体现的是大度（肚），大有"宰相肚里能撑船"之气节，做人做事，以大度为怀。

二、解剖要点与健康问题

胃为"太仓""水谷气血之海"。胃作为人体能量和营养的"第一站"，其重要性不言而喻。

胃是消化道中最膨大的部分，为屈曲状的囊状器官，上以贲门与食管相接，下以幽门连接

有容乃大

尺寸：15.3cm×11.3cm×16.1cm

容量：465ml

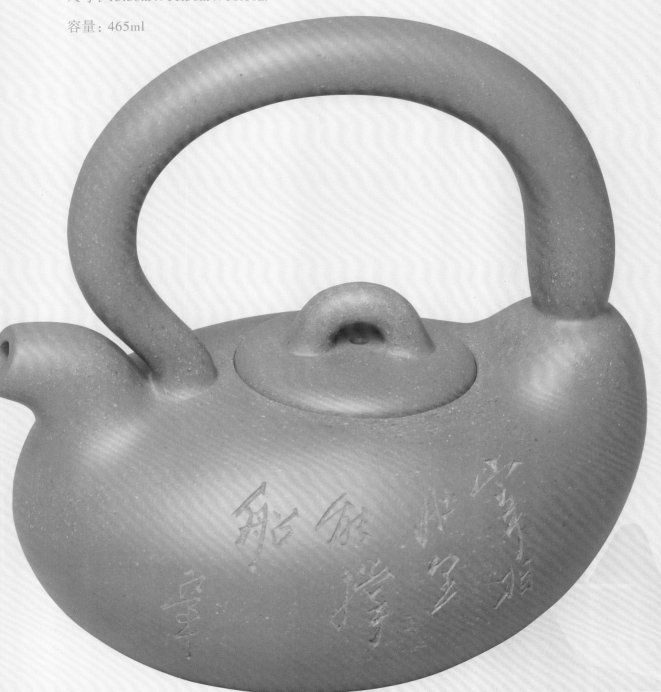

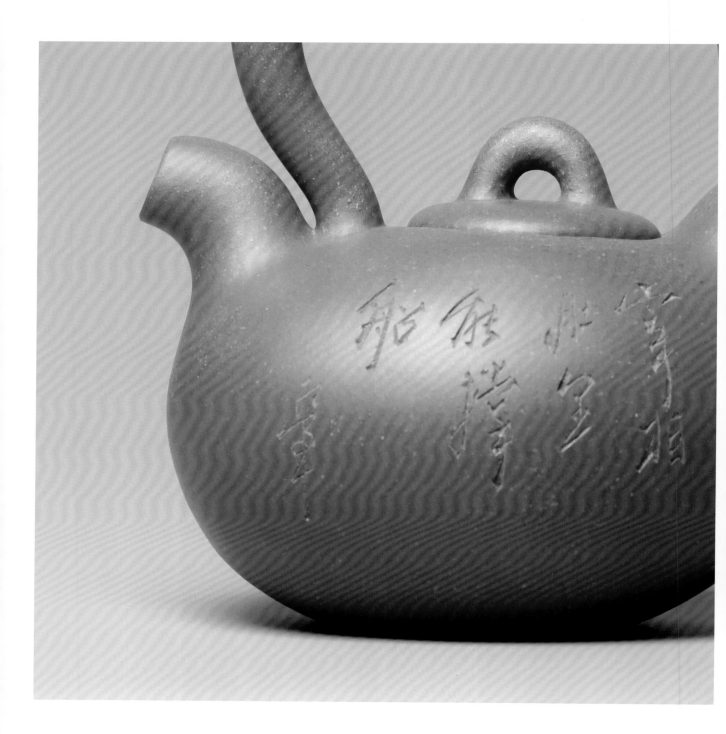

于十二指肠。中等程度充盈时，大部分位于左季肋区，小部分位于腹上区。全胃分为贲门部、胃底、胃体、胃窦 4 部分。胃的内表面有一黏液层，含有黏液、碳酸氢盐、磷脂、水，黏稠度极高，保护胃不受胃酸和胃蛋白酶的消化，是胃的天然保护屏障。

（一）胃的功能

1. 分泌功能

主细胞分泌的胃酸、壁细胞分泌的内因子和胃蛋白酶原、各种黏液细胞分泌的黏液，共同构成胃液。胃液为无色、无臭、强酸性的液体，pH 为 0.9 ~ 1.5，能杀灭食物中的一些病菌。

2. 储存功能

胃是一个收缩性很强的器官，成人胃容量为 1.5 ~ 2 升。

3. 消化和排空功能

在胃酸和胃蛋白酶原的共同作用下，食物被初步消化。胃的运动，能使食物与胃液充分混合，并被磨碎，后排入小肠。

（二）食物的消化与吸收

1. 消化

食物进入消化道后，由大分子物质分解成能被吸收的小分子物质的过程，称为"消化"。食物在人体内消化的过程，分为机械性消化和化学性消化。

1）机械性消化：通过消化道肌肉的舒缩活动，将食物磨碎，并与消化液充分混合。同时，将食物不断地向消化道远端推送。

2）化学性消化：消化腺分泌的消化酶将食糜中的营养物质分解成可被吸收的小分子物质。

2. 吸收

食物经消化后，变成小分子物质、无机盐和水，透过消化道的黏膜，进入血液和淋巴循环的过程，称为"吸收"。

（三）胃炎

胃炎是多种不同病因引起的胃黏膜急性和慢性炎症，导致胃黏膜充血水肿，表面有片状渗出物和黏液覆盖，炎性细胞浸润，表层上皮细胞坏死、脱落等。胃炎分为以下几种类型：

1. 急性胃炎

急性胃炎因致病因子的过强刺激，直接或间接损伤胃黏膜防御机制所致。急性胃炎的临床表现常轻重不等，但发病急骤。轻者仅有上腹痛、恶心、呕吐、消化不良等不适，严重者可有呕血、黑便、脱水、中毒及休克等。

2. 慢性胃炎

慢性胃炎是胃黏膜受到多种因素的长期损伤而导致的慢性炎症，最常见的病因为幽门螺杆菌感染（90%），其次为胃十二指肠反流、自身免疫因素、胃黏膜因子缺乏等。临床表现缺乏特异性，大多数患者无明显异常，或有程度不同的消化不良症状，如上腹不适和疼痛、餐后饱胀、食欲不振、恶心呕吐、反酸嗳气等。

胃作为空腔器官，其生理功能主要为受盛和传化水谷，特性以降为顺，以通为用。正如紫砂壶大而鼓的壶体一般，大肚能容。胃内初步消化的食物经过胃排空过程进入小肠，完成吸收，供给机体营养和能量。

以壶喻世人，实乃人心境，秉承胃和茶壶这般"有容乃大"的品格，将多元化的东西包容在一起，接受、消化、吸收，取其精华，去其糟粕，大益于健康。

三、健康预警信号与解读

胃如茶壶，包容大度，但也要善待之，才能维持身体健

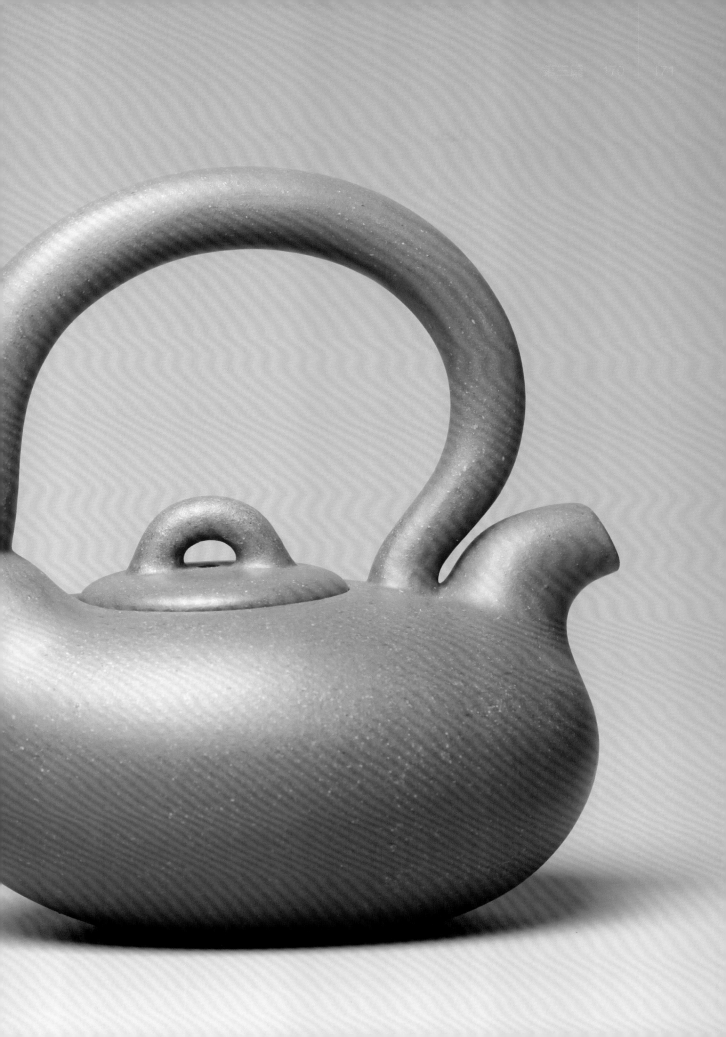

康。在生活节奏日益加快的今天，云淡风轻、怡然豁达的品茶闲情似乎成了奢侈的享受。上班族成为胃病的高危人群，胃病的发病呈年轻化趋势，中年患者的发病率也在增加。如何抓住胃病的预警信号，及时诊断与治疗，是保持消化系统健康的重要任务。

（一）胃溃疡的预警信号与解读

消化性溃疡为全球性常见病，约 10% 的人在其一生中患过此病。胃溃疡是消化性溃疡的一种，在我国，其患病率南方高于北方，城市高于农村，秋冬季好发。在性别上，此病好发于中老年男性，可能与男性生活、工作压力相对较大有关。

上腹部胀痛、反酸是胃溃疡的常见症状，常因精神刺激、劳累过度、饮食不当、药物等导致。上腹部疼痛，呈隐痛、钝痛、胀痛、烧灼样痛等，疼痛多在餐后 1 小时内出现，1 ～ 2 小时后逐渐缓解，直至下一餐进食后，再复现上述节律，休息或服用抑酸剂可缓解。愈合之后常复发，呈慢性过程。部分患者可无症状，或以出血、穿孔等并发症为首发症状。

胃溃疡主要是胃黏膜的损害因素与防御因素失衡引起。胃黏膜是保护胃壁的一道天然屏障，胃黏膜内的环境就像天平，两端分别是"保护因素"和"侵袭因素"。在"保护因素"（如黏膜自身屏障功能、碳酸氢盐、细胞再生、前列腺素和表皮生长因子、黏膜血流等）正常的情况下，胃黏膜对"侵袭因素"（胃酸、胃蛋白酶、幽门螺杆菌、药物、酒精、胆盐等）具有防御能力，不容易患溃疡。当黏膜保护因素和黏膜侵袭因素之间失去平衡，"保护"能力下降，胃黏膜受损，受损的黏膜在遇到"侵袭因素"时，防御能力下降，容易产生炎症、糜烂、溃疡。胃溃疡的主要病因是防御因素的削弱。当然，还有精神因素、遗传因素及一些其他因素的参与。

特别需要提醒的是，易复发是胃溃疡的一大特点，每年复发率

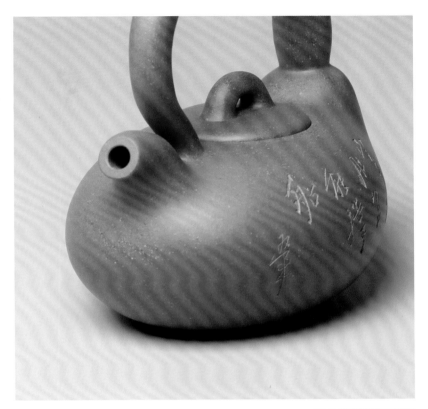

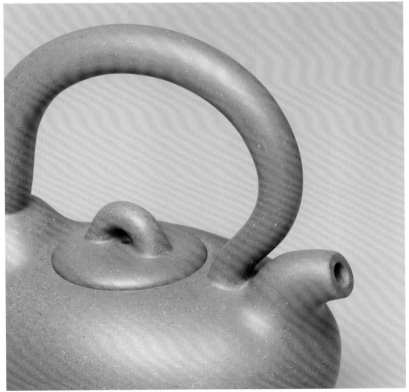

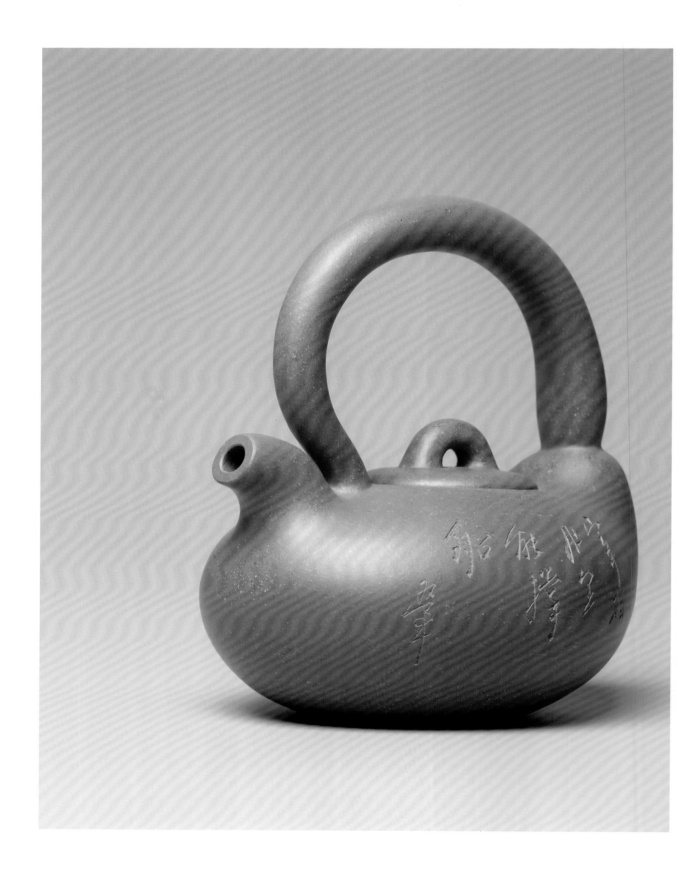

为 60% ～ 90%。一般认为，没有胃酸，就没有溃疡；没有幽门螺杆菌，就没有溃疡复发。因此，遵医嘱治疗幽门螺杆菌感染是关键。不规范用药容易导致幽门螺杆菌耐药或复发，切忌症状好转就擅自停药。治疗结束后，患者需停药 2 周，再复查呼气试验，以确定幽门螺杆菌是否被根除。

（二）胃癌的预警信号与解读

在我国，胃癌是仅次于肺癌的恶性肿瘤，但早期诊断率较低，主要原因是胃癌早期无特异症状，甚至毫无症状。即使部分患者出现症状，也并非胃癌所特有，常与胃溃疡等相似。因此，临床医生及患者均应从非特异性症状中警惕胃癌的可能性，做到早发现、早治疗。

1. 上腹部不适、食欲减退

这是胃癌患者最常见的初发症状，约 80% 的患者有此表现。上腹部不适症状包括胃部闷胀、食欲不振、反酸等，多没有诱因。口服药治疗效果不佳，或时好时坏，症状进行性加重。普通胃病往往在发病前有明显诱因，如饮酒、吃冷饭、喝冷饮等。如果没有明显诱因而出现胃部不适，应排除胃癌可能。

2. 出血、粪隐血试验阳性

早期胃癌患者，因肿瘤破坏小血管，往往会有大便隐血的表现。也就是说，患者的大便外观虽正常，但经化验可发现其中有血细胞，即大便隐血试验阳性。若早期就侵犯较大血管或者晚期出血量大时，可引起大便变黑（如柏油样），甚至呕血。胃癌的出血和黑便为持续性、顽固性，而胃溃疡、十二指肠溃疡引起的出血多为间歇性，且经过治疗可好转。

3. 短期内不明原因体重减轻

胃癌可表现为明显的消瘦，因为肿瘤在生长过程中不断与人体

"争夺"营养。胃溃疡等胃病发作，对体力、体重无长期影响，胃癌则能导致乏力、体重明显减轻等症状。

4. "老胃病"出现疼痛性质和规律改变

很多胃癌患者曾经是各种各样的"老胃病"患者（尤其是 40 ～ 50 岁的男性）。由于以前多次出现上腹疼痛等症状，故患者往往认为是"老胃病"发作，不重视，也不去医院做检查。需要提醒的是，如果原有的胃痛性质和规律发生了改变，患者应提高警惕，尽早去医院进行相关的检查。

5. 固定包块

胃癌早期没有明显的体征，部分患者在胃癌进展期可在上腹部扪及肿块。肿块多位于上腹部偏右，相当于胃窦处，质地较硬，表面多不光滑，位置固定，按压时有疼痛感。

胃癌的预防主要为一级预防和二级预防。一级预防是控制和排除可疑致癌因素，降低胃癌发病率；二级预防是在一定风险的自然人群中开展胃癌普查，争取早发现、早治疗。

以上症状只是临床规律，仅有一定的预测价值，并不能作为诊断依据，最终需要胃镜检查和活检病理学检查，方能确诊。患者应避免"忧心忡忡"或者"自我麻痹"两个极端。将胃肠镜检查纳入体检项目的做法是可取的。

外科手术是治疗胃癌的主要手段，也是目前有望治愈胃癌的有效方法。术前、术后可酌情辅助放化疗。随着人们对早期诊断的不断重视，近年来胃癌根治术后 5 年生存率已提高至 50% 左右。

（三）护胃常识

中医学强调，人以胃气为本；有胃气则生，无胃气则死。因此，护胃很重要，特别是在注重养生的当下。生活中，应掌握以下几点护胃小秘诀：

1. 注意卫生

幽门螺杆菌是很多"胃病"的元凶，不共用餐具是目前预防幽门螺杆菌感染的可靠办法。注意饮食卫生，勤洗手，可以大大减少幽门螺杆菌的感染风险。

2. 戒除烟酒

吸烟会导致胃黏膜下血管收缩、痉挛，胃黏膜缺血，还可导致胆汁反流，损伤胃黏膜。酒精会直接破坏胃黏膜屏障。

3. 保持好心情

不良情绪会引起肾上腺激素分泌增多等一系列人体内环境的变化，对胃部的血流、胃酸的分泌产生影响，加重胃病。相对地，胃病也会影响人的情绪，从而陷入恶性循环。所以，调节情绪、宣泄压力也是缓解胃病的方法之一。

4. 注意饮食

进食要规律，避免暴饮暴食，避免食用刺激性食物，多吃蔬菜、水果等。少吃煎、烤、熏、炸食物，此类食物含有大量致癌物，如多环芳烃化合物等。

5. 慎用伤胃药物

以阿司匹林为代表的非甾体抗炎药，在预防心脑血管疾病和消炎止痛方面应用广泛，但这类药物有一个比较明显的副作用就是容易导致胃黏膜损伤。如果胃不好，最好告知医生，酌情更换或停用这类药物。

6. 常食养生食物

小米粥、馒头、鲢鱼、红薯、甘蓝等食物有一定的养胃作用，大蒜、洋葱、菌菇、番茄、西兰花等食物有一定的辅助抗癌作用，胃病患者可适当食用。

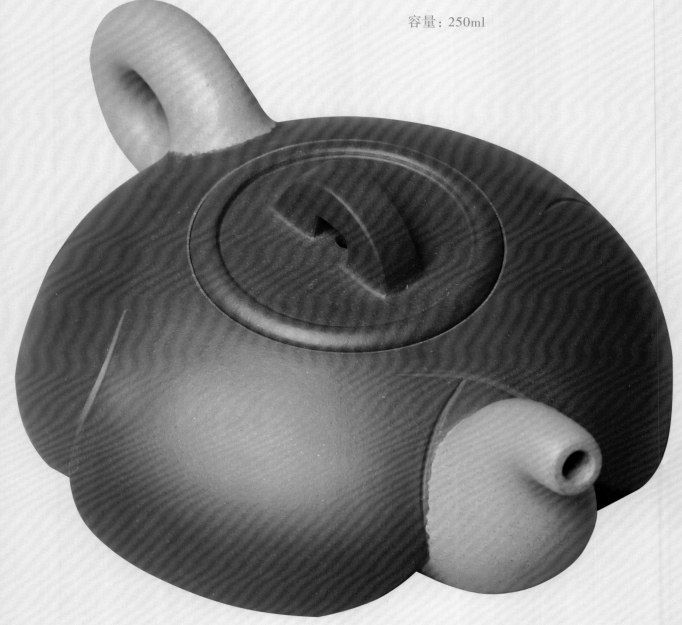

肝胆相照

尺寸：18.7cm × 13.6cm × 6cm

容量：250ml

第3章

肝胆相照，天地可鉴

一、壶说健康

肝胆相照壶，借此说明肝和胆的关系与健康。肝为五脏之一，位于腹腔，横隔之下，右胁之内。肝胆相照壶设计为肝的颜色，胆的颜色用深黄，肝与胆的颜色形成鲜明对比。肝胆相照有阳刚之气，光明磊落之风。正常情况下，胆汁由肝脏产生，储于胆囊，经胆总管排入十二指肠，发挥其消化食物的作用。壶把为黄色，代表收集从肝脏产生的胆汁的胆管。壶体代表肝脏，壶体上有肝叶的分界线或切迹。壶嘴是胆囊，为胆汁的输出管道及出口。胆汁在产生、储存、运输的过程中出现问题，就会导致疾病。

　　壶盖的设计主要表达天圆地方、肝胆相照、天地可鉴的品格。取一面圆形古镜做壶盖，壶盖上插入一个古币，圆古币中间有方窗。取圆古币，用其圆的一半做壶盖的把手，圆古币的一半下沉入壶，另一半是壶盖的把手。从胆（壶嘴）的方向，可以通过正方形的古币窗看到肝，也可以从肝（壶体）的位置看到胆囊（壶嘴），形成肝胆相照之势，体现肝胆相照。镜子是圆的，古币窗是方的，表示天圆地方、肝胆相照、天地可鉴。壶盖下沉，形成光滑的结构，融入壶体。

　　肝为魂之处，血之藏，筋之宗，在五行属木，主动主升，被称为"将军之官"。肝主疏泄，又主藏血，与人的情志活动有关，并

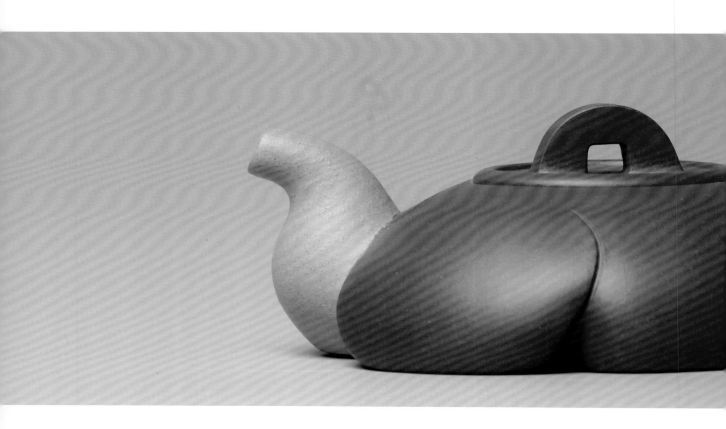

促进人体的消化和气、血、水的正常运行。胆是六腑之一，为奇恒之腑，内藏精汁，与肝相连。胆附于肝，足厥阴肝经与足少阳胆经相互属络于肝与胆，相为表里，所谓"肝胆相照"。

二、解剖要点与健康问题

（一）肝脏及胆囊的功能

1. 肝脏的功能

肝脏是人体最大的器官，在机体的代谢、胆汁生成、解毒、凝血、免疫、热量产生以及水与电解质的调节中，均起着非常重要的作用，是机体内的"化工厂"。

1）代谢功能：①糖代谢，肝脏能利用多余的葡萄糖合成肝糖原

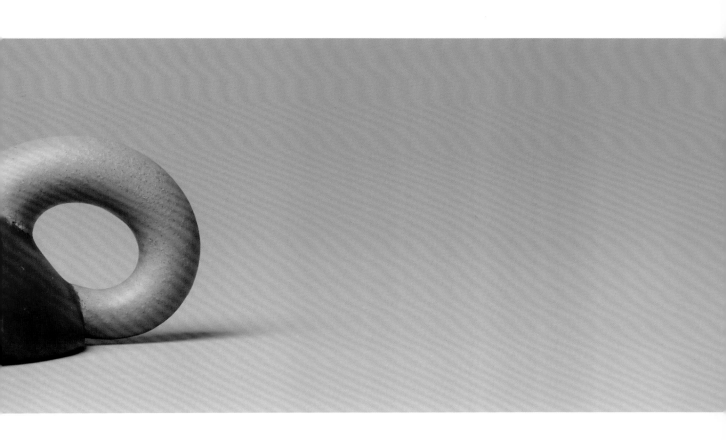

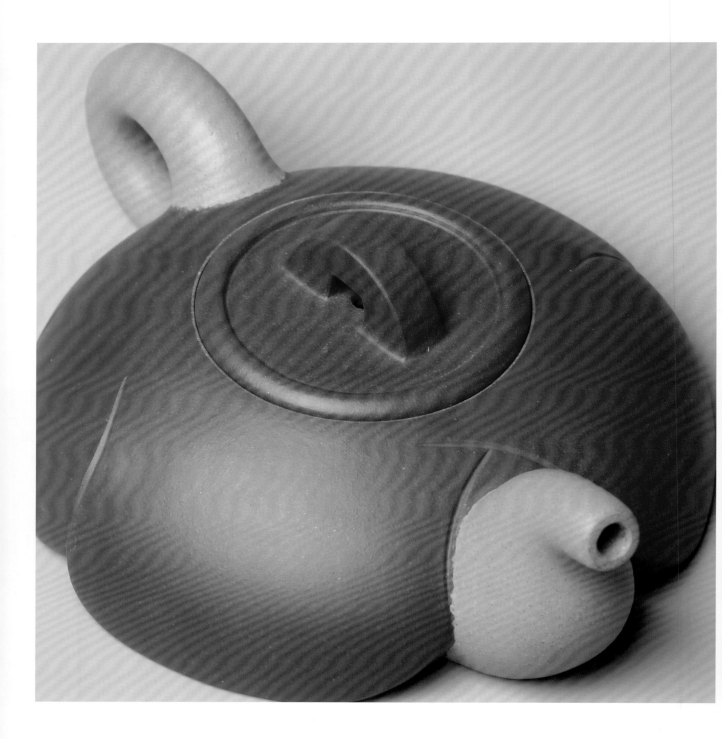

贮存起来，当机体需要时，肝细胞又能把肝糖原分解为葡萄糖，供机体利用；②蛋白质代谢，肝脏是氨基酸代谢、尿素合成及氨处理的场所；③脂肪代谢，脂肪的合成和代谢、脂蛋白合成和运输等，均在肝脏内进行；④维生素代谢，许多维生素，如维生素 A、B、C、D 和 K 的合成均与肝脏密切相关；⑤激素代谢，肝脏参与激素的灭活，肝功能损害时，可出现性激素失调的表现。

2）消化功能：肝细胞生成并分泌胆汁。后者经胆管被输送到胆囊，再经胆囊浓缩后，进入十二指肠，帮助脂肪的消化和吸收。

3）解毒作用：机体代谢过程中所产生的有害废物及外来的毒物、药物的代谢和分解产物，均在肝脏解毒。

4）免疫功能：肝脏具有强大的网状内皮细胞吞噬系统，能通过吞噬作用隔离和消除入侵和内生的各种抗原。

5）凝血功能：几乎所有的凝血因子都由肝脏制造，肝脏在机体凝血和抗凝两个系统的动态平衡中起着重要的调节作用。

2. 胆囊的功能

胆囊是位于右肋下、肝脏后方的梨形囊袋结构，有浓缩和储存胆汁之作用。

1）储存胆汁：在非消化期间，胆汁储存在胆囊内；当需要消化食物的时候，由胆囊排出。胆盐及胆汁酸对脂肪的消化和吸收具有非常重要的意义。

2）浓缩胆汁：肝脏分泌的金黄色、碱性胆汁中的大部分水和电解质由胆囊黏膜吸收入血，浓缩后的胆汁储存在胆囊内，变成棕黄色或墨绿色、呈弱酸性的胆囊胆汁。

3）分泌黏液：胆囊黏膜每天能分泌稠厚的黏液约 20 毫升，可保护胆道黏膜不受浓缩胆汁的侵蚀和溶解。

4）排空：进食 3 ～ 5 分钟后，食物刺激十二指肠黏膜，产生胆囊收缩素，使胆囊收缩，将胆囊内的胆汁排入十二指肠，帮助脂肪的消化和吸收。

（二）肝、胆功能减退

肝功能减退时，患者可能出现腹胀、胸闷、食欲降低、感冒、发热、恶心呕吐等症状，但人们往往会忽略这些症状。当肝脏对钠、钾、铁、磷等电解质调节失衡时，可发生水钠潴留，引起水肿、腹水等；肝脏转变脂肪为磷脂的能力减弱时，脂肪不能转移，便在肝脏内积聚，成为"脂肪肝"；脂肪积聚过多时，更可能发展为肝硬化，产生一系列症状，如头晕、倦怠、食欲不振、恶心、持续低热、恶寒、脸色晦暗失去光泽、皮肤黄染、瘙痒、尿液变黄，以及出现肝掌、蜘蛛痣等。

胆囊功能减退的症状多与消化道症状有关，如黄疸、食欲不振、见到油腻食物感到恶心、厌食等。

（三）常见的肝胆疾病

常见的肝脏疾病有肝炎、肝硬化、肝癌等，而常见的胆囊疾病是胆囊结石。

1. 肝炎

肝炎是肝脏炎症的统称，通常是指由多种致病因素，如病毒、细菌、寄生虫、化学毒物、药物、酒精、自身免疫等，使肝脏细胞受到破坏，引起肝脏功能损伤。人们通常所说的肝炎，主要指乙型、丙型等肝炎病毒引起的病毒性肝炎。不同病因的肝炎，临床表现各异，常见症状包括食欲减退、腹胀、厌油腻食物、恶心、呕吐、易疲倦等。部分患者有巩膜或皮肤黄染，发热，肝区隐痛，肝肿大、触痛，部分患者出现蜘蛛痣和肝掌，重型肝炎可见腹水、少尿、出血倾向和意识障碍、昏迷等。病情较急、较重、传染性强的肝炎患者一定要及时入院治疗，病情平稳、传染性小者，可在门诊治疗。处于发病状态的乙型、丙型和丁型肝炎患者有条件时，也应住院治疗。急性乙型、丙型和丁型肝炎如果不及时治疗，有可能转为慢性，所以应在急性阶段积极治疗，使症状尽快得到控制，恢复肝脏功能。对于

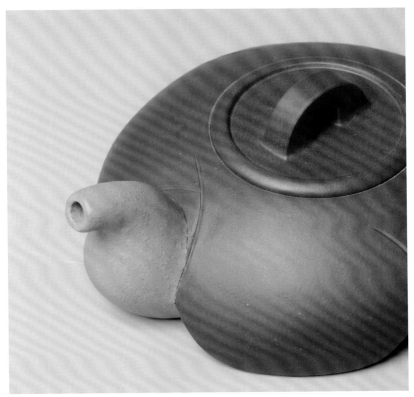

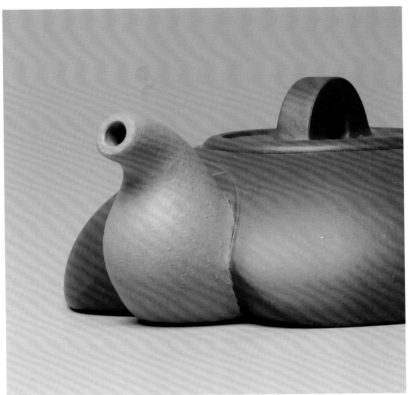

慢性肝炎，要视其轻重缓急，决定是否入院治疗。如患者病情较重（临床症状严重、肝功能明显异常、黄疸明显），需要住院进行全面、系统的综合治疗。

2. 肝癌

肝癌是发生于肝脏的恶性肿瘤，死亡率较高。肝癌可分为原发性和继发性两大类。由肝细胞癌变引发的肝脏恶性肿瘤，称为原发性肝癌；由身体其他器官的癌症转移到肝脏而形成的肝脏恶性肿瘤，称为继发性肝癌，也称转移性肝癌。肝癌初期症状不明显，晚期主要表现为肝痛、乏力、消瘦、黄疸、腹水等症状。原发性肝癌的病因尚不完全清楚，目前认为其发病是多因素、多步骤的复杂过程，受环境和遗传双重因素影响。研究资料表明，乙肝病毒、丙肝病毒、黄曲霉毒素、饮水污染、酒精、肝硬化、亚硝胺类物质等都与肝癌发病相关。中国是乙肝大国，我国的肝癌多在乙肝肝硬化的基础上发展而来。继发性肝癌多见于胃、胆道、胰腺、结直肠、卵巢、子宫、肺、乳腺等器官的恶性肿瘤发生肝转移。肝癌恶性度高、病情进展快，患者早期一般没有什么不适，一旦出现症状就诊，往往已属中晚期，治疗难度大、疗效差。当出现以下症状时，患者应及时去医院做检查：①不明原因发热及水肿；②长时间乏力，突然消瘦；③腹部闷胀、恶心、呕吐、食欲明显减退；④右上腹钝痛，有压迫感和不适感等。肝癌的治疗方法，目前仍以手术切除为首选方案。若不适合手术切除，可进行包括酒精注射疗法、肝动脉化疗栓塞术、放射治疗、化疗、中药治疗等非手术疗法。

3. 胆囊结石

顾名思义，即结石位于胆囊。其发病相关因素包括高龄、肥胖、西式饮食、遗传等。大多数胆结石在胆囊内形成，多数胆结石的主要成分是胆固醇。胆汁内含有大量胆固醇，通常以液体形式存在。当胆汁中胆固醇过饱和时，胆固醇由胆汁中析出，沉淀成结石。如果胆囊结石引起反复疼痛，调整饮食也不能减少发作，医生往往建议患者行胆囊切除术。若胆囊结石进入胆管，可引起一系列严重问题，包括严重的、危及生命的胆总管感染（胆管炎）、胰腺炎或肝脏炎症。当胆道系统梗阻时，细菌繁殖迅速，造成胆管炎症，细菌还可扩散至血循环，引起身体其他部位感染。此时，应采用外科手术或通过内镜逆行胰胆管造影检查（ERCP）取出结石。

（四）治疗及预防策略

1. 保持乐观、健康心态

肝炎患者应调整好自己的情绪，正确对待疾病，保持乐观、平常、健康的心情，坚定战胜疾病的信心，这样才有利于身体康复。情感的变化对肝炎患者的病情影响极大。常言道：怒伤肝，思伤脾。暴怒和忧思过度会诱发或加重肝病，肝病患者遇事要调整好自己的心态，及时化解不良情绪。

2. 按时作息

肝病患者应特别注意休息，因肝脏具有贮藏血液和调节血量的作用。活动量越大，肝脏的血流量越少，到达肝脏的营养成分少，恢复就慢。所以，休息对肝病患者非常重要，活动量以不引起疲劳为原则。由于肝病患者机体免疫力低下，易发生感染，如感冒、支气管炎、泌尿系统感染等，要根据气温变化增减衣服，养成早睡早起、有规律的生活习惯，禁忌熬夜。

3. 饮食合理

原则为优质蛋白质、高碳水化合物、高维生素和低脂肪饮食。注意定时进餐，饮食定量，每餐不宜过饱，少食油腻、不易消化食物，多食新鲜水果、绿叶蔬菜，以及富含维生素和蛋白质的食物，如鱼虾、蛋类、奶类、瘦肉、豆制品等，忌酒。

4. 勿乱用药

肝病患者用药应有医生指导。对肝脏有害的药尽可能少用，滋补品、保健药也要慎用。因为许多药物都要经过肝脏代谢，乱用药势必会加重肝脏负担。

5. 适当锻炼，增强体质

根据身体状况，加强身体锻炼，增强体质，提高免疫力。锻炼原则以引起不疲劳为宜。

三、健康预警信号与解读

极度乏力、皮肤或巩膜黄染、食欲差，需警惕肝炎可能，应去医院做相关检查。

中年男性右肋区疼痛，需提防肝炎及肝癌，尤其是既往有肝病史的患者，建议行甲胎蛋白及肝胆 B 超检查。

无痛性黄疸，提示胆汁排出受阻，应检查胰腺，特别是胰头，排除胰腺癌。

第四篇

气，
经气道，
纳入肺，
进循环。

气，空气中的氧气，经口鼻、气管进入肺，在肺泡进入血液循环。同时，血液里的二氧化碳经肺泡进入气道，呼出体外。这是一个吐故纳新的过程，是呼吸系统和血液循环系统紧密协调的过程。

打开心扉

尺寸：17.7cm × 12cm × 13.4cm

容量：690ml

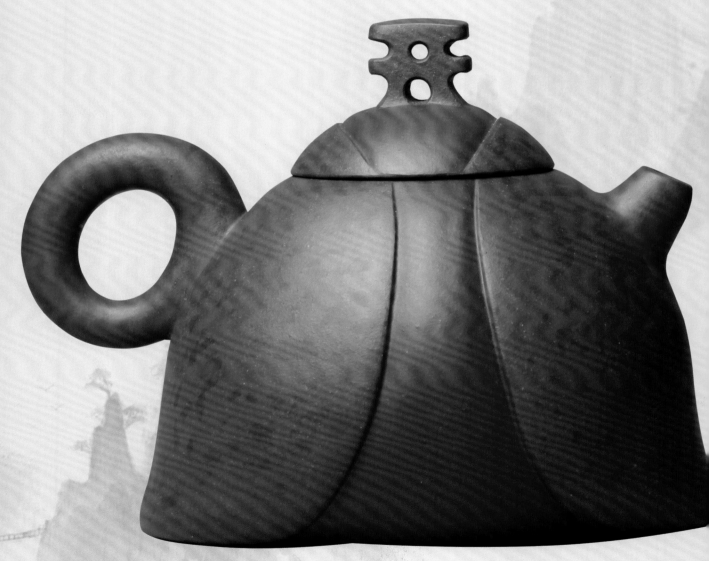

第 1 章

打开心扉,沟通世界

一、壶说健康

心扉壶,是表达心脏和肺结构的壶。在人体胸腔内,心脏位于两肺之间,即两肺夹心脏。壶盖和把手设计为一个"开"字,壶嘴与壶把代表心脏的血管。

人体的血液循环分为体循环和肺循环。体循环是血液由心脏左心室泵出,经主动脉、各级动脉分支,最后到达遍及全身的毛细血管内,与组织之间进行物质交换,提供氧气与营养物质,带走组织产生的二氧化碳与代谢废物。此时,动脉血变成静脉血,静脉血汇集到上、下腔静脉,回流到右心房,经三尖瓣进入右心室。肺循环是静脉血由右心室泵出,经肺动脉、各级肺毛细血管，在肺泡内进行气体交换后，变成动脉血，经肺静脉回流至左心房，再经二尖瓣进入左心室。

二、解剖要点与健康问题

（一）心肺的解剖结构和生理功能

心脏位于胸腔正中偏下方，胸骨与肋骨后方，横隔上方。心脏在胸腔中处于倾斜位，心尖位于心脏的左前方。

心脏是人体重要的器官，功能是泵出血液到全身各处，使血液中丰富的氧气和各种营养物质流向全身，并把人体新陈代谢产生的废物带走。

人体的正常活动离不开呼吸运动，呼吸运动的主要器官是肺。呼吸是机体与外界环境之间气体交换的过程。机体可以通过呼吸，从外界大气摄取新陈代谢需要的氧气，排出机体代谢产生的二氧化碳，呼吸运动是维持正常生命活动必需的生理过程。人的呼吸包括三个环节：①外呼吸，包括肺通气和肺换气。肺通气是外界空气与肺之间进行气体交换的过程，空气中的氧气进入肺内，肺泡中的二氧化碳排到外界。肺换气是肺泡和肺毛细血管之间气体交换的过程，肺泡内的氧气进入肺毛细血管，肺毛细血管产生或携带的二氧化碳排到肺泡。②气体在血液中的运输，指氧气与二氧化碳随着血液循环运输到各自的目的地。③内呼吸，组织细胞与血液之间进行气体交换，组织细胞产生的二氧化碳进入血液，血液中血红蛋白携带的氧气进入组织细胞，供其利用。

（二）肺癌

肺癌是肺部的恶性肿瘤，与其他器官的恶性肿瘤类似，肺癌细胞具有不受控制地生长和增殖的特点，且可以转移到身体其他部位，对健康造成极大危害。

咳嗽、咯痰、咯血、不明原因的体重下降、呼吸急促、胸痛等，是肺癌的常见症状。

1. 肺癌的致病因素

1）吸烟

肺癌的病因很多，已知且最常见的原因是长期、大量吸烟，超过 80% 的病例是由吸烟导致的。烟草烟雾至少含有 70 多种已知的致癌物质，如苯并芘、甲醛、放射性同位素钋等。

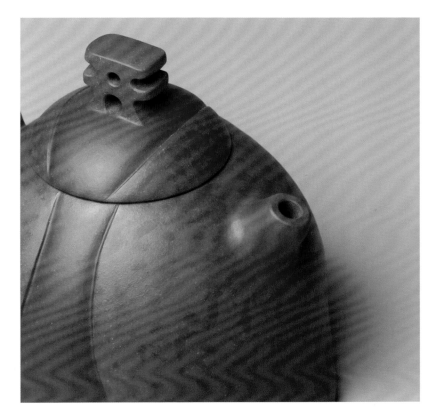

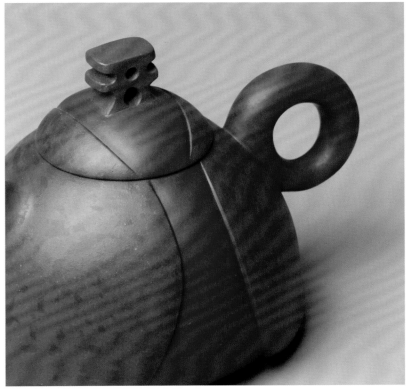

2）空气污染

随着工业的快速发展，空气污染、PM2.5、雾霾等已经成为热词。大气污染物成分复杂、直径小、易携带有害物质，且长时间停留在大气中，对人体健康构成巨大威胁。

3）遗传因素

研究表明，亲属中有肺癌的人群比正常人群有更高的发生肺癌的风险，说明肺癌与遗传因素有很大的相关性。现已明确，有多个

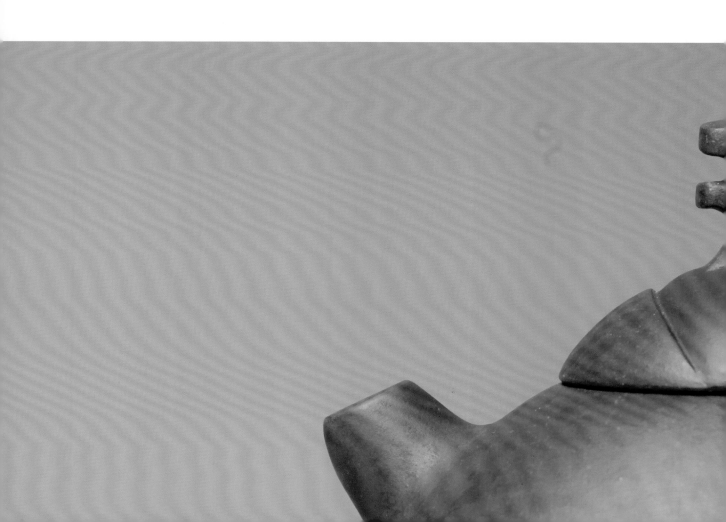

基因参与了肺癌的发生和发展。

4）其他因素

理化因素，如接触氡气、石棉等有毒化学物质，接触电离辐射等，也会导致肺癌的发生。

2. 肺癌的预防

肺癌的病因十分复杂，预防保健工作显得尤为重要。由于烟草的致癌作用已经明确，控烟和戒烟十分必要。同时，二手烟已被证

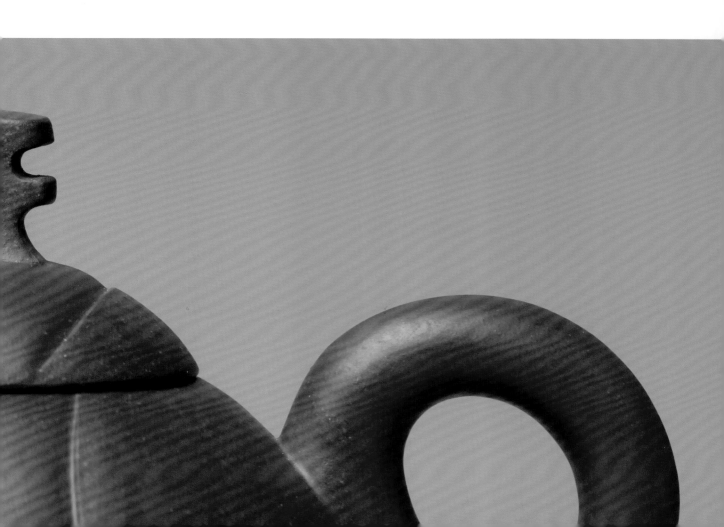

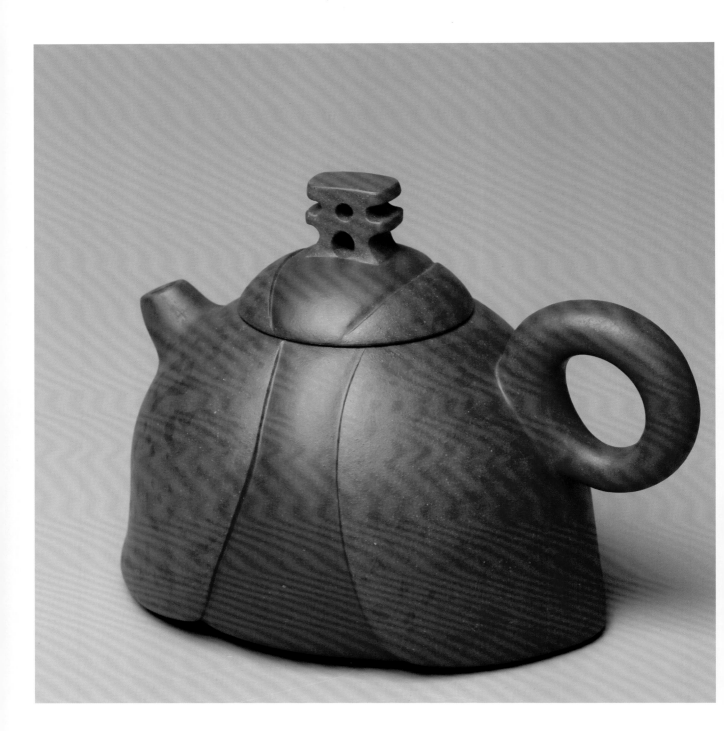

实同样可促进肺癌的发生，所以，杜绝一切形式的烟草对预防肺癌大有裨益。此外，生活中应避免接触有毒有害的致癌物质，包括石棉、重金属、油漆、空气污染、电离辐射等。若因工作需要，不得不接触这些物质时，应该做好防护措施。肿瘤是一种全身性疾病，健康的生活方式极为重要，如均衡饮食、适度运动、保持良好的心情和精神状态，都可以增强机体免疫力，预防肺癌。

（三）肺心病

肺心病，又称肺源性心脏病，是由于肺部的慢性疾病引起肺循环阻力升高，导致肺动脉高压和右心室肥大，伴或不伴右心衰的一种心脏病。

肺心病多见于老年人，在我国属于常见病、多发病。常见症状有慢性咳嗽、咯痰、乏力、呼吸困难。体格检查可发现肺气肿的表现，如桶状胸。当疾病进展到一定阶段，可出现缺氧的表现，如口唇发紫、心悸、气喘、胸闷等。严重者可出现精神障碍的症状，表现为头晕、头痛、烦躁、精神错乱等。当发生右心衰时，可表现为恶心、呕吐、气喘、呼吸困难、心率增快等。

肺心病早期发生的病理改变为支气管的病变，如支气管炎、支气管分泌物增多、支气管阻塞、支气管平滑肌增厚、管腔狭窄等。阻塞的支气管会引起肺泡排气受阻，肺泡内压力升高并膨胀，肺泡壁破裂、融合，形成肺气肿。支气管的炎症常常会影响周围的动脉，使得动脉壁增厚，血管阻力增加。随着病情进一步发展，肺循环的阻力增高，右心室需要更强的搏动才能将血液泵入肺动脉。久而久之，可引起右心室肥大、增厚，最终导致心脏病变。

当出现肺部疾病的时候，要引起足够重视。慢性支气管炎和肺气肿是导致肺心病的两大主要原因，当出现这两种疾病时，患者一定要当心，及时就医。肺心病早期常表现为咳嗽、咯痰、气短，有季节波动性，冬季容易急性发作。

日常保健对肺心病的预防至关重要，包括冬季及时增添衣物，预防着凉，防止肺部感染；多参加户外运动，如慢跑、快走等，提高机体的免疫力和肺功能；在室内要保持空气流通，多

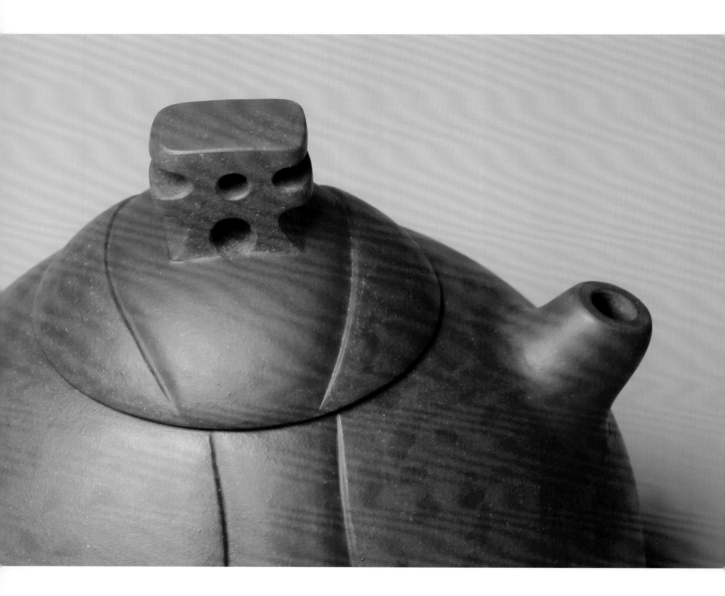

呼吸新鲜空气。肺心病患者要彻底戒烟，避免被动吸烟。健康的生活方式可更好地保护患者免受肺心病急性发作的困扰。

三、健康预警信号与解读

（一）咳嗽、咯血

咳嗽伴咯血是肺癌预警信号。近年来，肺癌的发生呈年轻化趋势，发病率和死亡率均明显增长。早发现、早治疗能有效提高肺癌患者的生存率，所以，识别肺癌的早期预警信号很有必要。约 1/3 的早期肺癌患者没有较明显的临床症状。当出现以下情况时，要引起足够的重视：不明原因的体重下降、咯痰带血、胸痛，肺部同一部位反复出现炎症，不明原因的咳嗽持续 3 周以上且抗生素治疗无明显效果。

（二）咳嗽性质发生改变

具有长期、大量吸烟史的患者出现咳嗽性质改变时，应及时去医院进行检查。肺癌高风险人群可以通过低剂量胸部 CT 进行筛查。

（三）体检发现肺部结节

需至胸外科就诊，排除肺癌可能。

第五篇

神，
生于心，
精于魂，
融入血。

神，人的精气神与好的心态息息
相关，七情六欲与健康的体魄紧密联结
在一起。

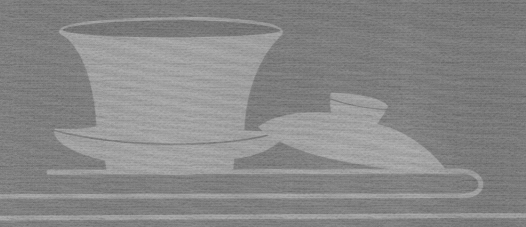

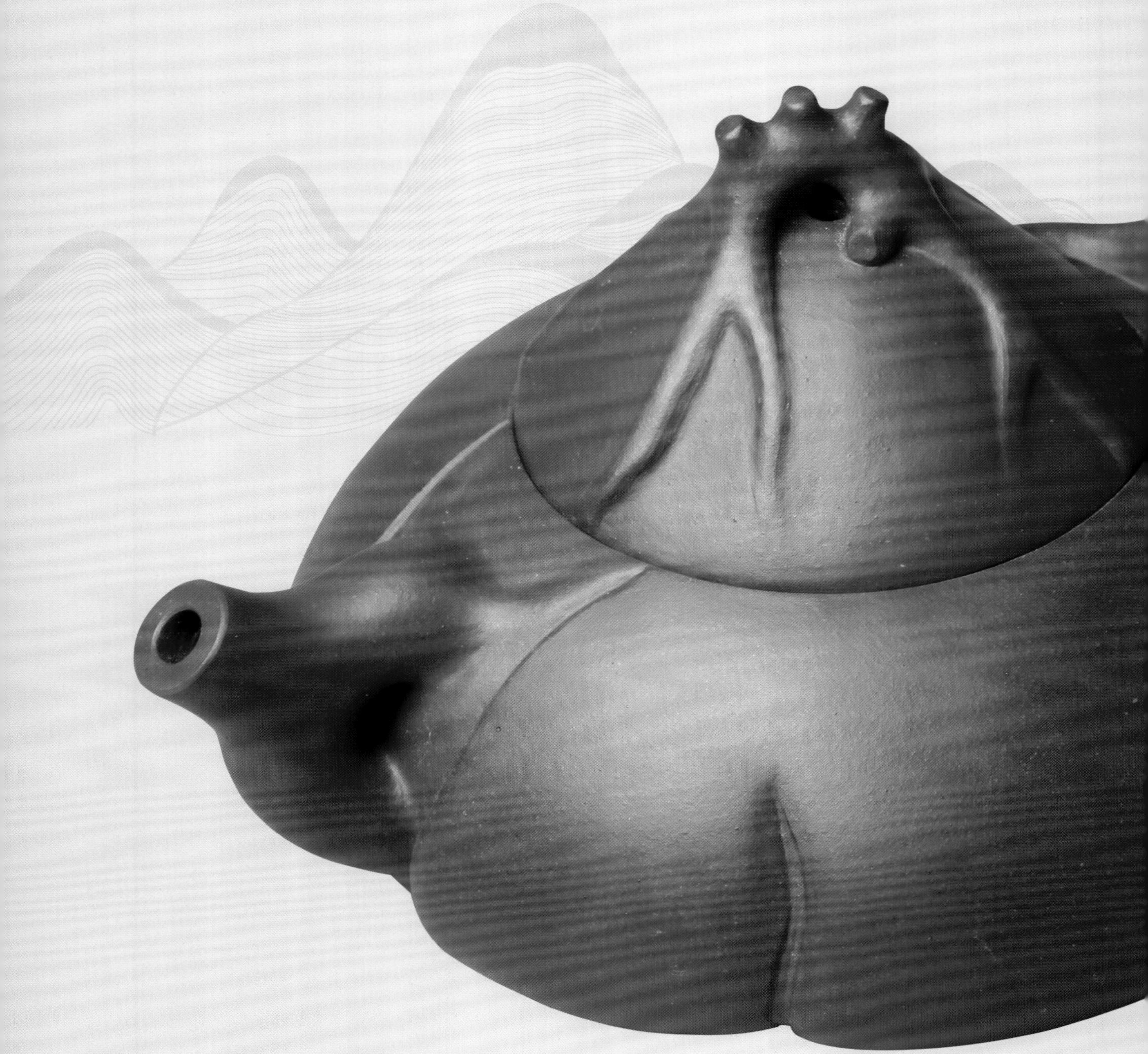

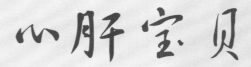

心肝宝贝

尺寸：21.1cm×14.7cm×11cm

容量：500ml

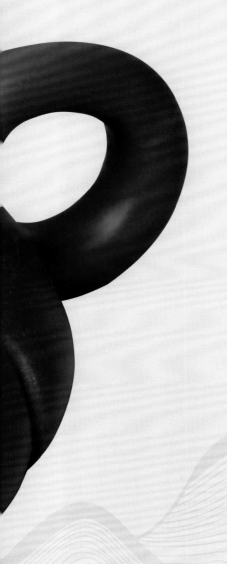

第1章

心肝宝贝

一、壶说健康

心肝宝贝，这四个字是人们常用来表达亲情、爱情、深情友谊的用语。心肝宝贝壶的设计为肝脏自上而下护罩着心脏，心脏从肝脏的中间出来，即壶盖，壶盖表达心脏的一部分，心脏的大部分被肝脏遮盖。扁壶，壶盖大而宽，表达心胸开阔、包容呵护。人们常说，怒伤肝、让人心痛，提示心脏和肝脏的生理功能都与情感、情绪有密切关系。

壶说健康
HUSHUO JIANKANG

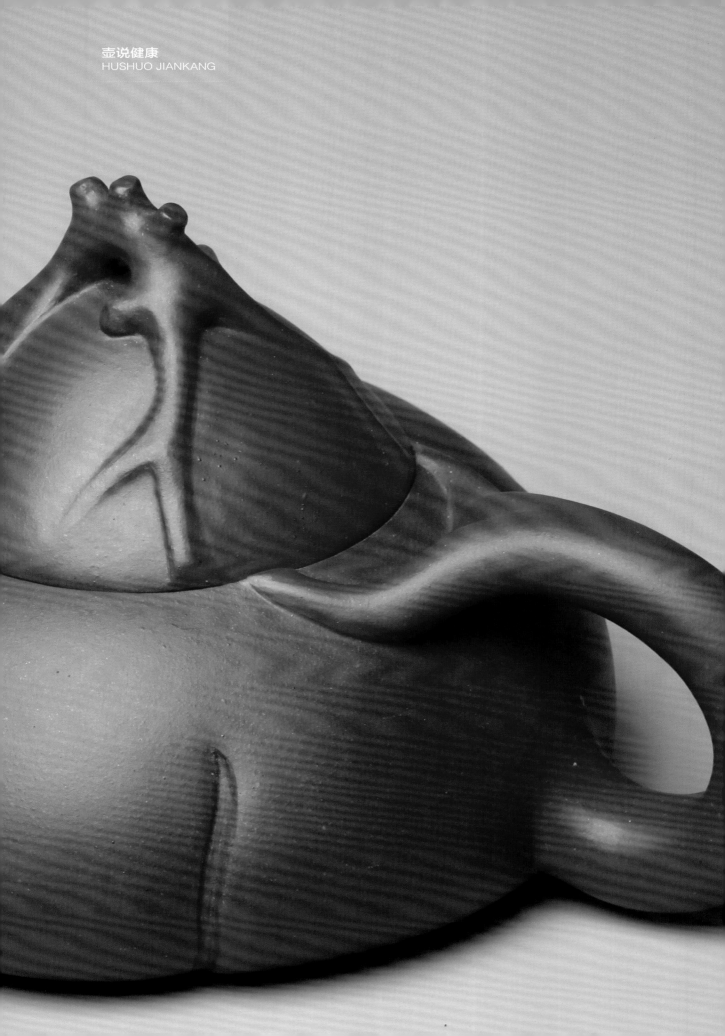

二、解剖要点与健康问题

肝脏是人体最大的实体脏器，也是最大的腺体，具有代谢、储存肝糖原、合成蛋白质等功能。肝脏血液供应非常丰富，肝脏的血容量相当于人体总量的 14%。肝的血管分入肝血管和出肝血管两组。入肝血管包括肝动脉和门静脉，属双重血管供应。出肝血管是肝静脉系统。肝动脉是肝的营养血管，肝血供的 1/4 来自肝动脉，将来自心脏的动脉血输入肝脏，主要供给氧气。门静脉是肝的功能血管，由肠系膜下静脉、脾静脉、肠系膜上静脉汇合而成，回收来自腹腔脏器的血液，肝血供的 3/4 来自于门静脉，门静脉进入肝脏后，分为各级分支到小叶间静脉。把来自消化道含有营养的血液送至肝脏进行"加工"。入肝的血流经过肝左静脉、肝中静脉及肝右静脉汇合入肝静脉，然后注入下腔静脉，最终回到心脏。

肝脏的常见疾病之一肝硬化，是一种由单一或多种原因引起的、以肝组织弥漫性纤维化为特征的进行性慢性肝病。病理组织学上有广泛的肝细胞坏死、残存肝细胞结节性再生、结缔组织增生与纤维隔形成，导致肝小叶结构破坏和假小叶形成，肝脏逐渐变形、变硬而发展为肝硬化。肝硬化早期，由于肝脏代偿功能较强，患者可无明显症状；后期，以门静脉高压和肝功能显著减退为特征，常并发上消化道出血、肝性脑病、继发感染等，可危及生命。

在我国，引起肝硬化的病因以病毒性肝炎为主，其中，乙肝病毒感染最常见，其次为丙肝病毒感染。甲肝病毒及戊肝病毒感染一般不发展为肝硬化。在欧美国家，酒精性肝硬化占全部肝硬化的 50% ～ 90%。另外，胆汁淤积、长期服用损伤肝脏的药物、寄生虫感染，以及一些遗传代谢性疾病等，

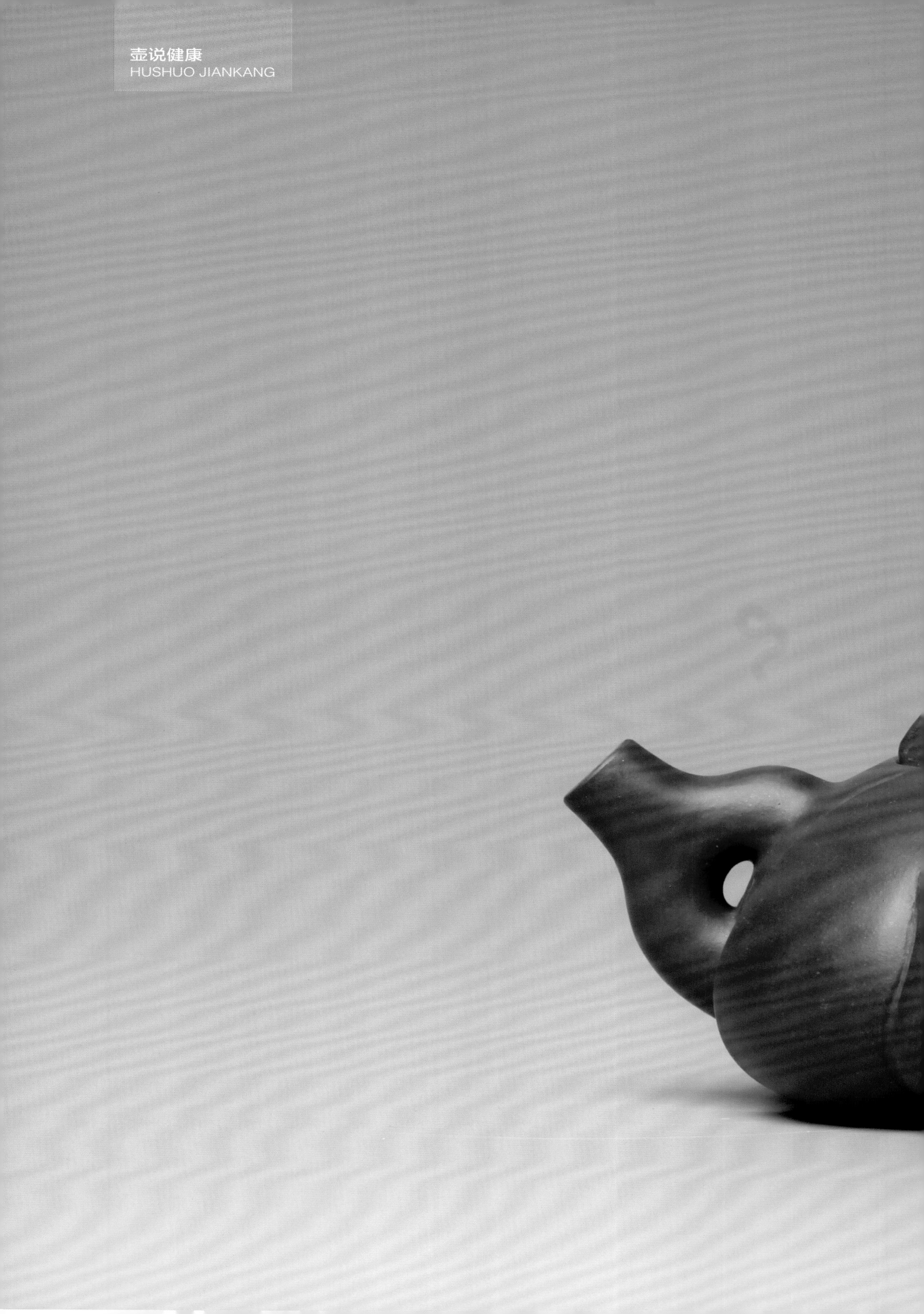

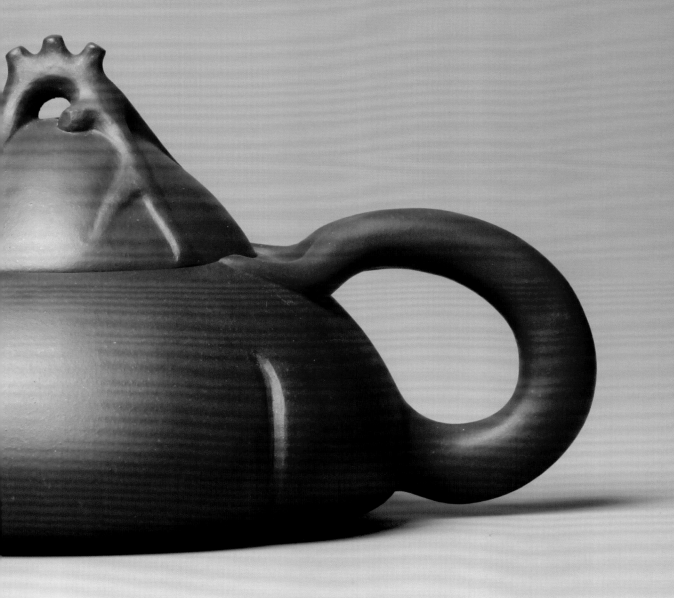

也可导致肝硬化。

　　肝硬化通常起病隐匿，病情发展缓慢。大部分早期患者症状较轻，可有腹部不适、食欲减退、乏力、消化不良及腹泻等症状。此时，肝功能检查多数正常或仅有轻度异常。晚期患者症状明显，如恶心、厌食、腹胀、荤食后易腹泻等。患者一般情况较差，消瘦且精神不振，面色黑黄、晦暗无光泽，可因肝功能异常而出现黄疸，表现为皮肤及巩膜黄染、尿色加深，且常有鼻腔、牙龈出血及皮肤黏膜瘀点、瘀斑等表现。

　　肝硬化患者不宜进行重体力劳动及高强度的体育锻炼，不宜服用不正规的偏方或不必要的药物，以免增加肝脏负担。患者应严格禁酒，饮食应以容易消化、低盐饮食为宜，不宜过于辛辣，进食不宜过快、过多。有食管胃底静脉曲张者，食物不宜粗糙，避免吞下鱼刺或骨。乙肝和丙肝患者可以与家人共同聚餐，但应避免血液途径的传染。患者应养成良好的个人卫生习惯，避免不洁饮食。

　　预防肝硬化，首先要重视病毒性肝炎的防治。对于病情持续、反复活动的慢性病毒性肝炎，治疗的根本是抗病毒。患者平时应注意饮食的调节，以低糖、优质蛋白质、清淡食品为主。另外，充分的休息是非常必要的，过度劳累、情绪波动均可促进病情的进一步发展。

三、健康预警信号与解读

　　肝硬化可无特异性症状，既往有肝炎病史者，平素常喝酒者，肥胖者，若出现下列症状，需考虑是否发生了肝硬化。

（一）疲倦、乏力、消瘦

　　肝硬化高风险人群若出现乏力、易疲倦等症状，需考虑是否出现肝功能减退，甚至肝硬化。

（二）肝病面容

　　肝硬化患者可出现肝病面容，如面部皮肤色泽逐渐变暗，脸色发黑、没有光泽，皮肤弹性

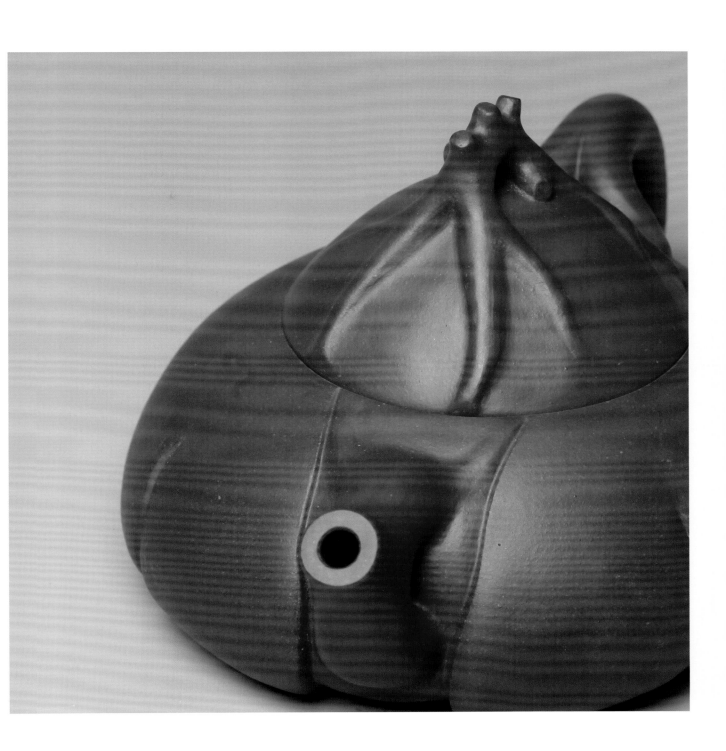

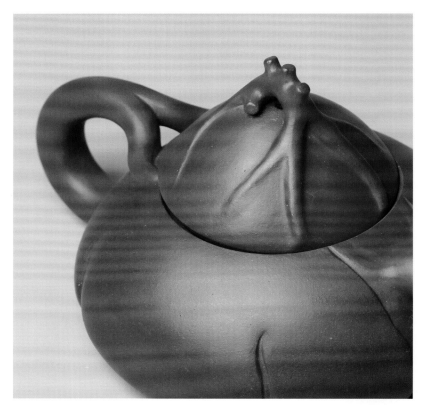

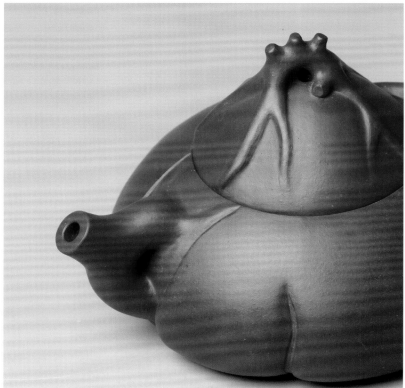

差、干燥、粗糙，甚至出现"古铜色"面容；有的患者眼圈周围灰暗尤其明显，有点像"熊猫眼"。

（三）消化不良

部分肝硬化患者可出现腹胀、便秘或腹泻、肝区疼痛等症状。

（四）蜘蛛痣、乳房增大、睾丸萎缩

这三种症状均由肝硬化时肝脏对雌激素的灭活作用下降导致。当出现这些症状时，往往代表肝功能减退，患者需至医院检查，排除肝硬化可能。

拥抱心肝

尺寸：19.4cm × 12.7cm × 12.8cm

容量：610ml

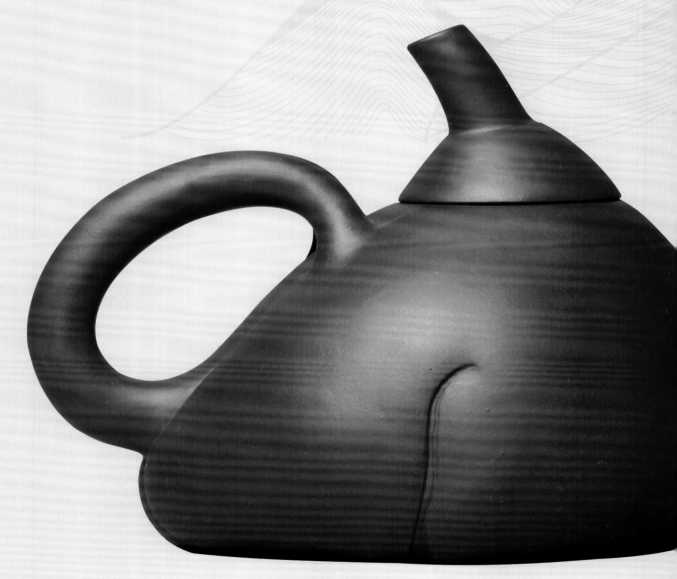

第2章
拥抱心肝

一、壶说健康

拥抱心肝壶，设计思路是肝从侧面包绕心脏，热情友好，心肝互相拥抱。壶嘴是心脏的动脉，出水口为红色，壶把是动脉血管，心肝外观圆滑，融为一体，用心脏结构做壶盖。

二、解剖要点与健康问题

（一）心脏的解剖结构与功能

心脏位于胸腔内，膈肌的上方，两肺之间，约 2/3 在身体中线左侧。心脏如一倒置的、前后略扁的圆锥体，形似一个桃子。心尖部钝圆，朝向左前下方，与胸前壁邻近，在体表可看到或摸到心尖搏动。心底较宽，朝向右后上方，与食管等器官相邻，大血管由此出入。

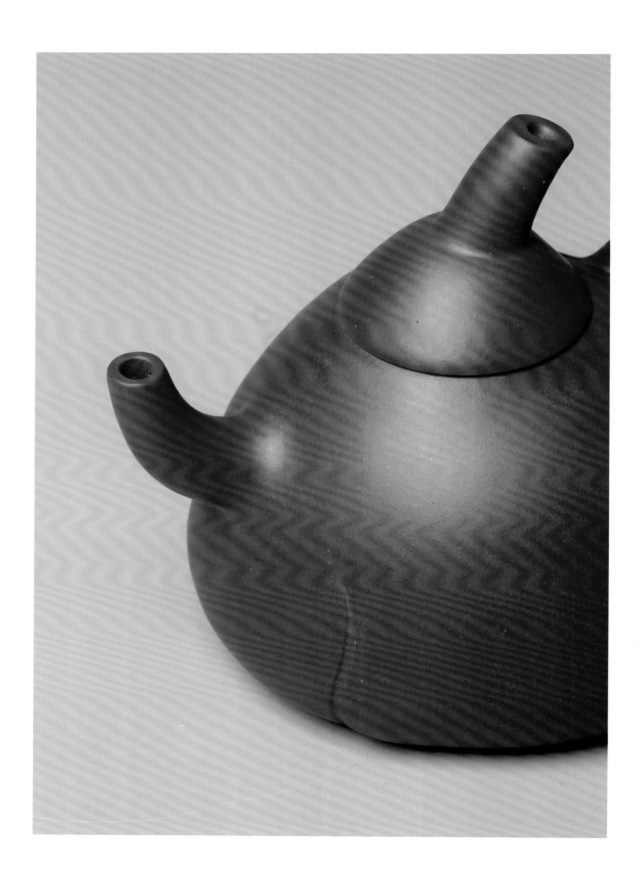

心脏是一个中空的器官，分为四腔，即左心房、右心房、左心室和右心室。心房之间有房间隔，心室之间有室间隔。正常情况下，因房、室间隔的分隔，左半心与右半心不直接交通，但心房可经房室口与同侧心室连通。

心脏的作用是推动血液流动，向全身器官、组织提供充足的血流量，供应氧和各种营养物质（如水、无机盐、葡萄糖、氨基酸等），并带走组织与细胞代谢的终产物（如二氧化碳、氨、乳酸等），使细胞维持正常的代谢和功能。体内各种激素等物质也要通过血液循环，将它们运送到靶细胞，以维持机体内环境的相对恒定。血液的循环是由心脏"泵"的作用实现的。成年人的心脏重约300克，在安静状态下，心脏每分钟约跳动70次，每次泵血70毫升，每分钟约泵血5000毫升。如此推算，一个人的心脏一生泵血所作的功，大约相当于将30 000千克重的物体向上举到喜马拉雅山顶峰所作的功，有点不可思议！构成心脏的心肌有节律地收缩和舒张，形成心脏的搏动。心肌收缩时，推动血液进入动脉，流向全身；心肌舒张时，血液由静脉流回心脏。所以，心脏的搏动推动着血液的流动，心脏是血液运输的动力器官。

心脏始终不停地跳动，且很有规律。"心跳"实际上就是心脏有节奏的收缩和舒张。一般成年人每分钟心率为60～80次，平均为75次。儿童的心率较快，9个月以内婴儿的正常心律可达每分钟140次左右。

（二）冠状动脉及冠状动脉粥样硬化性心脏病

心脏的血管称为冠状血管，包含动脉和静脉。冠状动脉供应心脏所需的氧气及营养物质，在主动脉瓣附近从主动脉分支，分为左冠状动脉和右冠状动脉。

左冠状动脉分出旋支和前室间支，后者在左右心室间延伸至心尖。左冠状动脉在分支之前，被称为主干。左冠状动脉主要保证左心房、左心室等结构的血供。右冠状动脉有一主分支，即后室间支。正常情况下，右心室、右心房、左心室的一部分等由右冠状动脉供血。

冠状动脉粥样硬化性心脏病是冠状动脉发生粥样硬化而引起血管腔狭窄或阻塞，造成心肌缺血、缺氧或坏死而导致的心脏病，常被称为"冠心病"。但是，冠心病的范围可能更广泛，还包括炎症、栓塞等导致的管腔狭窄或闭塞。世界卫生组织将冠心病分为5大类：无症状心肌缺血（隐匿性冠心病）、心绞痛、心肌梗死、缺血性心肌病和猝死。

冠心病的发作常与季节变化、情绪激动、体力活动增加、饱食、大量吸烟和饮酒等有关。

1. 症状

常因体力活动、情绪激动等诱发，患者可突感心前区疼痛，多为发作性绞痛或压榨痛，也可为憋闷感。疼痛从胸骨后或心前区开始，向上放射至左肩、臂，甚至小指和环指，休息或含服硝酸甘油可缓解。疼痛放射部位也可涉及颈部、下颌、牙齿、腹部等。胸痛也可出现在安静状态下或夜间，多由冠脉痉挛所致，也称变异型心绞痛。若冠心病患者的胸痛性质发生变化，如新近出现的进行性胸痛，稍做体力活动或情绪激动，甚至休息或熟睡时亦可发作，疼痛逐渐加剧，发作变频繁，持续时间延长，祛除诱因或含服硝酸甘油不能缓解，应警惕不稳定性心绞痛可能。

发生心肌梗死时，患者胸痛剧烈，持续时间长（常常超过半小时），舌下含服的硝酸甘油不能缓解，并可有恶心、呕吐、出汗、发热，甚至发绀、血压下降、休克、心衰等表现。

需要注意的是，一部分患者的症状不典型，仅表现为心前区不适、心悸或乏力，或以胃肠道症状为主。某些患者可能没有胸痛，如老年人和糖尿病患者，约 1/3 的患者以猝死为首发表现。

2. 体征

冠心病心绞痛患者未发作时，无特殊体征。发作时，患者可出现心音减弱、心包摩擦音等体征。并发室间隔穿孔、乳头肌功能不全者，医生可于相应部位听到杂音。心律失常时，医生听诊心律不规则。

3. 治疗

冠心病的治疗措施包括：①改变生活习惯，戒烟限酒，低脂、低盐饮食，适当体育锻炼，控制体重等；②药物治疗，抗血栓（抗血小板、抗凝）、减少心肌氧耗（β 受体阻滞剂）、缓解心绞痛（硝酸酯类药物）、调脂并稳定斑块（他汀类调脂药）；③血运重建治疗，包括介入治疗（球囊扩张成形术和支架植入术）和冠状动脉旁路移植术。药物治疗是所有治疗的基础。介入和外科手术治疗后，也要坚持长期药物治疗。对患者来说，处于疾病的某一个阶段时，可用药物理想地控制；而在另一阶段时，单用药物疗效往往不佳，需要将药物与介入治疗或外科手术合用。具体治疗方案要在心脏专科医生的指导下进行。

1）药物治疗

目的是缓解症状，减少心绞痛发作，避免心肌梗死；延缓冠状动脉粥样硬化病变的发展，减少冠心病死亡风险。规范的药物治疗可以有效降低冠心病患者的死亡率和再缺血事件的发生率，并能改善患者的临床症状。部分血管病变严重，甚至完全阻塞的患者，可在药物治疗的基础上接受血管重建治疗，以进一步降低死亡风险。

（1）硝酸酯类药物

此类药物主要有：硝酸甘油、硝酸异山梨酯（消心痛）、5－单硝酸异山梨酯、长效硝酸甘油制剂（硝酸甘油油膏或橡皮膏贴片）等。

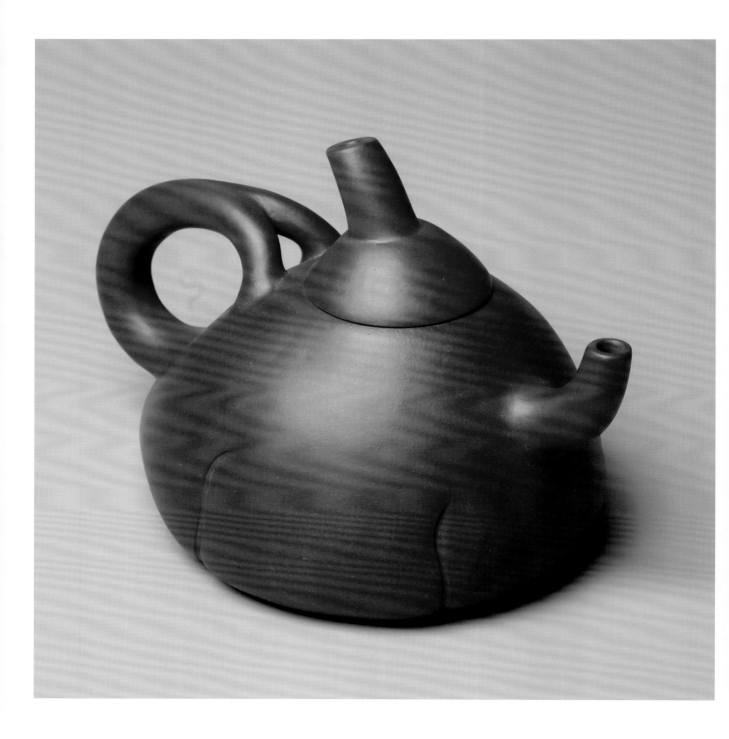

硝酸酯类药物是稳定型心绞痛患者的常用药物。心绞痛发作时，可以舌下含服硝酸甘油或使用硝酸甘油气雾剂。急性心肌梗死及不稳定型心绞痛患者，应先静脉给药，待患者病情稳定、症状改善后，再改为口服或皮肤贴剂。

（2）抗栓药物

包括抗血小板药物和抗凝药物。抗血小板药物主要有：阿司匹林、氯吡格雷、替罗非班等，可以抑制血小板聚集，避免因血栓形成而堵塞血管。阿司匹林为首选药物，维持量为每天75～100毫克，冠心病患者若没有禁忌证，应该长期服用。阿司匹林的副作用是对胃肠黏膜的刺激，消化性溃疡患者应慎用。

抗凝药物包括普通肝素、低分子肝素、璜达肝癸钠、比伐卢定等。通常用于不稳定型心绞痛和心肌梗死的急性期，以及介入治疗中。

（3）纤溶药物

纤溶药物主要有：链激酶、尿激酶、组织型纤溶酶原激活剂等，可在治疗时间窗内溶解冠脉闭塞处已形成的血栓，开通血管，恢复血流，主要用于急性心肌梗死发作时。

（4）β 受体阻滞剂

既有抗心绞痛作用，又能预防心律失常。常用药物有：美托洛尔、阿替洛尔、比索洛尔和兼有 α 受体阻滞作用的卡维地洛、阿罗洛尔（阿尔马尔）等，剂量应以将心率降低到目标范围内为佳。β 受体阻滞剂禁用和慎用的情况有：哮喘、慢性气管炎及外周血管疾病等。

（5）钙离子拮抗剂

可用于稳定型心绞痛的治疗和冠脉痉挛引起的心绞痛。常用药物有：维拉帕米、硝苯地平控释剂、氨氯地平、地尔硫䓬等。不宜使用短效钙离子拮抗剂，如硝苯地平普通片。

（6）肾素－血管紧张素系统抑制剂

包括血管紧张素转化酶抑制剂（ACEI）、血管紧张素 2 受体拮抗剂（ARB）及醛固酮拮抗剂。急性心肌梗死或近期发生心肌梗死合并心功能不全的患者，应使用此类药物。常用的 ACEI 类药物有：依那普利、贝那普利、雷米普利、福辛普利等。如患者服药后出现明显的干咳副作用，可改用 ARB 类药物。ARB 类药物包括缬沙坦、替米沙坦、厄贝沙坦、氯沙坦等。用药过程中，要避免血压偏低。

（7）调脂治疗

调脂治疗适用于所有冠心病患者。他汀类药物的主要作用为降低低密度脂蛋白，治疗目标为降至 80mg/dl。常用药物有：洛伐他汀、普伐他汀、辛伐他汀、氟伐他汀、阿托伐他汀等。有研究表明，他汀类药物可以降低冠心病死亡率及发病率。

2）经皮冠状动脉介入治疗（PCI）

经皮冠状动脉腔内成形术（PTCA）应用特制的带气囊导管，经外周动脉（股动脉或桡动脉）送到冠脉狭窄处，先充盈气囊以扩张狭窄的管腔，再在已扩开的狭窄处放置支架，预防再狭窄。还可结合血栓抽吸术、旋磨术进行治疗。适用于药物控制不佳的稳定型心绞痛、不稳定型心绞痛和心肌梗死患者。心肌梗死急性期首选急诊介入治疗，治疗时间非常重要，越早越好。

3）冠状动脉旁路移植术（简称"冠脉搭桥术"，CABG）

冠状动脉旁路移植术通过恢复心肌的血流灌注，缓解胸痛和局部缺血，改善患者的生活质量，并可以延长患者的生命。适用于严重冠状动脉病变患者，不能接受介入治疗或治疗后复发的患者，以及心肌梗死后心绞痛患者。出现室壁瘤、二尖瓣关闭不全、室间隔穿孔等并发症者，应在治疗并发症的同时，行冠状动脉旁路移植术。手术的选择应该由心内、心外科医生与患者共同决策。

冠心病的危险因素包括可改变的危险因素和不可改变的危险因素。了解并干预可改变的危险因素，有助于冠心病的防治。

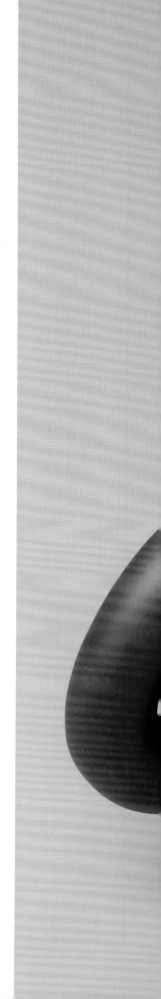

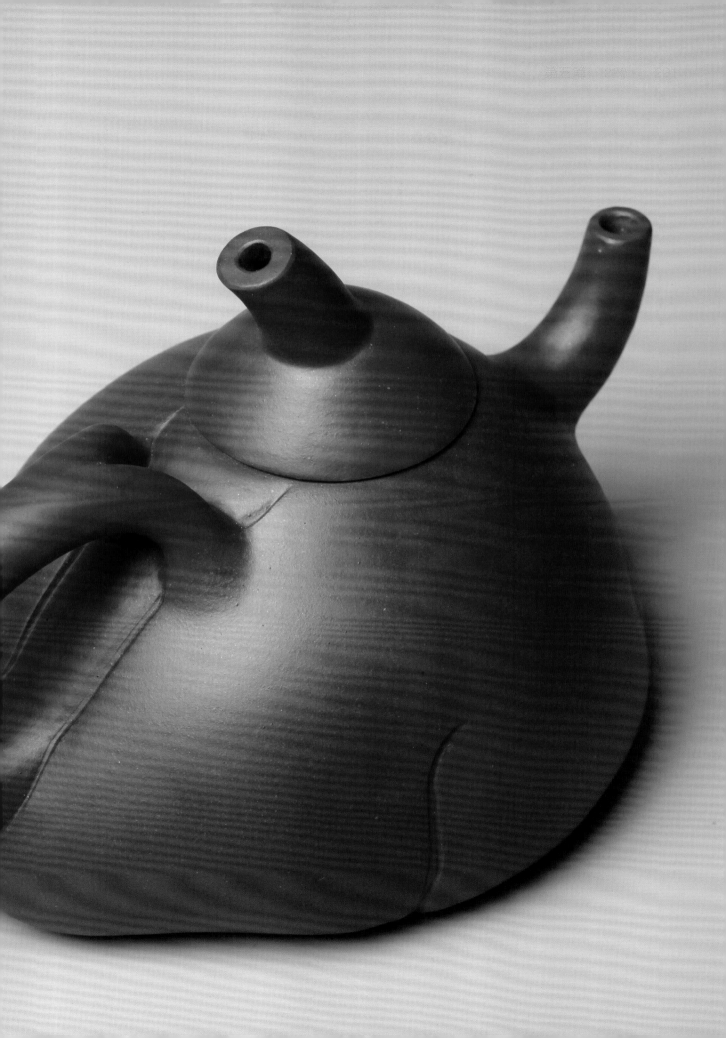

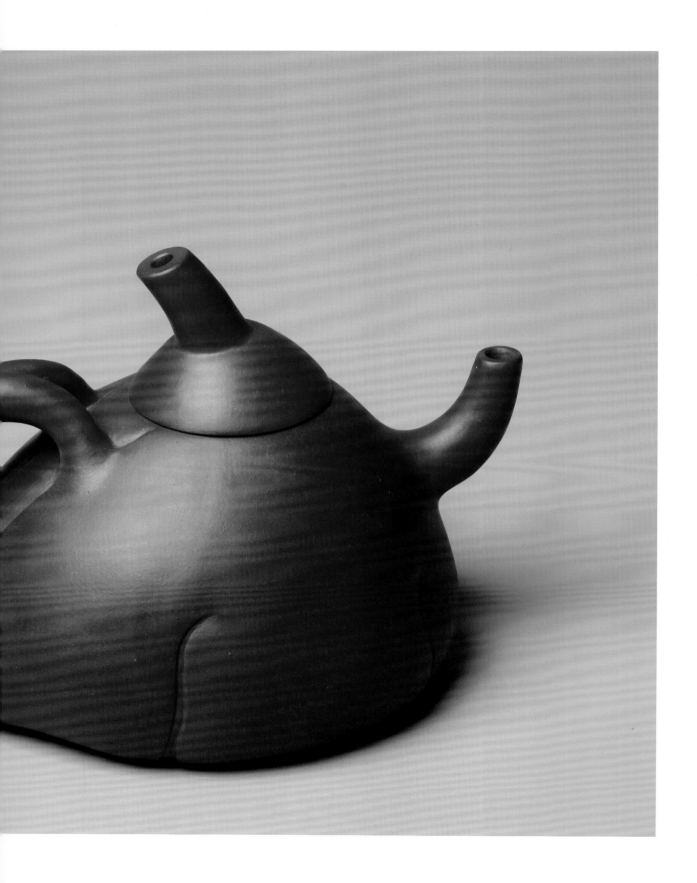

可改变的危险因素有：高血压、血脂异常（总胆固醇过高或低密度脂蛋白胆固醇过高、甘油三酯过高、高密度脂蛋白胆固醇过低）、超重或肥胖、高血糖、吸烟、不合理膳食（高脂肪、高胆固醇、高热量等）、缺少体力活动、过量饮酒，以及社会心理因素等。不可改变的危险因素主要有：性别、年龄、家族史等。

3）高血压

（1）高血压的诊断标准

在未使用降压药物的情况下，非同日 3 次血压测量，收缩压 ≥ 140mmHg 和（或）舒张压 ≥ 90mmHg，可诊断为高血压。

（2）高血压的流行与危害

高血压是最常见的慢性病之一，据文献报道，目前我国有高血压患者 2.7 亿人。高血压是心脏病、脑卒中、肾病发生和死亡的最重要的危险因素。我国因心脑血管病导致的死亡占国民总死亡的 40% 以上，约 70% 的脑卒中死亡和约 50% 心肌梗死与高血压密切相关。

（3）高血压的病因

① 遗传因素：约半数高血压患者有家族史。

② 环境因素。

③ 体重：肥胖者发病率较高。

④ 服用避孕药。

⑤ 年龄：发病率随年龄增长而增高，40 岁以上人群高血压发病率较高。

（4）高血压的常见症状

① 头痛：多位于后脑，可伴有恶心、呕吐等症状。若经常感到头痛，且很剧烈，同时有恶心、呕吐，可能是向恶性高血压转化的信号。

② 眩晕：女性患者中较常见，常会在突然蹲下或起立时发生。

③ 耳鸣：多为双耳耳鸣，持续时间较长。

④ 心悸、气短：高血压会导致心肌肥厚、心脏扩大、心功能不全，这些都可导致心悸、气短等症状。

⑤ 失眠：多为入睡困难、早醒、睡眠不踏实、易做噩梦、易惊醒。这与大脑皮质功能紊乱及自主神经功能失调有关。

⑥ 肢体麻木：常见手指、脚趾麻木或皮肤如蚁行感，手指不灵活。身体其他部位也可能出现麻木，还可能有感觉异常。

（5）高血压的治疗

高血压的治疗包括药物治疗与生活习惯调整。可选降压药物较多，包括利尿药、β受体阻滞剂、钙离子拮抗剂、血管紧张素转化酶抑制剂、血管紧张素2受体拮抗剂等，均需要在医生指导下服用。

生活习惯的调整主要包括运动、调节心理、忌发怒、减轻体重、控制钠盐摄入、戒烟限酒等。

（6）高血压的预防

① 坚持运动：经常性的身体活动可预防和控制高血压，如健走、游泳、打太极拳、做家务劳动等，活动量一般应达到中等强度。

② 限制食盐摄入：高盐饮食显著增加高血压的患病风险，成人每天食盐摄入量不宜超过5克。

③ 减少摄入富含油脂和添加糖的食物，限量使用烹调油，多吃蔬菜和水果。

④ 少吃快餐：尽量在家就餐，有利于控制脂肪、盐和糖的摄入量。

⑤ 戒烟：吸烟有害健康，吸烟者应尽早戒烟。

三、健康预警信号与解读

在"心肝宝贝"里，我们重点介绍了肝脏问题，这里着重解说一下心脏的问题。心脏疾病没有单一的特异性症状，只是某些症状能提示心脏病存在的可能性。当几种症状同时出现时，常能得出几乎肯定的诊断。医生首先通过病史和查体进行诊断，然后通过实验室检查确诊、评估疾病的严重程度并拟定治疗计划。然而，部分严重心脏病患者，甚至在疾病晚期也可能没有症状。常规健康体检或因其他疾病就诊时，可能无法发现这些无症状的心脏病。

心脏疾病的常见症状包括胸痛、气促、乏力、心悸、头晕目眩、晕厥等。然而，出现这些症状，并非表示必然存在心脏病。例如：胸痛可能提示心脏病，但也可见于呼吸系统疾病和胃肠道疾病。

（一）疼痛

心肌若不能获得足够的血液供应（称为心肌缺血），或有过多代谢产物堆积，都可能导致痉挛。人们常说的心绞痛，就是由于心肌不能获得足够的血液供应而产生的一种胸部紧缩感或压榨感。然而，在不同个体之间，这种疼痛或不适感的类型和程度都有很大差异。有些患者在发生心肌缺血时，可能始终没有胸痛发生（称为隐匿性心肌缺血）。

当动脉撕裂或破裂时，患者可出现剧烈锐痛，这种疼痛来去匆匆，且可能与身体活动无关。有时，这种情况可能发生在大动脉，特别是主动脉。主动脉过度拉伸或膨隆部分（动脉瘤）突然出现渗漏，内膜轻度撕裂，血液渗漏入主动脉壁内，形成夹层。这些损害可导致突发剧烈疼痛。疼痛可发生在颈后、肩胛间区、下背部或腹部。

（二）气促

气促是心力衰竭的常见症状之一，是液体渗出到肺泡间质的结果，被称为肺充血或肺水肿。在心力衰竭早期，气促只出现在体力活动时。随着心衰加重，轻微活动时也可发生气促，直至静息状态下都出现气促。卧位时，液体渗到整个肺部；而坐位或站立位时，由于重力作用，液体主要分布在双肺底部，故心衰患者卧位时易发

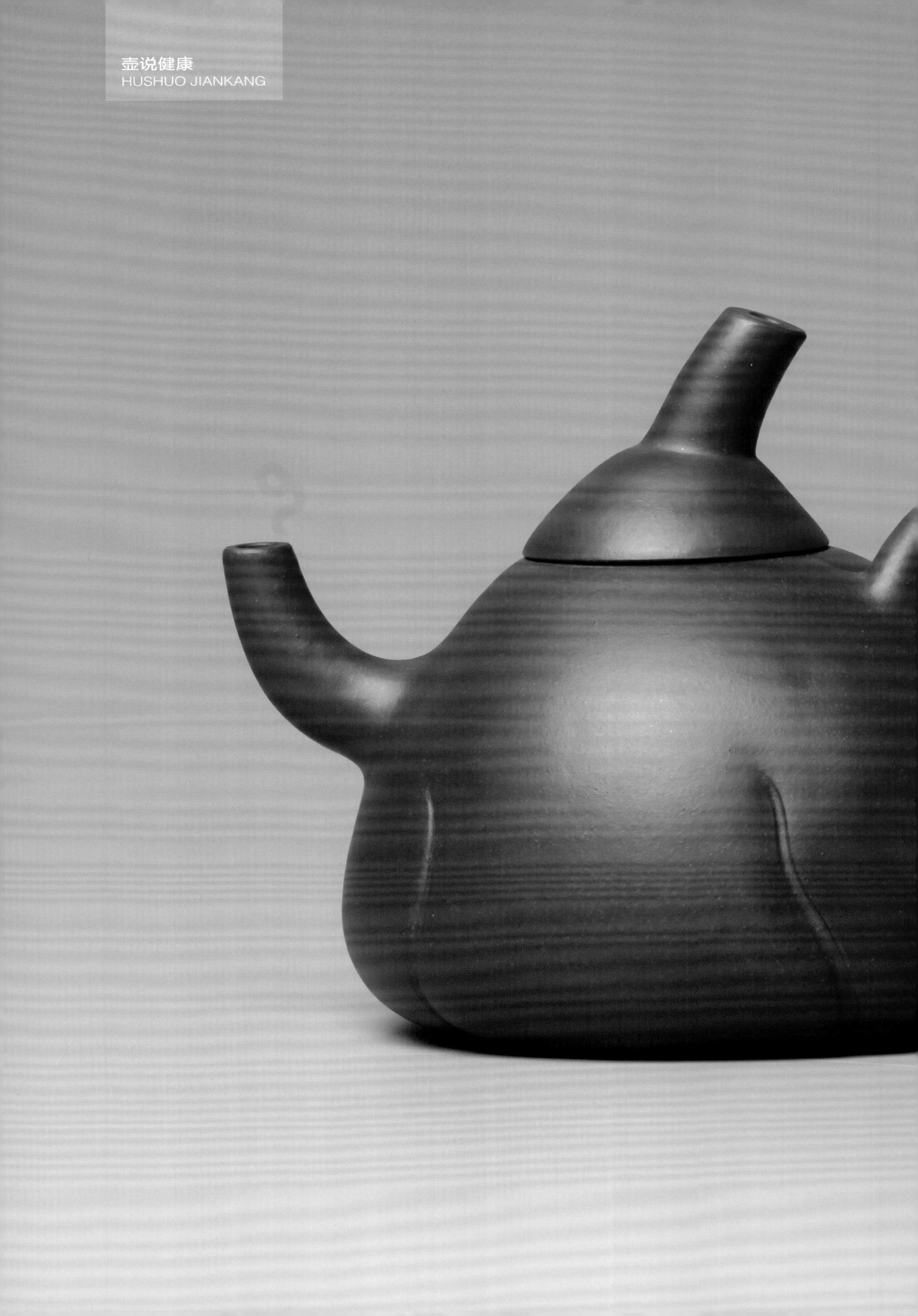

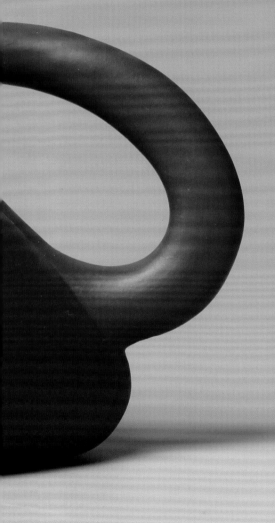

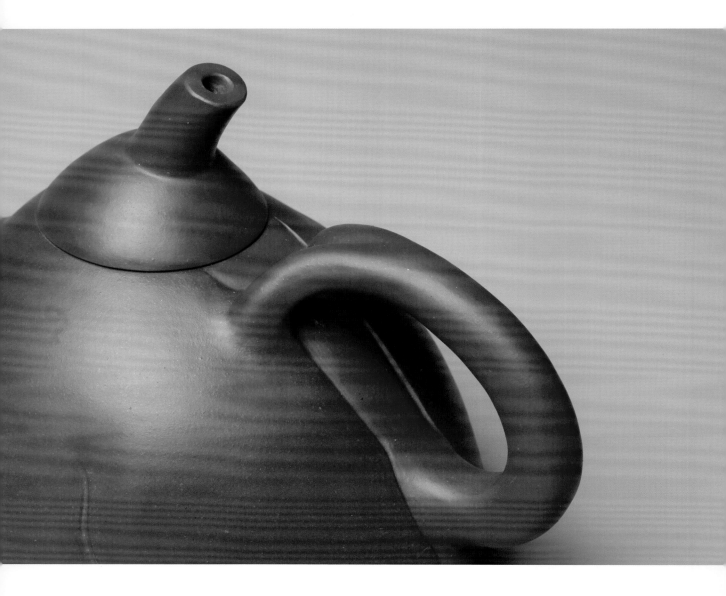

生气促或症状加重；站立位时，症状可减轻。夜间阵发性呼吸困难是患者夜间平卧时发生的气促，坐或站立后可减轻。

气促不只见于心脏疾病，罹患肺部疾病、呼吸道疾病，以及影响呼吸过程的神经系统疾病亦可出现气促。任何导致氧气供需失衡的疾病或状态，如贫血时血液携氧不足或甲亢时氧耗过度等，皆可导致患者气促。

（三）乏力

当心脏泵血能力下降时，身体活动期间流向肌肉的血液不足以满足需要，此时患者常感到疲乏与倦怠。但这些症状常难以捉摸，不易引起患者的重视。患者常通过逐渐减少活动量来适应，或归咎于衰老。

（四）心悸

通常情况下，人们对自己的心跳没有感觉。但在某些情况下，如剧烈活动后，人们常可察觉到自己的心跳非常有力、快速。心悸症状是否属于异常，取决于对以下问题的回答：有无诱因，是突然发生还是逐渐发生，心跳频率，是否有心律不齐，严重程度如何等。心悸与其他症状，如气促、胸痛、乏力、眩晕等同时出现时，常提示有心律失常或其他严重疾病存在。

（五）头晕

由于心率异常、节律紊乱或泵功能衰竭导致心输出量减少，可引起头晕和晕厥。这些症状也可由大脑或脊髓疾病引起，甚或没有严重的病因。比如：长久站立的士兵因腿部肌肉活动减少，影响血液回流心脏，可能会出现头晕；强烈的情绪波动、疼痛刺激，以及低血糖等，也可导致头晕和晕厥。

第六篇

血，
生于髓，
行于道，
保苍生。

血，源于骨髓的造血干细胞，血
细胞不断成熟并进入血管，载着从肺脏
摄取的氧气和从消化系统汲取的营养，
周而复始，吐故纳新，维系生命。

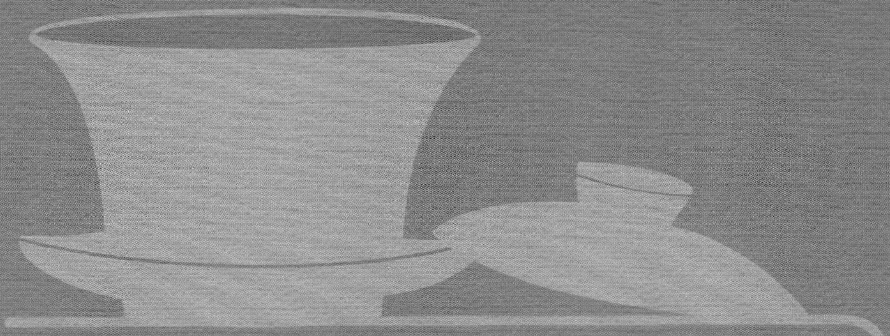

第 1 章

上焦如雾

一、壶说健康

中医有"三焦"之说，以上焦壶，解说上焦问题。中医所说的"上焦"，含心、肺两个器官。上焦壶在打开心扉壶的基础上优化而成。在壶体，心脏露出 1/3，比打开心扉壶露出更多的心脏结构，以表达心胸开阔的意思。心、肺的色差变大，心脏更鲜艳，说明含氧多。壶嘴是穿过肺的血管。壶把是穿过肺，与心脏连接的大血管。壶盖和壶体的上半部是心脏的上半部，即心脏的一部分结构。

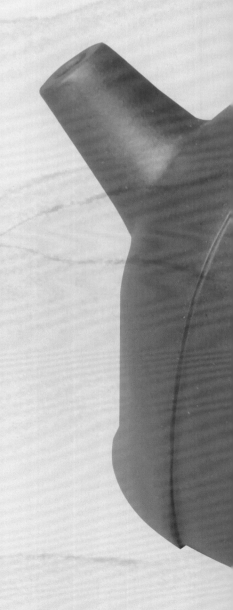

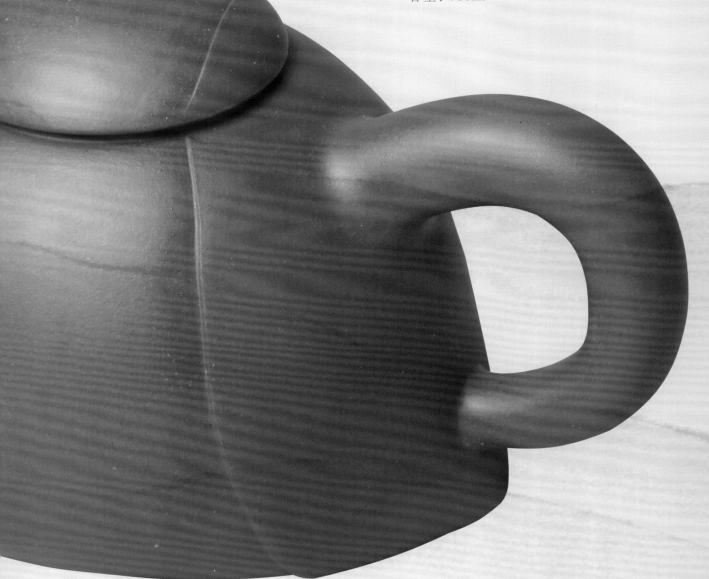

三焦

尺寸：19cm × 12cm × 11.5cm

容量：700ml

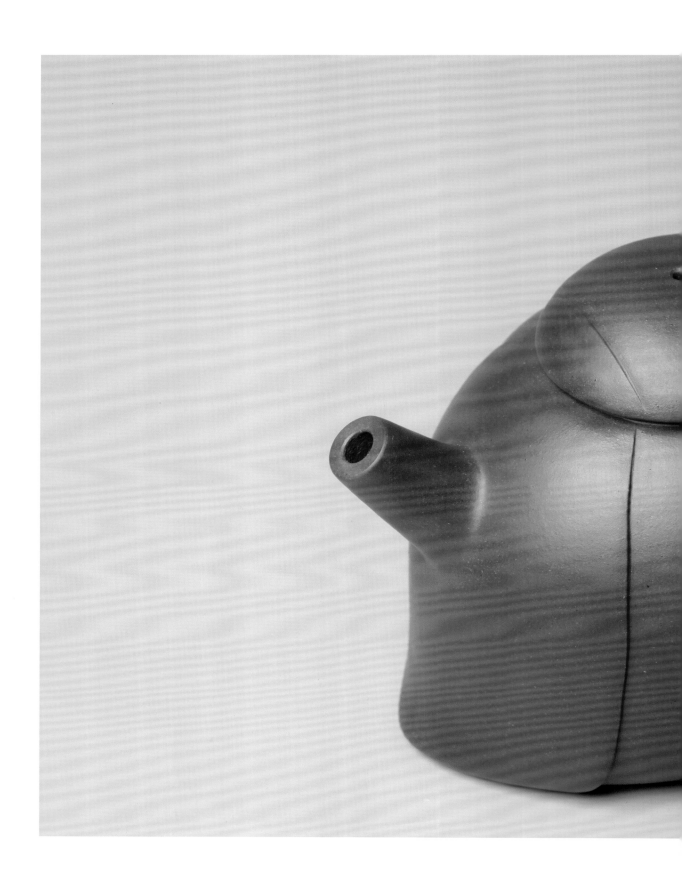

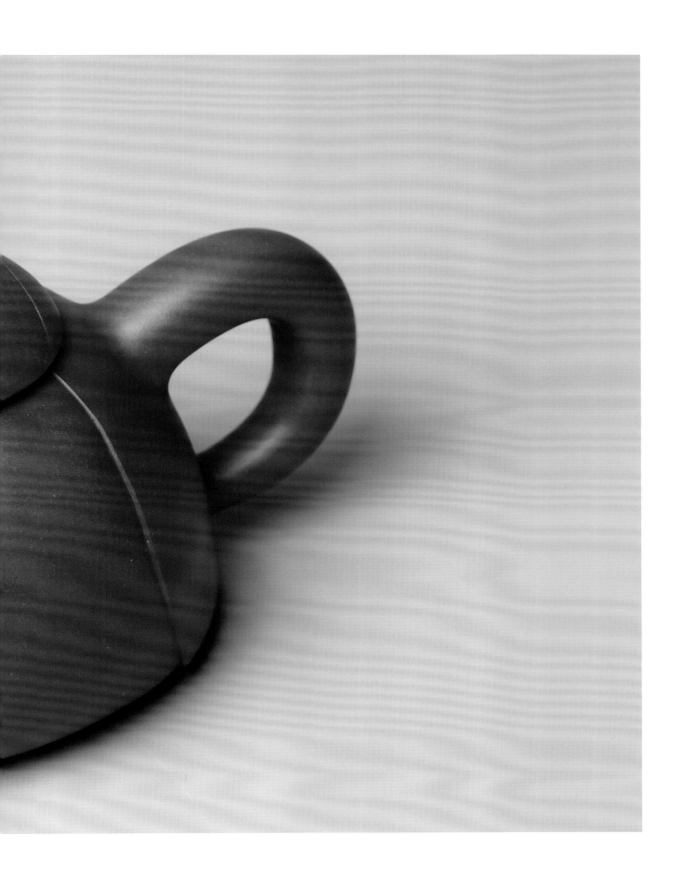

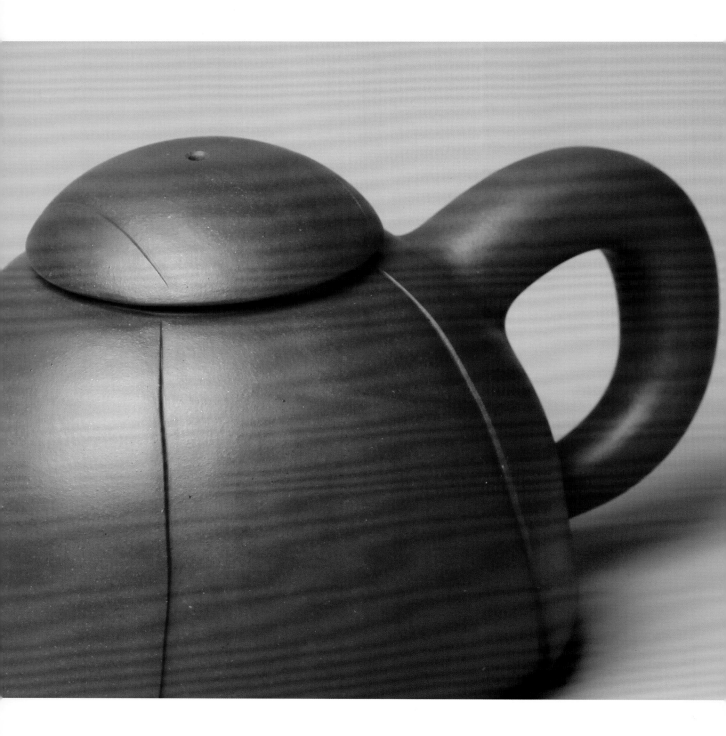

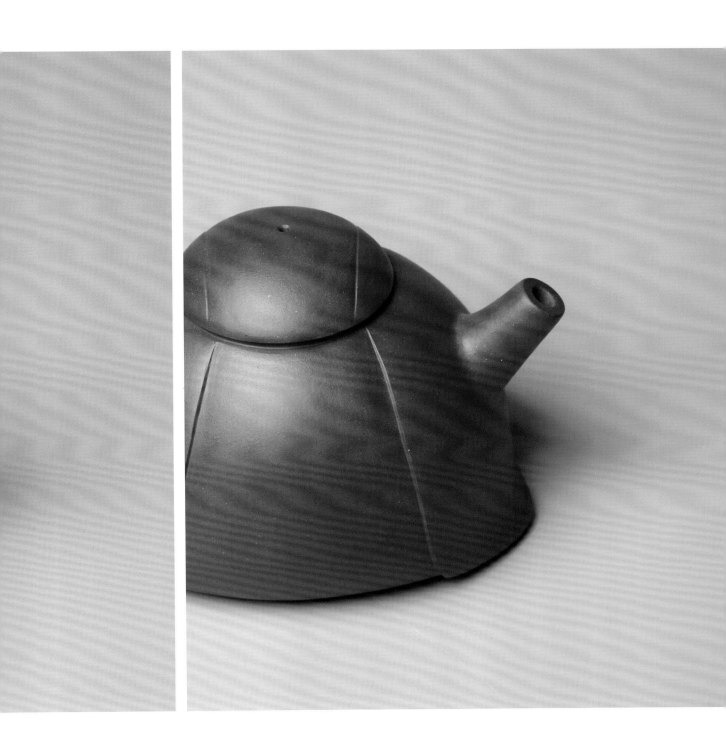

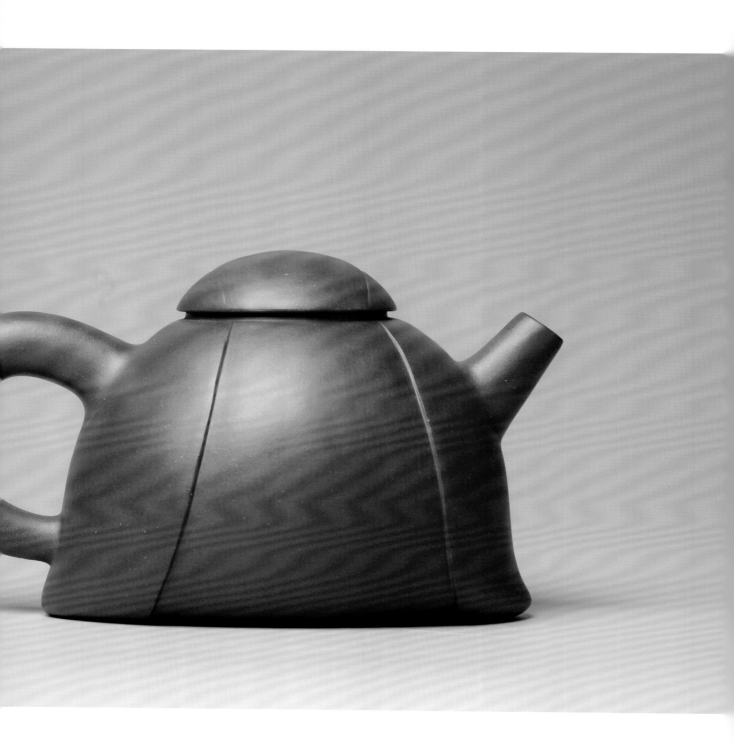

二、解剖要点与健康问题

上焦，是中医"六腑"中的"三焦"之一，为从咽喉至胸膈的部分，包括心和肺，主要功能是呼吸和血液循环等。上焦病证，指温热之邪侵袭手太阴肺经和手厥阴心包所表现的证候。

（一）上焦的功能

《灵枢·营卫生会》提道："上焦出于胃上口，并咽以上，贯膈而布胸中。"通常，上焦包括横隔以上的胸部（包括心、肺）和头面部。也有人认为，需将上肢包含在内。上焦的生理功能特点是：敷布水谷精气至全身，以温养肌肤、骨节，通调腠理。根据《灵枢·决气》的论述，以"开发""宣化"和"若雾露之溉"为其主要生理功能。也就是说，上焦是主气的生发和宣散，但不是"有升无降"，而是"升已而降"，故说"若雾露之溉"。《灵枢·营卫生会》也因此概括为"上焦如雾"。《温病条辨》中提出"治上焦如羽，非轻不举"的治疗原则，也是以此为其主要理论依据。

（二）上焦功能的影响因素

五味、情志、劳倦等因素会影响上焦的功能，辛、暑、喜可令上焦通畅，酸、苦、悲、恐、劳倦、邪气阻滞等因素可令上焦不通利。上焦不通利会出现内热、寒热不调、下焦胀、饮食入而多卧等病理表现。

（三）上焦病症

温热之邪侵袭手太阴肺经和手厥阴心包所表现的证候为上焦病证。由于肺主气属卫，故在上焦病证中，温热之邪初犯人体，既可能肺卫同时受邪，也可能只限于肺脏受邪，邪热壅肺，表卫证不甚明显。病情严重时，温热之邪可逆传至心包。临床常表现为发热、微恶风寒、咳嗽、汗出、口渴、头痛、舌边尖红、脉浮数或两寸独大，或见但热不寒、咳嗽、气喘、汗出、口渴、苔黄、脉数，甚则高热、神昏谵语或昏聩不语、舌謇、肢厥、舌质红绛。

（四）上焦的养生调养

补养上焦主要是补养心肺为主，饮食上要注意清淡，常吃香蕉、蜂蜜等能润肠的食物，少食刺激性的、过酸或过甜的食物，如辣椒、生葱、生蒜、浓缩果汁、咖啡、酒、浓茶等，并要避免吃腌制或油煎食物，如火腿、腊肉、鱼干等。

三、健康预警信号与解读

上焦主要器官是心和肺，参阅《打开心扉》章节。

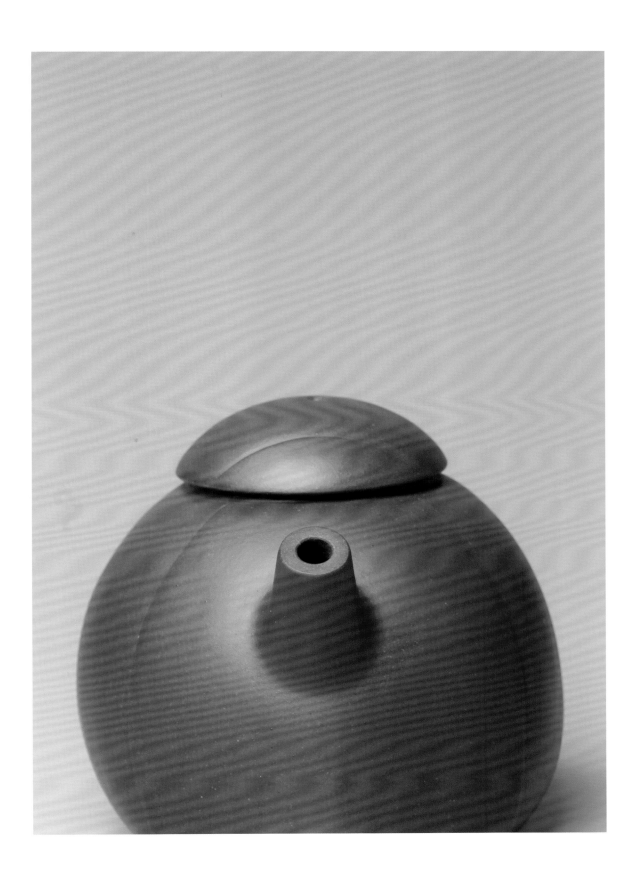

第2章

中焦如沤

一、壶说健康

中焦是中医"六腑"中的三焦之一，含脾、胃器官。中医对中焦所包括的器官定义存在争议，有人认为肝胆也属于中焦。中焦壶是在"有容乃大壶"的基础上，加脾脏和胰腺的结构，设计而成。从解剖学上看，人体的胰腺尾部连接着脾脏，胰腺导管开口于十二指肠，故设计时，将脾作为壶盖（深咖啡色），胰腺从壶盖处经壶体的侧面到壶嘴，因为胰腺的分泌物进入十二指肠，即壶嘴处，这样也完成了胰腺从侧面与脾（壶盖）的连接。壶体形状如有容乃大壶，外表结构和颜色如肝脏。壶把结构为圆管状，表达十二指肠和小肠。食物经食管进入胃（壶体），经十二指肠和小肠（壶把）继续前行，演化为壶嘴。壶嘴末端的 3 个环状扩大部分，表达在此处，由小肠转化为大肠的结构。食物经食管入胃，经十二指肠、小肠进入

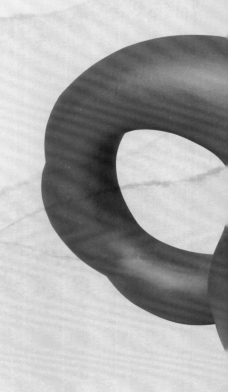

中焦

尺寸：21cm × 13.5cm × 9.4cm

容量：500ml

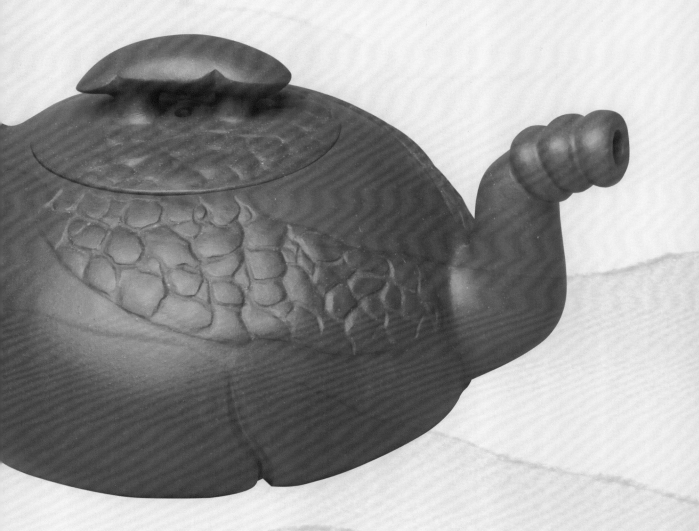

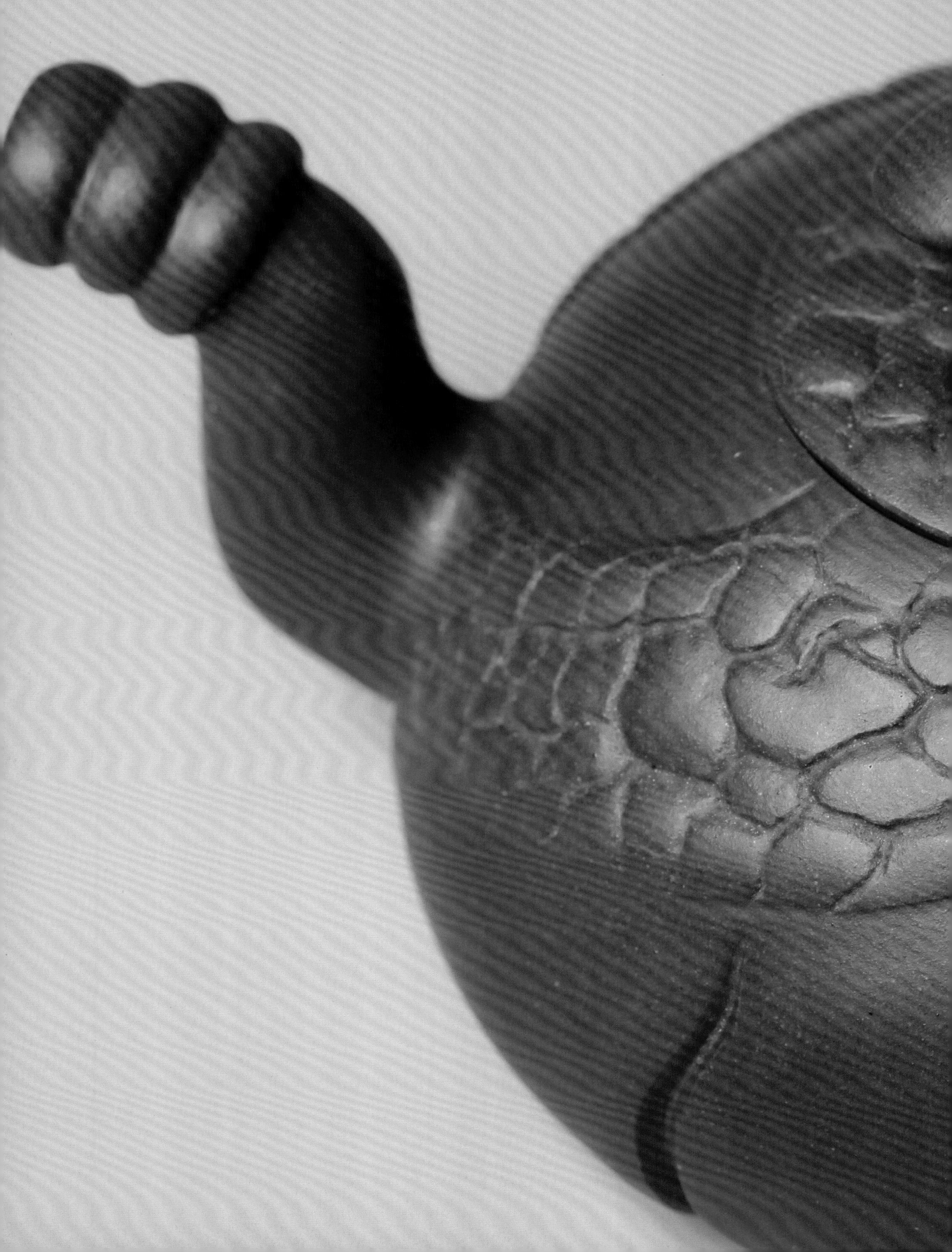

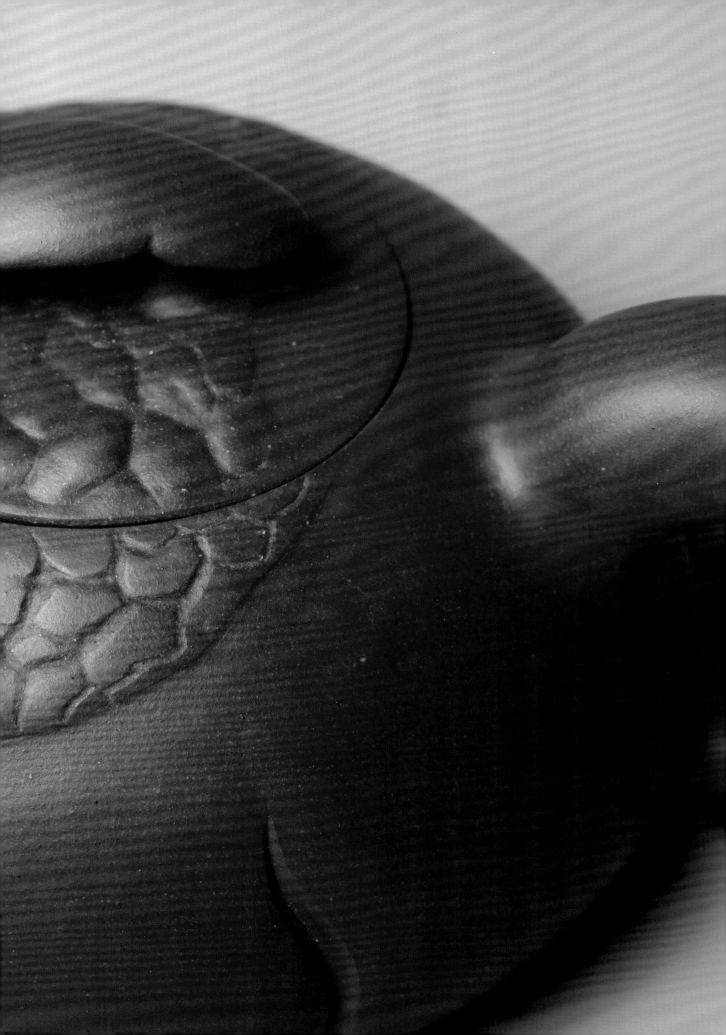

大肠，在十二指肠的部位接纳来自肝、胆、胰腺的分泌物，使食物在消化道被机械消化和化学消化。

二、解剖要点与健康问题

中焦处在人体上腹部，包括脾、胃等脏腑，主要功用是助脾胃，主腐熟水谷、泌糟粕、蒸津液、化精微，是血液营养生化的来源。胃主腐熟，能够消化食物，并将食物运到十二指肠。肝胆主疏泄，能够将毒素等代谢产物排出体外，并能分泌胆汁以帮助消化。因此，

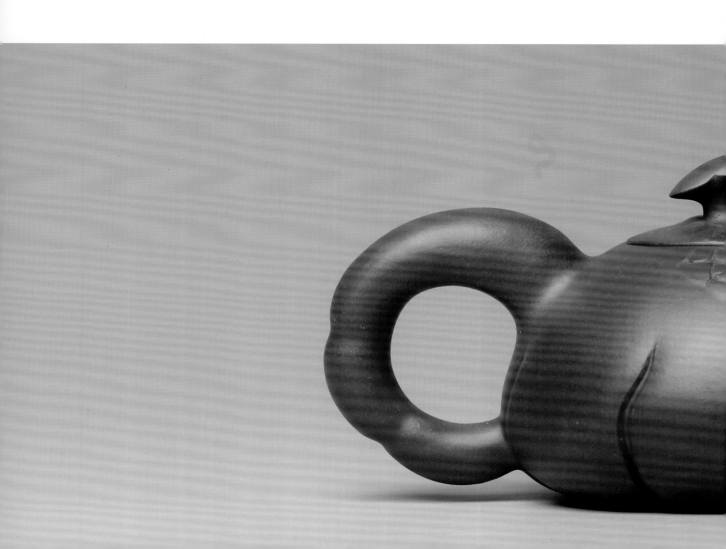

中焦具有消化、吸收，并传输水谷精微和化生气血的功能。

中焦是气血生化的源泉。其中，胃气在生理情况下是下降的，否则会气逆，表现为呃逆、呕吐、嗳气；脾气要上升，气要活动，如果气的运动阻滞，会造成气滞，发展下去会导致气机郁滞不通，结聚于体内，造成气郁、气结，甚至气闭。经络沟通上下内外，内联五脏六腑，外络四肢五官九窍，把人体的各个部分紧密联系在一起。经络还有运行气血，与外界交换物质能量的作用。与中焦有关的经络有足太阴脾经、足阳明胃经、足厥阴肝经和足少阳胆经，是

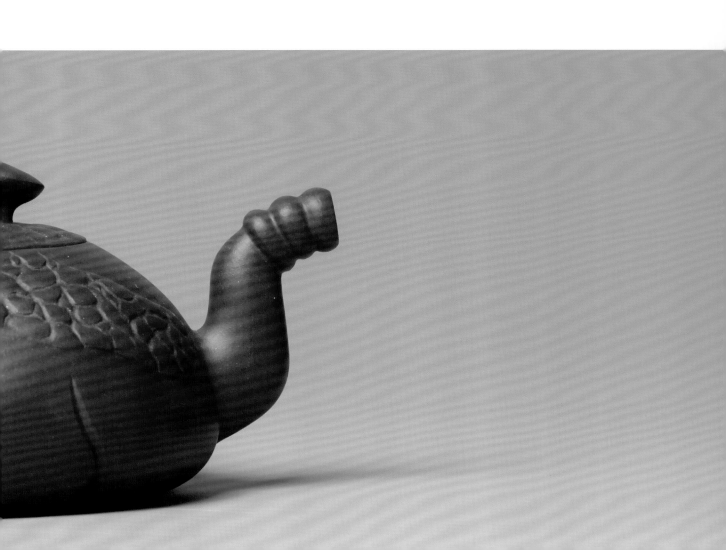

通行元气、水液运行之道路。

肝脏是人体最大的腺体，大部分位于右季肋区，小部分位于腹上区和左季肋区。肝右叶上面与膈肌相对，右叶下面中部接近肝门处与十二指肠上曲相邻、前部与结肠右曲相邻、后部邻近右肾及肾上腺，方叶下部接幽门，左叶下面与胃前壁相邻、后上部邻近食管。肝脏有解毒、代谢、分泌胆汁、免疫防御等功能。

（一）肝主疏泄和藏血

1）畅气机，调情志。肝主升，主动，畅气机，调节气的升降、出入之间的平衡，保证气的疏通、升发、畅达。另一方面，肝通过对血液、气机等方面的调节，以较好地协调精神和情志活动。良好的情志活动，主要依赖于气血的正常运行。所以，肝主疏泄的同时，也具有调畅情志的作用。

2）助脾胃，调升降。脾主升，胃主降，胃司受纳，脾主运化，同为气血生化之源；肝藏血，主疏泄，握升降之枢。脾胃的受纳运化，升降有序，离不开正常的肝脏功能。

肝的疏泄功能正常，胆汁能正常地分泌和排泄，适时注入肠腔，帮助食物消化、吸收，并可将有毒之邪排出体外。

3）主藏血，畅血运。肝为藏血之脏，具有贮藏血液和调节循环血量的作用。血液在人体保持一定恒量．以供机体之需要。当人体活动时，机体需血量增多，肝脏就排出贮存的多余血液；而当夜间睡眠或休息时，机体需血量相应减少，多余血量又回归肝脏。

（二）胆贮藏和排泄胆汁，参与情志调节

胆汁有两个重要功能：一是帮助脂肪消化和吸收；二是将体内的一些代谢废物排出体外，特别是红细胞衰老、破坏所产生的血红蛋白和过多的胆固醇。人吃饭时，胃壁产生胃酸，胆囊分泌胆汁，以消化食物。如果吃饭不规律或者情志失调，胃酸分泌不规律，可

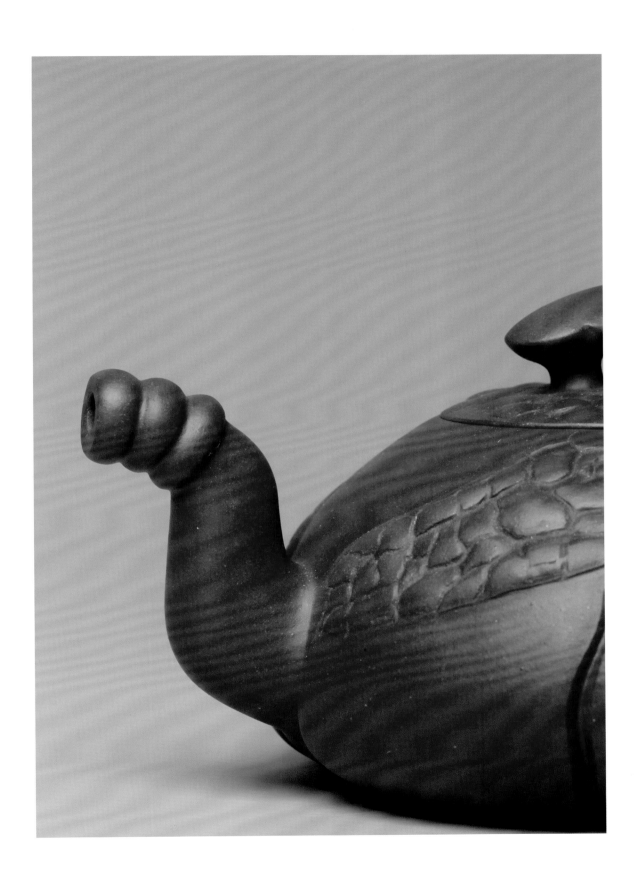

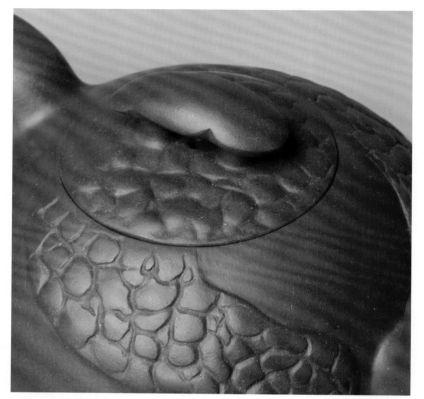

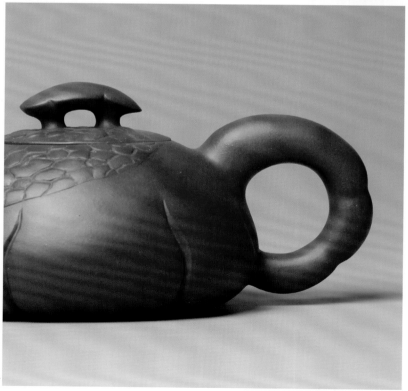

形成胃炎；胆汁排泄的不通畅，可导致气机郁滞，出现胁下胀满疼痛、食欲减退、腹胀等症，严重者会产生胆汁上逆，出现口苦、呕吐黄绿苦水。若胆汁外溢肌表，则出现黄疸；若胆汁凝聚日久，则会形成结石。在日常生活中，三餐规律、均衡进食，保持乐观心态，尽量维护胆腑的正常生理功能，可防止疾病的发生。

（三）胃为"后天之本"

胃的功能主要是将粗食物腐熟成小块（又称"物理消化"），并将食物中的大分子降解成较小的分子（又称"化学消化"），以便进一步被吸收。脾胃常合称为"后天之本"，脾胃功能正常与否关系到人的生理功能，所以又称为"五脏之本"。胃气强，则五脏俱盛；胃气弱，则五脏俱衰。胃寒、胃热、食积、痰浊、瘀血等均可导致胃失和降，甚至胃气上逆，从而出现各种症状。平时应注意养成良好的饮食习惯，忌食辛热、生冷食物，更不能吃难以消化，甚至被污染的食物，以确保胃的功能正常。

三、健康预警信号与解读

中焦器官涉及的内容参阅相关章节，部分在《有容乃大壶》和《肝胆相照壶》部分章节里有解说。

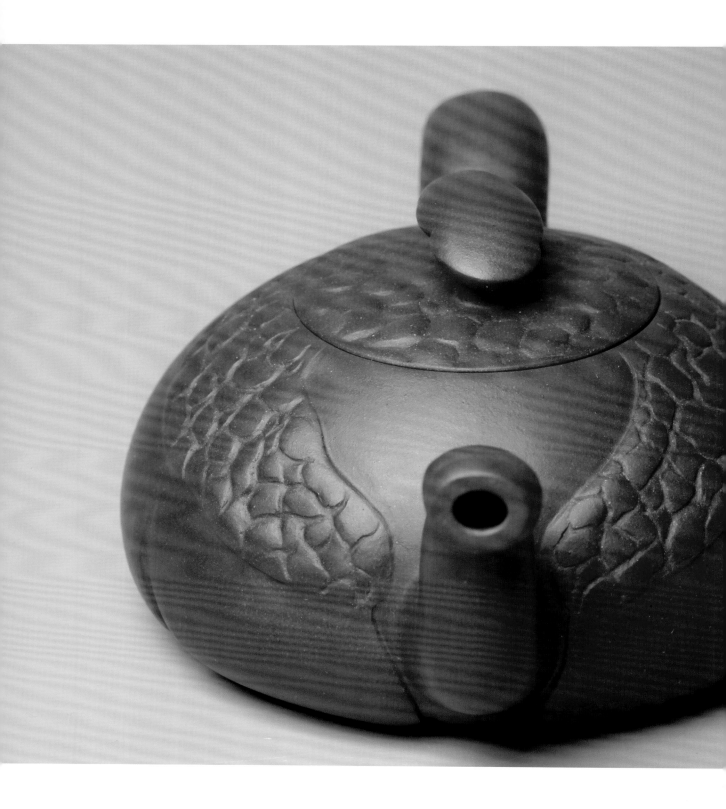

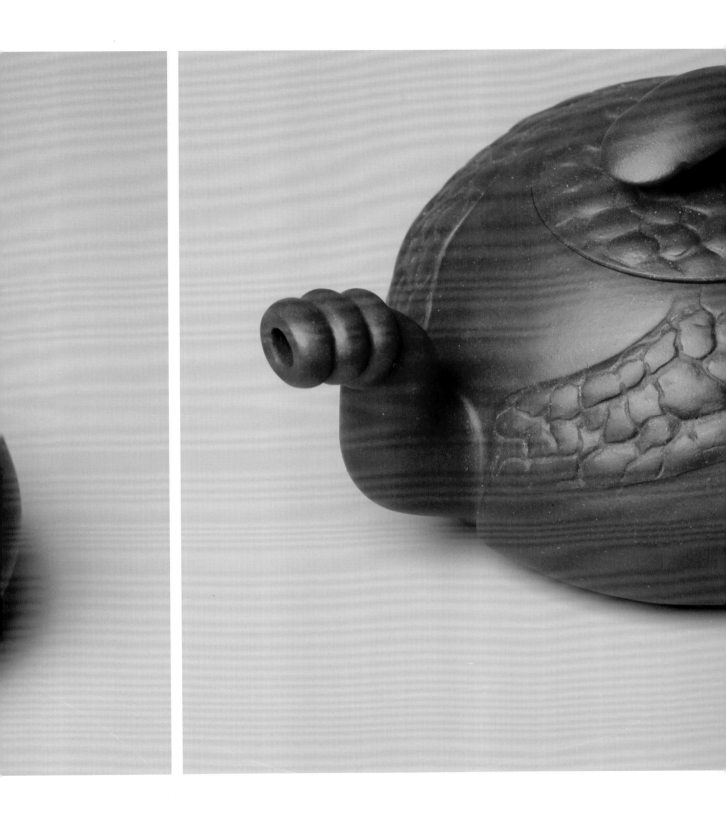

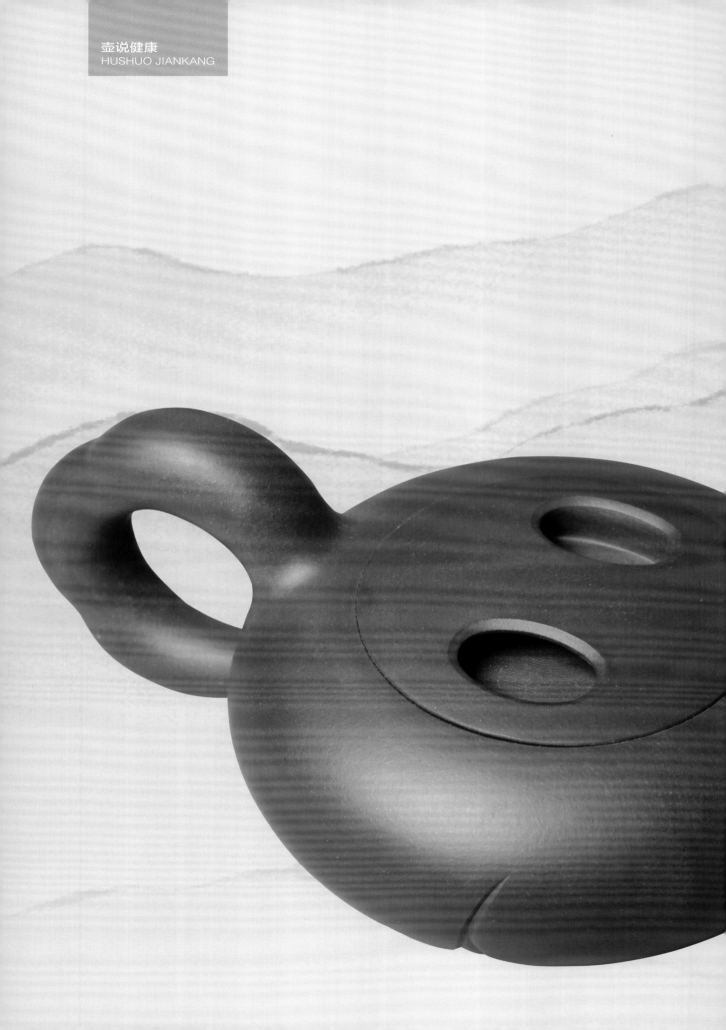

第3章
下焦如渎

一、壶说健康

下焦是中医"六腑"中的三焦之一，包括肝、肾、小肠、大肠和膀胱。下焦壶是在肝胆相照壶和雄风系列壶的基础上优化设计而成。壶把表达小肠；壶嘴与中焦壶类似，表示小肠和大肠；壶体的腔表示膀胱；壶体的外形似肝脏；壶把表达小肠，从壶体（肝脏）出来，下弯到壶底，做成夸张的把手，在壶底隐含向壶嘴方向前行，走行于两个肾脏和睾丸之间，再向上翘起，变成壶嘴；壶嘴上的3个环状结构，表达变粗的结肠；壶嘴是大

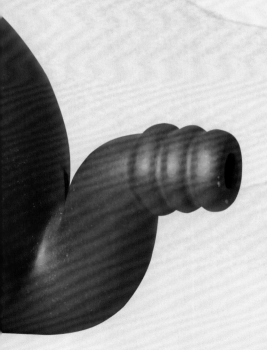

下焦

尺寸：22.2cm × 13.3cm × 6.5cm

容量：420ml

肠的开口，呈梅花样，表达肠管的意思。肾脏与输尿管汇入膀胱的结构同雄风壶一样，在膀胱内还包含前列腺和输尿管开口。在正常生理情况下，肝脏的产物从肝脏经胆总管进入十二指肠和小肠，后进入大肠，再经大肠排出体外。肾脏的水经输尿管流入膀胱，穿过前列腺，再排出体外。下焦壶的壶盖颜色和结构与壶体一体化，是一个光滑的整体肝脏样结构，壶盖为下沉式。

二、解剖要点与健康问题

下焦的主要功能是排泄糟粕和尿液。《灵枢·营卫生会》将下焦的生理特点形象地概括为"下焦如渎"，突出了下焦向下疏通、向外

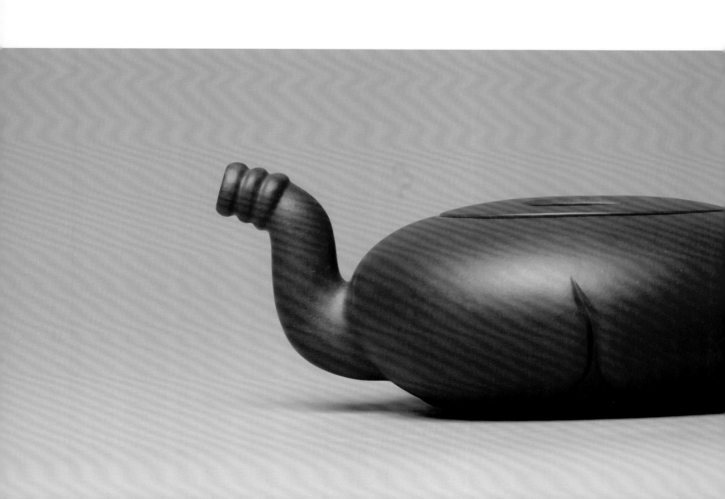

排泄的特点。下焦的病症，以大便不通、小便失利为常见。三焦辨证理论将肝肾的病证也纳入下焦，扩大了下焦的范围。治疗下焦的病证，用药一般须质地沉重、下行，才能达下焦病所而起到治疗作用。故吴鞠通《温病条辨》说："治下焦如权，非重不沉。"

（一）下焦器官的解剖和功能

1. 小肠

小肠盘曲于腹腔中部，上端连接幽门，与胃相通，下端通过回盲瓣与大肠相连，长 4～6 米，根据形态和结构变化可分为三段，分别为十二指肠、空肠和回肠。食物经过小肠内胰液、胆汁和小肠液的化学性消化及小肠运动的机械性消化后，营养物质被小肠黏膜

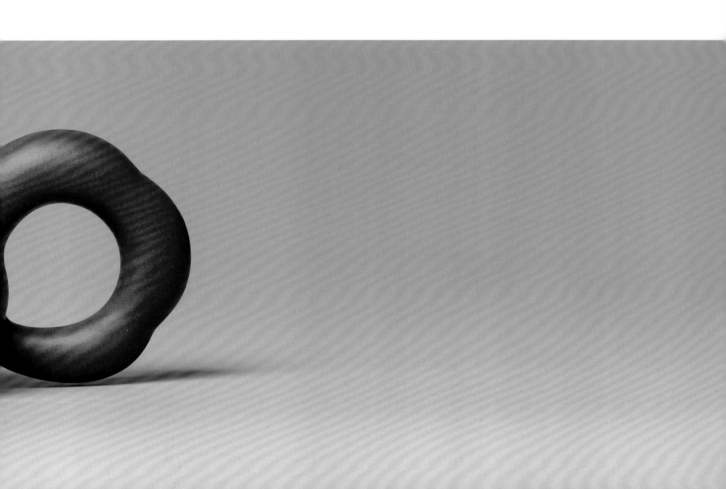

吸收。因此，小肠是食物消化和吸收的主要场所。在中医理论中，小肠的生理功能主要可概括为受盛化物和泌别清浊。

1）受盛化物

受盛，即接受、以器盛物之意；化物，即变化、化生之意。小肠的受盛化物表现为两方面：一是指小肠接受由胃腑下传的初步消化的食物，起容器的作用，即"受盛"；二是胃初步消化的食物，在小肠必须停留一定时间，由小肠对其进行进一步消化，将饮食水谷精微化为精微和糟粕，即"化物"。小肠受盛功能失常，则气机阻滞，表现为腹部疼痛；化物功能失常，可导致消化吸收功能障碍，表现为腹胀、腹泻、便溏等。

2）泌别清浊

泌别，即分别；清，即水谷精微；浊，指食物中的糟粕。泌别清浊是指小肠具有在进一步消化经胃初步处理过的食物的同时，进行的分清别浊的功能。

2. 大肠

大肠是人体消化系统的重要组成部分，为消化道的下段，成人大肠全长约 1.5 米，形似方框，围绕在空肠、回肠的周围。大肠起自回肠，可分为盲肠、阑尾、结肠、直肠和肛管 5 个部分，是对食物残渣中的水分进行吸收，并将食物残渣排出体外的脏器。

在中医理论中，大肠主要有传导糟粕与吸收津液的生理功能。

1）传导糟粕

传导，是指大肠接受由小肠下移的饮食残渣，吸收其中剩余的水分和养料，再将残渣经肛门排出体外，属于消化过程的最后阶段，故有"传导之腑""传导之官"之称。大肠的主要功能是传导和排泄糟粕。大肠的传导功能，主要与胃之通降、脾之运化、肺之肃降，以及肾之封藏有密切关系。

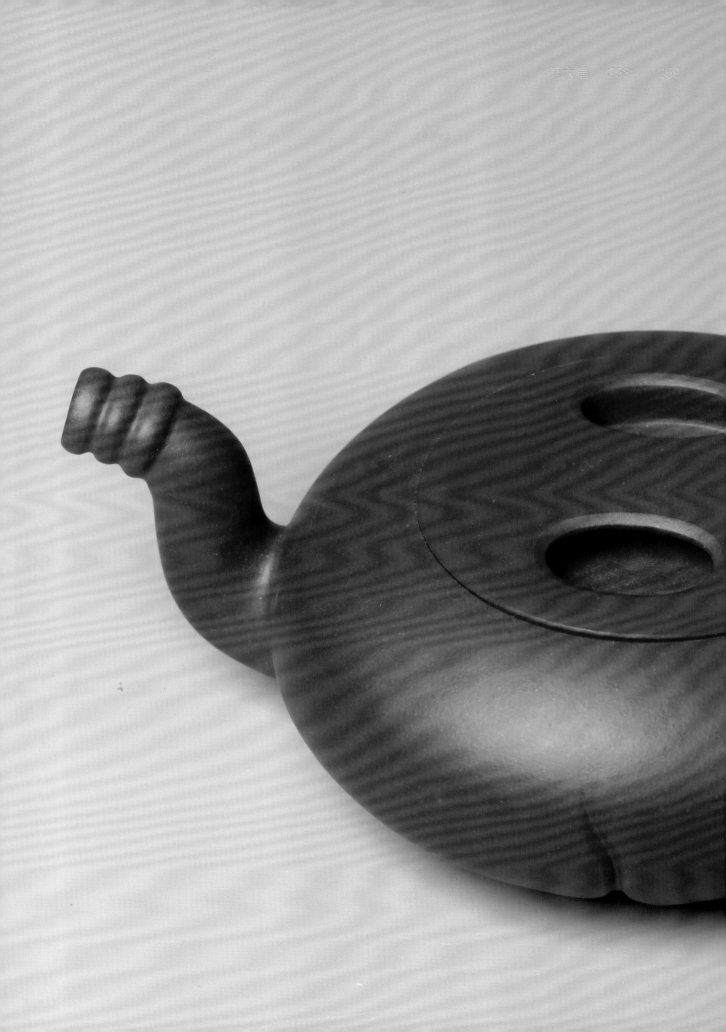

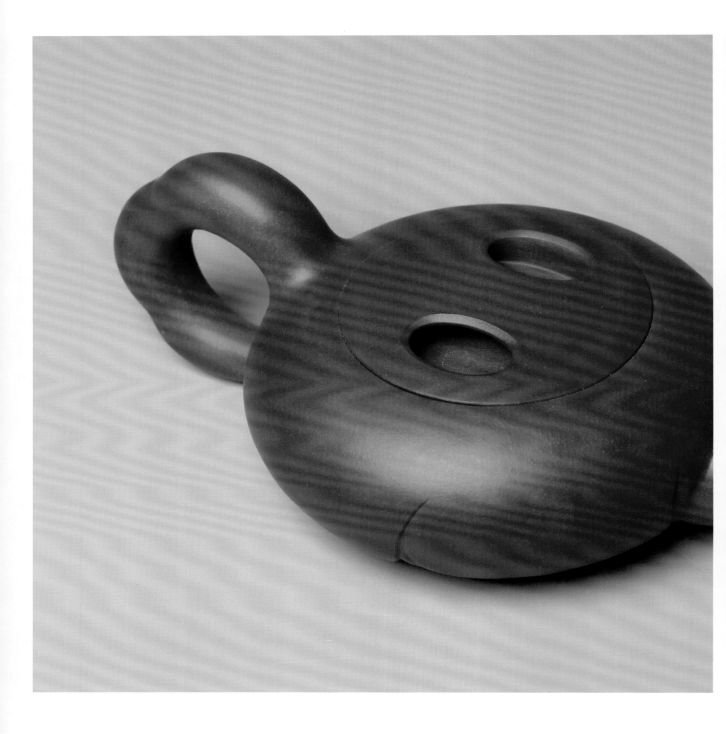

　　大肠有病，传导失常，主要表现为大便质和量的变化、排便次数的改变。若大肠传导失常，会出现大便秘结或泄泻；若湿热蕴结于大肠，大肠气滞，会出现腹痛等。

　　2）吸收津液

　　大肠在接受由小肠下注的食物残渣和剩余水分后，将其中的部分水液重新吸收，并将残渣糟粕排出体外。大肠重新吸收水分，参与调节体内水液代谢的功能，称为"大肠主津"。大肠这种重新吸收水分功能与体内水液代谢有关，故大肠的病变多与津液有关。比如：大肠虚寒，无力吸收水分，则水谷杂下，出现肠鸣、腹痛、泄泻等；大肠实热，消烁水分，肠液干枯，肠道失润，会出现不通之症。

　　3. 肾脏

　　肾脏为成对的扁豆状器官，位于腹膜后、脊柱两旁的浅窝中。其主要功能是过滤形成尿液并排出代谢废物，调节体内的电解质和酸碱平衡，还具有内分泌功能，参与调节血压、红细胞生成和钙的代谢。

　　中医认为，肾为先天之本，其主要功能有：①肾藏精，肾精是人体生长、发育和生殖的基本物质，为人体生命之本；②肾主水液，肾有主持水液调节和排泄废液的功能；③肾主纳气，具有摄纳肺吸入之气而调节呼吸的作用；④肾主一身阴阳。

　　在病理情况下，由于某些原因，肾阴和肾阳的动态平衡遭到破坏而又不能自行恢复时，即形成肾阴虚和肾阳虚的病理变化。肾阴虚，表现为五心烦热、眩晕耳鸣、腰膝酸软、男子遗精、女子梦交等症状；肾阳虚，表现为精神疲惫、腰膝冷痛、形寒肢冷、小便不利或遗尿失禁，以及男子阳痿、女子宫寒不孕等性功能减退和水肿等症状。

　　4. 膀胱

　　位于下腹部，为中空囊状器官。其上有输尿管，与肾脏相通；下有尿道，开口于外阴部。生理功能是贮存和排泄尿液。

中医认为，膀胱主贮存尿液及排泄尿液，与肾相表里。其开合作用，维持贮尿和排尿的协调平衡。

（二）下焦器官的常见疾病

1. 小肠常见疾病

小肠位于胃和大肠之间，是消化道最长的一段，长度占全消化道的 70% ~ 75%，通常为 3 ~ 6 米。由于其解剖位置、结构和生理特殊，小肠疾病起病隐匿，症状特异性不强，有效检查手段缺乏，患者往往被漏诊。近十年，随着胶囊内镜、小肠镜及成像技术等的迅速发展与应用，以往较难确诊的慢性腹痛、腹泻或消化道出血等，逐步被明确为小肠疾病。常见小肠疾病主要包括十二指肠溃疡、小肠过敏性紫癜、克罗恩病、肠梗阻等。

肠梗阻是肠内容物的正常运行或通过发生障碍，分为三种类型：一种叫机械性肠梗阻，就是肠道被寄生虫、粪块、胆石、异物等阻塞，或者肠道某一部分粘在了一起，肠管扭转、腹部肿瘤压迫也会引起机械性肠梗阻；第二种是动力性肠梗阻，常见于腹膜炎、腹部大手术后、腹部感染引起的肠麻痹；第三种是血运性肠梗阻，是由肠系膜血管栓塞，肠管血运障碍导致。肠梗阻的主要临床症状包括腹痛、呕吐、腹胀、肛门停止排便排气等。

按中医理论，小肠疾病是六腑病候之一。小肠受盛胃中水谷，主转输清浊，与心相表里。其病有寒热虚实之分，多由客寒蕴热、气滞郁结或气虚不禁所致。临床表现多见二便失常，并可兼见心经症状。

预防保健措施：①养成良好的饮食习惯非常重要，不暴饮暴食，少食生冷、辛辣、刺激性食物，少食高脂肪、高蛋白质、油炸、熏烤及腌制食物；②适当参加较和缓的体育锻炼，注意休息，避免劳累、受寒。③保持心情舒畅，注重口腔卫生。

2. 大肠、阑尾常见疾病

大肠疾病包括很多种。常见的如：急性阑尾炎、细菌性痢疾、溃疡性结肠炎、结肠息肉、结直肠癌等。主要临床症状为：腹痛、腹胀、腹泻、便秘、便血等。

急性阑尾炎是外科最常见的急腹症，是以转移性右下腹痛为特征，伴有发热、恶心、呕吐等消化道症状的细菌感染性疾病。发病率高，多数患者需要急诊手术治疗。

该病在中医属于"肠痈"范畴。辨证治疗分瘀滞型（微热、右中下腹胀闷、恶心嗳气、食欲不振、大便秘结、尿黄、舌质略红、苔薄白、脉弦紧）和湿热型（发热、腹痛加剧、拒按、口干欲饮、唇红、大便秘结、小便黄短、舌质红绛、苔黄腻、脉滑数）。

大肠癌是常见的恶性肿瘤之一。在胃肠道肿瘤中，其发病率仅次于食道癌和胃癌。发病以老年男性居多，50 岁以上老年人发病率明显上升，男女发病率之比约为 3 ∶ 1。50% 以上的大肠癌位于直肠，20% 位于乙状结肠，仅 15% 位于右半结肠，6% ～ 8% 在横结肠，6% ～ 7% 在降结肠，仅 1% 位于肛管。病因主要是大肠的慢性炎症（如慢性溃疡性结肠炎，血吸虫病等），大肠息肉和腺瘤等与之亦有关。饮食因素，如：高动物蛋白质、高脂肪和低膳食纤维饮食等也是大肠癌高发的因素。本病早期多无明显症状，主要临床症状为排便习惯和性质改变，如便秘或腹泻，便血或黏液血便，以及大便变形、变细，腹胀，腹痛等，继而出现消瘦、乏力、贫血。

按中医理论，本病属中医学的肠蕈、积聚、癥瘕、脏毒、锁肛痔、肠风、下痢、肠癖等范畴。病因主要是情志失调与饮食不节。郁怒忧思，则肝气郁结，血行不畅。酒食无度、损伤脾胃，则运化失司，聚湿生热。湿热瘀血，缚结于大肠，日久蕴毒，则发为结直肠癌。湿热壅滞肠内，气机受阻，传导失司，致腹痛腹胀、大

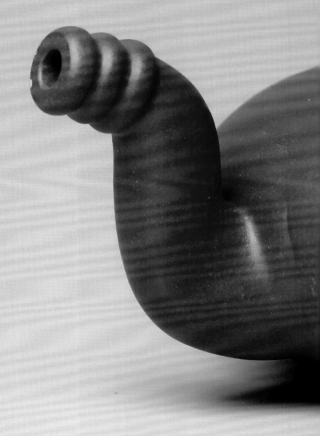

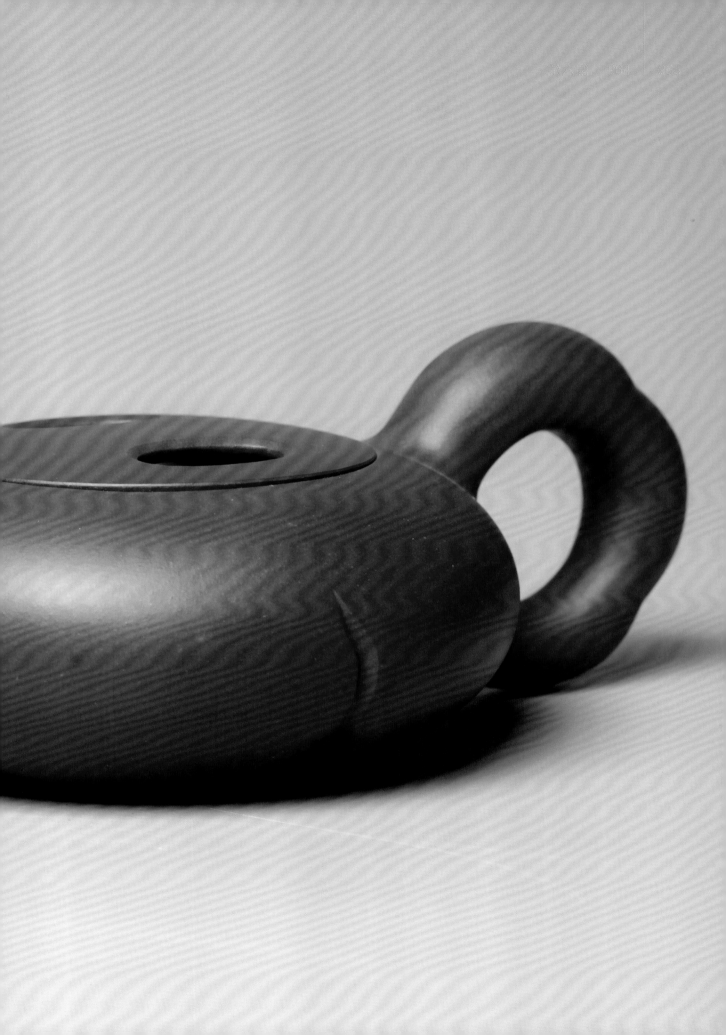

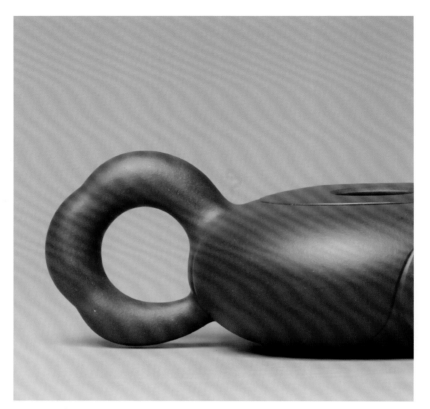

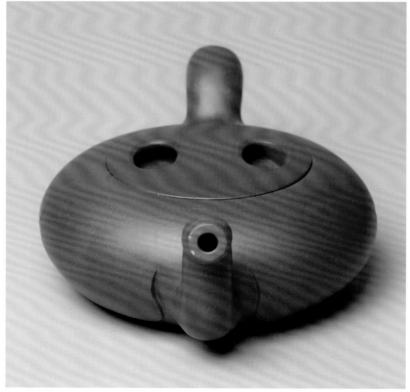

便秘结。湿热下注，致腹泻夹带黏液，肛门下坠，肿物溃烂于肠中，故下腹出现肿块。湿稽留化火，火盛伤阴，或久泻无度，损伤津液，故见肝肾阴虚之象。久病不愈，阴病及阳，故阴阳两虚、气血双亏；湿热邪毒，常使脾肾功能受损，脾肾之阳气亦可亏损，致脾肾阳虚之症。

3. 肾脏常见疾病

肾脏疾病是原发于肾脏或继发于其他脏器病变而影响到肾脏的一类疾病，如急性肾小球肾炎、慢性肾小球肾炎、肾病综合征、慢性肾衰竭、肾结石、肾囊肿、糖尿病肾病、高血压肾病、肾脏肿瘤等。临床表现主要是尿异常（血尿、泡沫尿、少尿、夜尿增多）和一些局部症状，如腰痛、眼睑和下肢水肿等。中医关于"肾"的含义更为广泛，还包括内分泌、生殖系统的某些病症。

中医认为，肾为先天之本，寓元阴元阳。先天之本是人立身之本。"人始生，先成精"，而肾藏精，故肾为先天之本。元阴是指阴精，元阳是指元气，元阴和元阳在人的生命活动中（从孕育成形到发育壮大的过程中）起着决定性作用。

肾藏精，主生长发育。肾主藏精，以气为用，关系着人的生长发育。肾气盛衰直接关系到人的生长发育，乃至衰老的全过程，也关系着人的生殖能力。 在整个生命过程中，正是由于肾中精气的盛衰变化，而呈现生、长、壮、老、已的不同生理状态。人从幼年开始，肾精逐渐充盛。到了青壮年，肾精进一步充盛，乃至达到极点，身体壮实、筋骨强健。而待到老年，肾精衰退，形体也逐渐衰老，全身筋骨运动不灵活，齿摇发脱，呈现出老态龙钟之象。

4. 膀胱常见疾病

膀胱常见疾病包括膀胱炎、膀胱肿瘤、神经源性膀胱和膀胱结石等。不同性别、年龄的人，膀胱常见疾病的种类不同，年轻女性常表现为膀胱炎，中老年人常表现为膀胱肿瘤，而老年男性常表现为膀胱结石。膀胱炎常见于性成熟期女性，主要表现为尿频、尿急和尿痛，可有耻骨上区不适感或肉眼血尿。膀胱肿瘤是泌尿系肿瘤中最常见的肿瘤，主要表现为无痛性全程肉眼血尿，可有尿频、尿急、尿痛等表现。膀胱结石常见于老年男性，主要表现为排尿中断和疼痛，常伴有进行性排尿困难、尿频、尿急、尿痛，常见于前列腺增生伴慢性尿潴留的患者。

三、健康预警信号与解读

（一）肠道相关症状

下焦涉及器官众多，有些问题在相关章节里已有阐述，这里重点讨论肠道的一些问题。

1. 食欲缺乏

可能是肠道的消化吸收或运动异常发生障碍导致。不过，引起食欲减退的原因很多，除胃肠道疾病外，也可因精神因素、药物反应或其他脏器疾病引起。

2. 恶心、呕吐

高位肠梗阻或肠运动功能异常时，常有此症状。

3. 腹痛

肠道炎症、肠梗阻、肠穿孔、肠袢缺血等均可导致急性腹痛。肠道肿瘤或慢性炎症病变，常表现为持续性腹痛。

4. 腹泻

急性腹泻多与肠道细菌感染、细菌毒素或其他有害物质侵蚀肠道黏膜有关。慢性腹泻多与各种原因引起的吸收功能障碍、肠道运动过速等疾病有关。小肠疾病所致的慢性腹泻常伴吸收不良。结肠疾病引起的腹泻多见于慢性炎症或结肠运动过速。

5. 便秘

肠道运动减弱，肠壁肌层张力降低，结肠、直肠因炎症或肿瘤致肠腔狭窄，可引起大便秘结。便秘也可由药物、生活规律改变、饮食过少过精、食物中的纤维含量过少引起。所以，便秘不一定都有肠道器质性疾病。

6. 消化道出血

按照出血的部位，可分为上消化道出血和下消化道出血，表现为呕血或柏油样黑便，可能由溃疡、肿瘤、痔等疾病引起。

如果出现上述症状，患者要引起注意，尽早去到医院就诊，排查有无肠道器质性疾病，以便早期发现、早期干预。

（二）肠道疾病的早期预防

1. 有家族性息肉病者

应定期检查和治疗，因本病的癌变率极高。可定期复查肠镜，病理活检提示有癌变可能者，应及时采取手术治疗。

2. 慢性溃疡性结肠炎患者

应彻底治疗，宜采用中西医结合治疗。若药物治疗效果不佳，必要时可采用手术疗法。

3. 老年人

不宜长期食用高脂肪、高蛋白质的食物，要适当多吃蔬菜，避免食用烧烤、煎炸食物，减少多环芳烃化合物对肠壁的刺激。若出现大便习惯和性质改变，以及消瘦、腹胀、便血、贫血等症状时，应提高警惕，及时去医院检查和治疗。

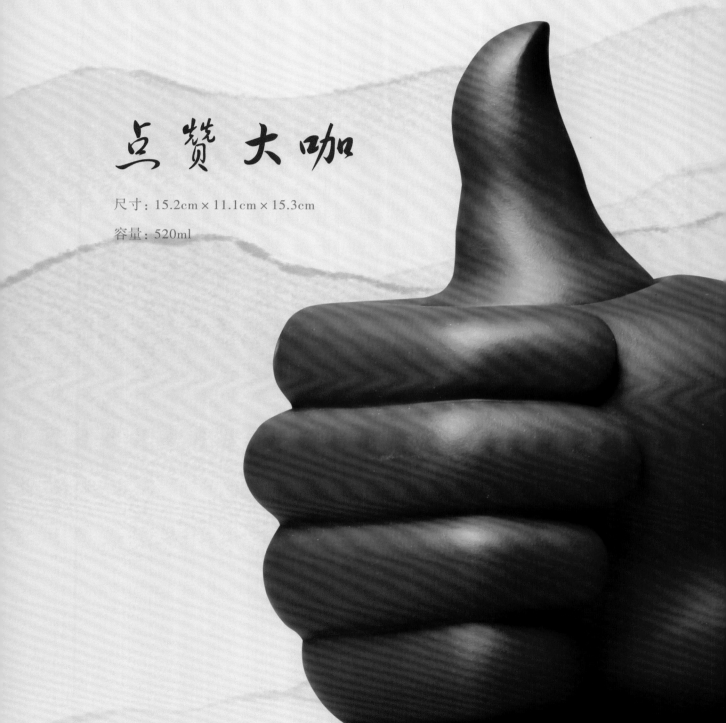

点赞 大咖

尺寸：15.2cm × 11.1cm × 15.3cm

容量：520ml

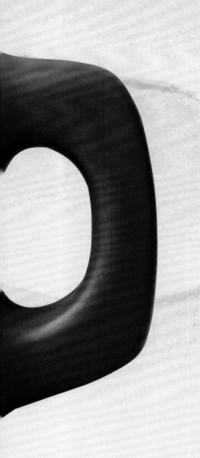

第 4 章

点赞大咖

一、壶说健康

在微信交流中，我们常用表情包里的"点赞"图标。人类漫长进化出的双手，可以完成世上精巧的工具及艺术品。点赞大咖壶就是以人们会劳动的手设计制作的。壶体是握着的拳头，拇指代表着壶盖，中指化为壶嘴，而壶把则为手腕。

手可以帮助我们生存及改造世界，手的结构十分复杂。手的解剖结构可以大致分为骨骼、关节、肌肉、神经等。茶壶结实的壶体即是骨骼，支撑着整个壶的结构。壶体、壶嘴、壶把连接处是各个关节。手的任何一部分出了问题，都会导致相应的疾病。

二、解剖要点与健康问题

（一）腱鞘炎

要了解腱鞘炎，首先要了解肌腱和腱鞘。肌腱是肌肉末端坚韧的"筋"，牢固地附着在骨头上，起连接肌肉和骨的作用。腱鞘包着肌腱，肌腱在腱鞘里滑动。

在日常生活和工作中，频繁地活动会引起肌腱和腱鞘的过度摩擦，使之出现充血、水肿、渗出等无菌性炎症，表现为局部疼痛及活动受限，医学上称之为"腱鞘炎"。

腱鞘炎有哪些典型的表现呢？早上起床或长时间不动后，手指、腕部僵硬，活动后好转；用力后，手指关节会弹开伸直；在手指根部或手腕部可以摸到一个囊性突起，用力按会有疼痛；四指包裹大拇指做握拳的姿势，将拳头往小指的方向做下压的动作，会出现疼痛。若有上述症状，提示可能出现了腕部腱鞘炎。

腱鞘炎好发于长期、持续使用手指和腕部的人，如频繁使用电脑、手机等电子产品者，裁缝、厨师等手工劳动者，家务繁重的中老年妇女等。值得一提的是，随着手机的频繁使用，将有越来越多年轻朋友患上腱鞘炎。

预防腱鞘炎，纠正不正确的姿势是关键。平时爱玩微信者，不妨多用语音输入，少打字；能用两只手，就少用单手；玩手机超过30分钟，应停下来放松一下手指和手腕，缓解疲劳。妈妈在抱孩子的时候，尽量双手抱，手腕部尽量不要过于用力；如果只能单手抱，应学会让肘部分担部分力量；最好不要一手抱着孩子，另一手干其他事情，如买菜、拖地等，以免导致手腕酸痛。另外，患者可坚持用热水泡手，加快血液循环，缓解疲劳。经常按摩酸痛的部位，也能起到促进恢复、缓解疲劳的作用。

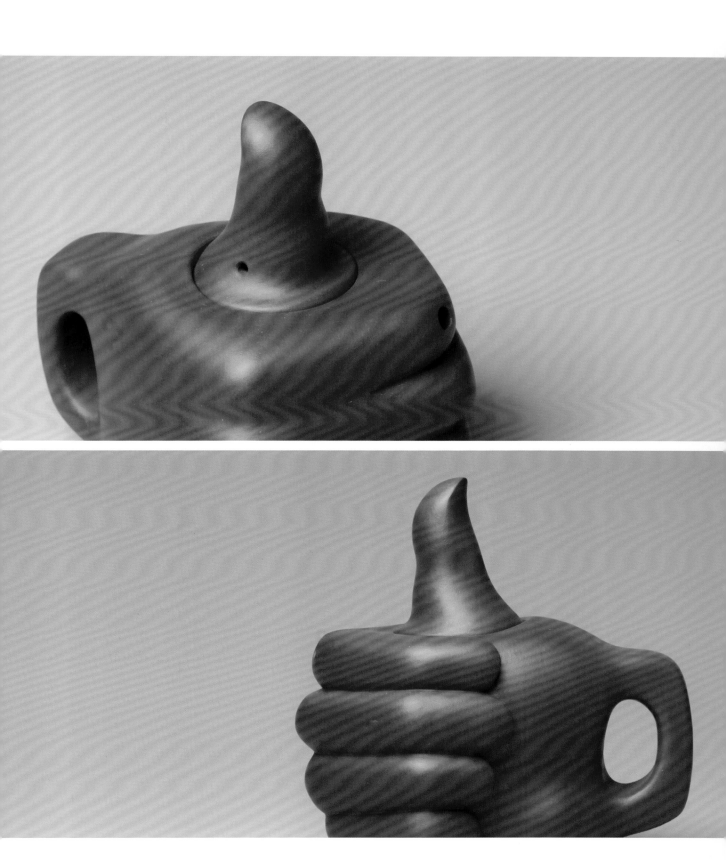

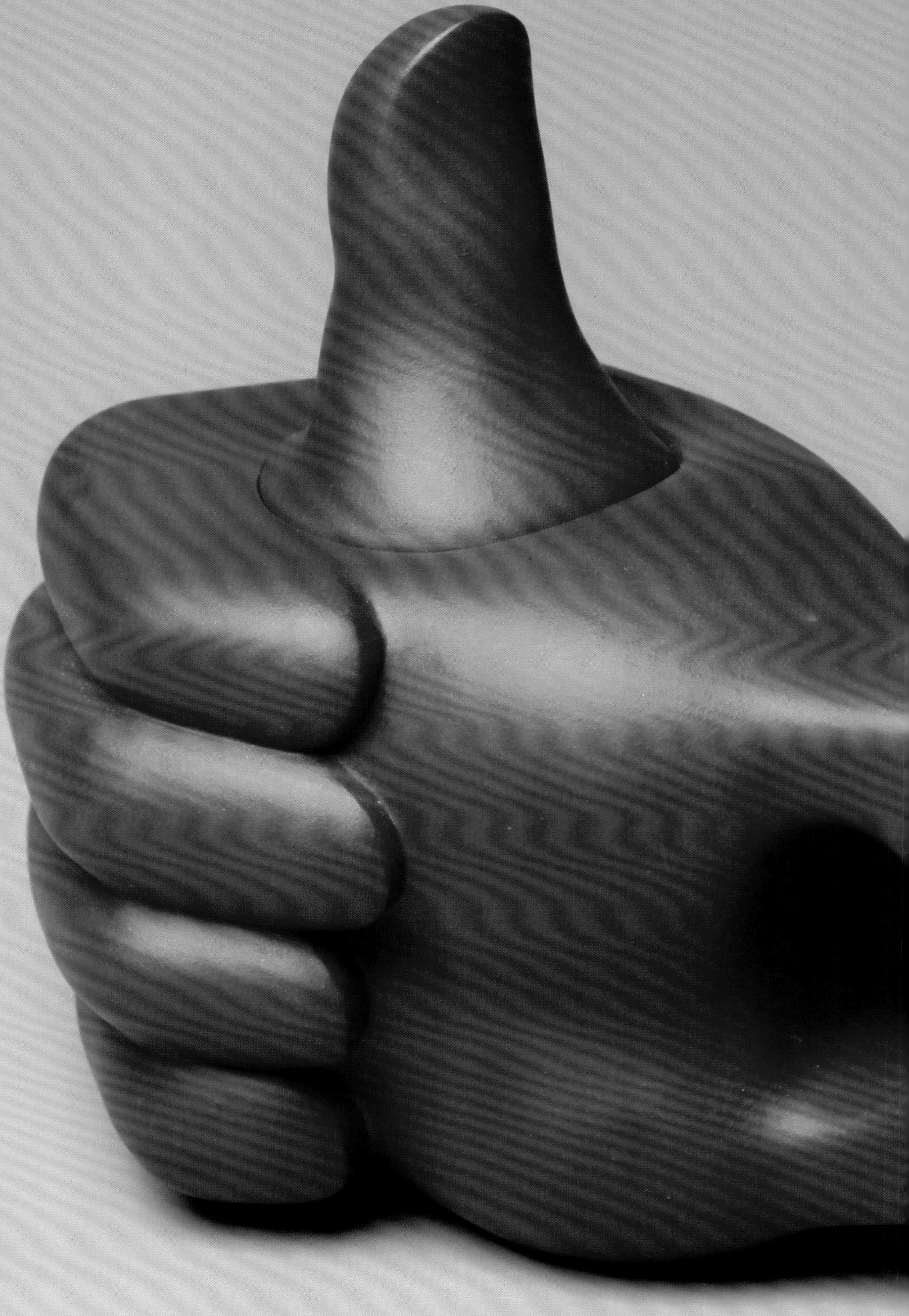

（二）风湿性关节炎

风湿性关节炎是风湿热最常见的临床表现，以游走性多关节炎为特征，常累及膝、踝、肘、腕等大关节。每个关节的炎症持续数日后可自行好转，不会遗留后遗症，但常反复发作。

风湿性关节炎与 A 组乙型溶血性链球菌引起的咽部感染有关，通常在咽部感染 2～3 周后发病。居住过于拥挤、营养不良、医药缺乏等因素都有利于链球菌的繁殖和传播，所以风湿热在发展中国家，贫穷、落后地区的群居人群中比较多见。

风湿热（包括风湿性关节炎）似乎具有遗传易感性，即某些家族的成员比普通人群更容易在感染 A 组乙型溶血性链球菌后发生风湿热，这可能与这些家族的遗传基因有关。风湿性关节炎本身不会传染，但导致风湿性关节炎的 A 组乙型溶血性链球菌会在人与人之间传播。感染 A 组乙型溶血性链球菌后，不一定都会出现风湿热和风湿性关节炎。

风湿性关节炎发生前 2～3 周，患者常有咽喉炎或扁桃体炎的病史，表现为发热、咽痛、咳嗽、颌下淋巴结肿大等。风湿性关节炎可同时伴有风湿热的其他表现，如发热、心肌炎、舞蹈病、皮下结节及环形红斑等。

有一种疾病与风湿性关节炎有些类似，那就是类风湿关节炎。类风湿关节炎主要累及小关节，如指关节、腕关节等，两侧对称，关节炎持续存在，不会自行好转，患者早晨起床时，关节僵硬症状明显（晨僵）。

风湿性关节炎患者在生活上要注意：①改善居住条件，避免脏乱、潮湿、寒冷。②均衡饮食，避免营养不良。③加强体育锻炼，增强体质。④预防感冒，避免链球菌感染；出现咽炎、扁桃体炎时，应及时就诊。⑤勤洗手，使用肥皂等清洁剂。⑥食物要彻底烹饪至熟，剩饭剩菜要充分加热；用手处理食物时，可使用干净的一次性手套。

风湿性关节炎的预防措施包括：①避免感染 A 组乙型溶血性链球菌。②确诊链球菌咽炎、扁桃体炎后，要使用抗菌药进行治疗，以降低发生风湿热的风险。③与感染 A 组乙型溶血性链球菌患者有过密切接触的家属，需要进行咽拭子培养；培养结果阳性者即使没有症状，也应接受全疗程的抗菌药治疗，根除链球菌，以防今后发生风湿热。

三、健康预警信号与解读

腱鞘炎患者往往出现腕部或手指麻木、水肿、刺痛，按之有痛感，弯曲手指握物体感到困难、无力等症状。因症状较为轻微，很多人对此不以为然。实际上，腱鞘炎虽然症状较轻，治疗也简单，但是患肢需要休息，避免过度使用患肢，加重病情。

风湿性关节炎患者起病时，主要表现为关节疼痛，尤其是大关节，如膝关节、踝关节、肩关节等，受气候影响大，同时可能出现肌肉酸痛、发热等症状。一旦出现大关节疼痛，排除外伤等可能后，需考虑是否存在风湿性关节炎。

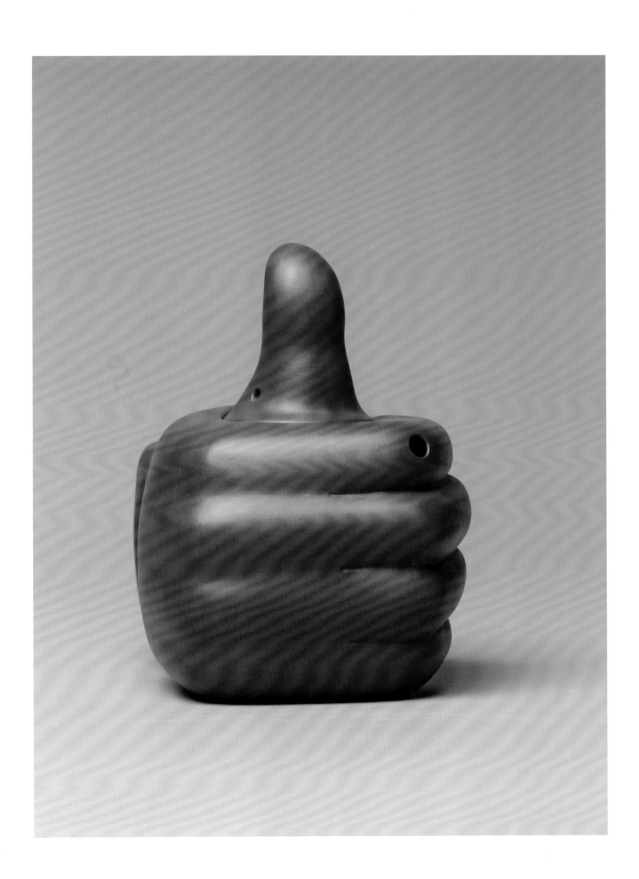

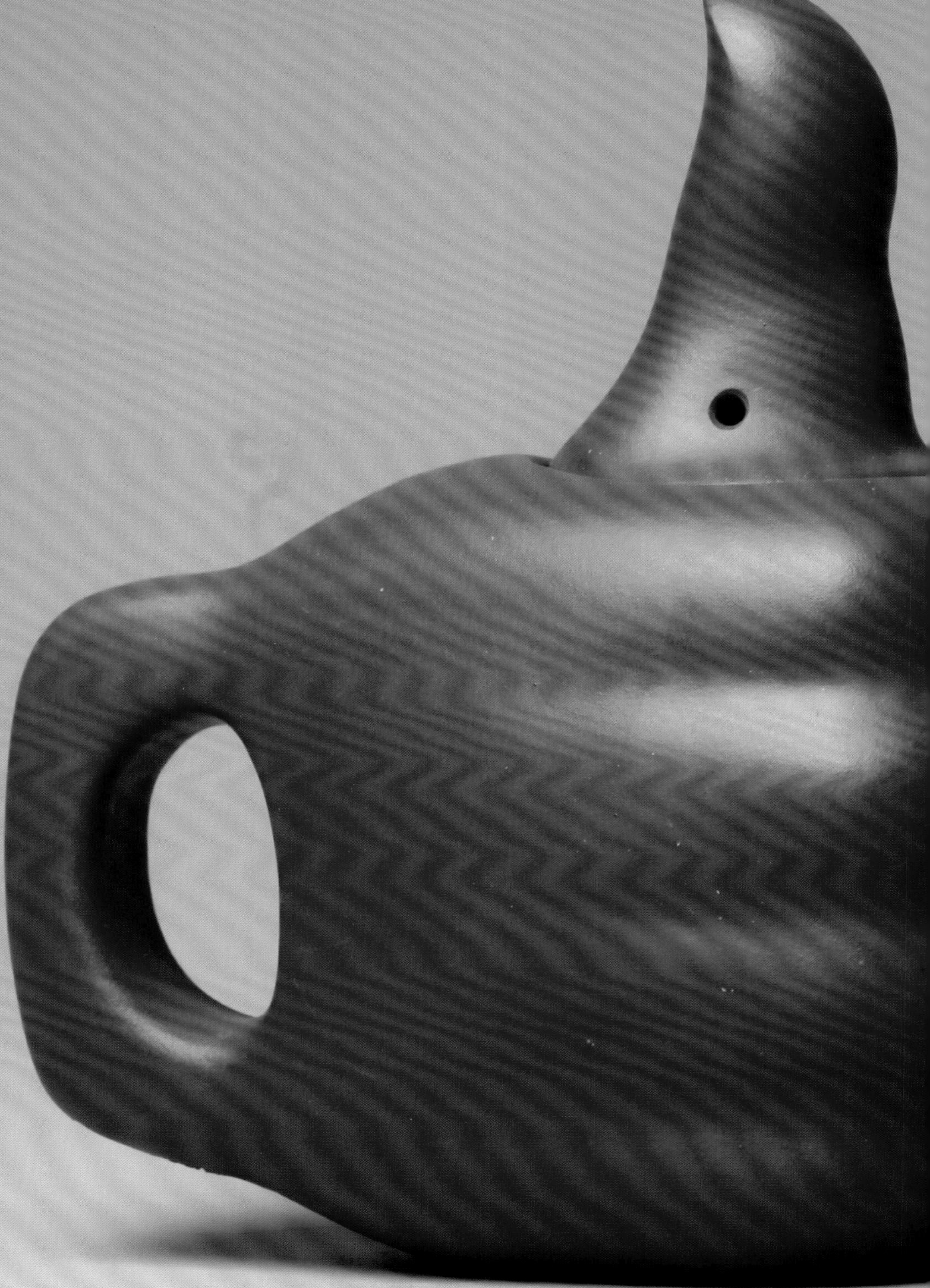

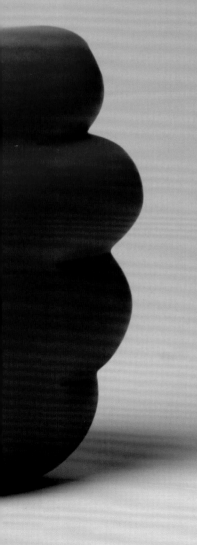

附 录

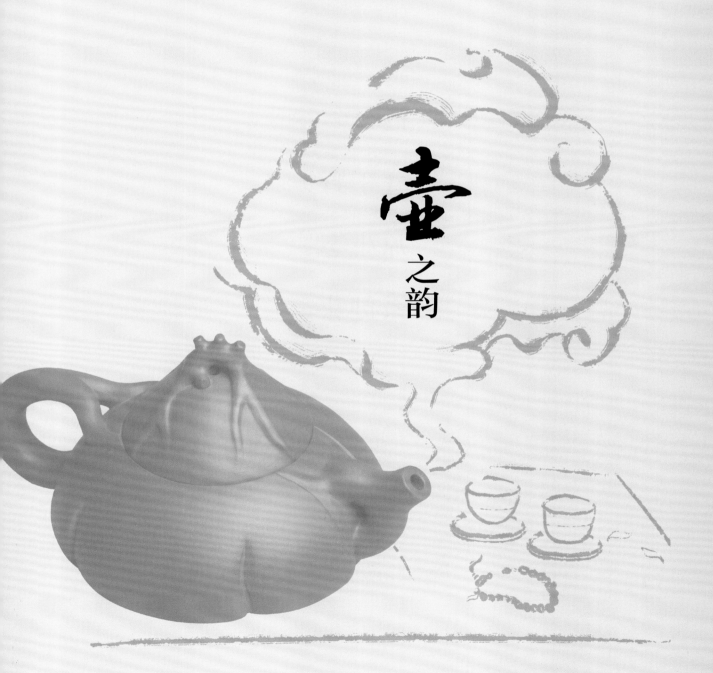

壶

之韵

第1章

砂，

狂于野，

原生态，

系健康。

—— 砂，紫砂矿材料取自野外的原生态，含有人体需要的微量元素。

紫砂的理化特性与保健

　　紫砂是制作紫砂壶的基础材料。紫砂壶是由紫砂泥烧制而成，始于明朝正德年间，源于江苏宜兴。紫砂壶不仅本身造型古朴别致，还有"（泡茶）不夺茶之香，亦无熟汤气"的特点，且经过长时间泡茶与把玩之后，会越发光亮，这些都与紫砂壶的物理、化学特性有关。

　　经过化学分析，紫砂泥主要组成矿物质为石英（SiO_2）、黏土、云母和赤铁矿（Fe_2O_3），具有可塑性好、生坯强度高、干燥收缩小等良好的工艺性能。紫砂壶多在高温高氧下烧制而成，一般采用平焰火接触，烧制温度在 $1100 \sim 1200℃$，内外均不施釉。烧制后的紫砂呈片状结构，片大小介于 $0.5 \sim 3\mu m$。紫砂是双重气孔结构的多孔性材质：一重为闭口气孔，是团聚体（土粒经凝聚、胶结作用后形成，直径多在 $0.25 \sim 10mm$）内部的气孔；二重为开口气孔，是包裹在团聚体周围的气孔群，气孔微细、密度高。与玻璃、陶瓷及不锈钢相比，紫砂特有的双重气孔结构的多孔性材质特点，使其具有透气但不透水的特性，不仅可使茶水"过夜不馊"，还可以吸收茶汁，久用之后，即使冲入白开水，亦可茶香氤氲。

紫砂壶体大、口小、盖严，用紫砂壶沏茶，不失原味，香不涣散，可得茶之真香真味。《长物志》说它"既不夺香，又无熟汤气"。

紫砂富含多种人体必需元素，如钠、钙、铁、镁等，在泡茶过程中可溢出至茶汤，对身体健康有益。

紫砂壶虽好，但是在选择时需注意鉴别，搞清是观赏还是泡茶用的紫砂壶。目前，受到紫砂矿的保护性开采政策限制，加上大家对生活品质和健康的追求逐渐升温，紫砂壶市场供不应求，但是质量参差不齐。在购买紫砂壶前，要仔细体会壶的手感，真正的紫砂壶触感细腻但不光滑。触感粗糙的可能是假的紫砂壶或是粗制滥造的紫砂壶；触感非常光滑，或者颗粒分布非常均匀的壶，可能是以陶瓷作假的紫砂壶，亦或经过抛光喷浆，失去了紫砂壶本身的特点。

同时，还需要再看一下紫砂壶的颜色。虽然在制作过程中因制作工艺的不同或选用的紫砂泥所含微量元素的不同，最终的紫砂壶颜色会有区别，但颜色仍以紫红色、黄金色或青绿色为主，颜色较为厚重。鲜艳的紫砂壶可能是加入了某些金属元素调色，加入的用于调色的金属可能会对身体健康产生不良影响。

此外，还可以闻一下紫砂壶的味道。真的紫砂壶无味，或带少许土味（混有泥土被火烧过）的味道，久用之后往往具有茶叶的清香。如果有油味、化学物质的味道，或者呛鼻的被火烧灼的味道，往往是采用化学物质进行做旧处理之后的壶。

经过以上几个步骤，我们大致可以判断紫砂壶的品质。优质紫砂壶可以增加品茶风味，对健康也有益处；而劣质紫砂壶不仅使茶汤丧失风味，还会有损健康。因此，大家在购买紫砂壶前，需要学习相关知识，谨慎选择。

第2章

壶，

源于矿，

聚智慧，

纳乾坤。

——壶，由紫砂矿石经加工而成，
此过程凝聚着大智慧和历史人文经典。

制壶 开壶 养壶

一、制壶

神州大地有着悠久的制陶历史，据考古发现，我国的陶器生产已有上万年的历史。其中，能比较全面继承发扬传统制陶技艺的，首推独树一帜的紫砂制作工艺。宜兴作为我国著名的陶都，制陶的历史也有 7000 多年。悠久的历史，积淀了浓厚的陶瓷文化，奠定了宜兴的陶都地位，为中国乃至世界陶瓷的发展，书下浓墨重彩的一笔。曾经有"千万双手和脑并用的智慧结晶"的赞语，对其作了非常恰当的概括。要说精湛的紫砂陶艺制作工艺，还得先从得天独厚的紫砂泥说起。

紫砂土是较为特殊的一种陶土，具有非常独特的性能。

第一，透气性好。宜兴紫砂土属于黏土—石英—云母系，矿石组成为石英、黏土、云母和赤铁矿等。紫砂土几遍粉碎至一定的细度，绝大部分仍呈团粒状结构，所以用宜兴紫砂土制作的紫砂壶具有双重的气孔结构，透气性好。

所谓双气孔结构：一为包裹在团聚体周围的开口气孔，是紫砂土原始团粒之间、单一矿物之间，以及团粒与单一矿物之间，在成型干燥过程中形成的空隙以及烧成时团粒、黏土发生收缩形成的空隙，这种空隙呈链状分布，大小不一，延伸长度不等，有的互相贯通，有的断断续续；一为团聚体内部的闭口气孔，是指紫砂土团粒内部各矿物成分，在烧成过程中，因收缩不一致而形成的许多不规则的细微气孔。

数百年的实践也证明，宜兴紫砂土具有其他地区紫砂土无可比拟的透气性，所以用来泡茶"既不夺香，又无熟汤气""色香味皆蕴""暑月越宿不馊"。铜腥铁涩，瓷不透气，"世间茶具砂为首"，紫砂实为饮茶之健康佳器。

第二，色泽丰富。虽然全国各地也发现不少外观色泽类似宜兴紫砂土的陶土，但是多数地区的紫砂陶土原矿和成陶后的外观色泽都比较单一，没有宜兴紫砂土色泽丰富。紫砂土原矿本身就呈现绿、白、黄、青、紫、红色单色或杂色，又被称为"五色土"。经不同温度烧制后的紫砂陶又呈现各种各样奇丽的色彩，质朴浑厚，古雅稳重。

目前较为科学的分类，是把紫砂土原矿，按照其性能和外观色泽，分为紫泥、红泥、绿泥3大类。紫泥产于宜兴市丁蜀镇黄龙山，深藏在黄石岩下，夹存于甲泥矿层中。绿泥是紫泥层的夹脂，故紫泥和绿泥有"岩中岩、泥中泥"之称。红泥产于宜兴市朝庄村，是嫩泥矿底部的泥料，质坚如石。

紫砂器的制作工艺主要分为泥料的制备、成型制作、装饰刻绘及泥坯的烧制。

（一）泥料制备

自明、清至民国，紫砂泥矿土开采和加工的设备和方法都很简陋，经营者以私人为主，人称"塘户"。塘户把开采的紫砂矿泥卖给磨坊人家，磨坊人家把大块的紫砂矿泥摊在竹席上日晒风吹，不让杂物进入矿土，并用小铁锤把它们敲成碎块，经过风化后成为枣核大小的颗粒，再用石磨研磨。磨细了的泥粉用粗细不同的筛子分筛之后，倒在缸中，加适量的水搅拌均匀，就地掇成块状，然后将这些湿泥堆放在阴凉处，使之慢慢陈腐，最后用木榔头在泥凳（工作台）上锤炼，并加入一定量的熟泥（制作坯件的余料）。这样一层一层、一遍一遍地锤炼，逐渐排出泥中的空气，增强泥的可塑性，就成了可以制作坯件的熟泥。

随着时代的前进，科学技术的发展，紫砂泥的粉碎方法由小磨磨到石轮碾，又由碾砣碾到机械加工处理，大大减轻了工人的劳动强度，劳动环境也相应得到了改善。

现今从矿层中开采出的矿料（俗称生泥）似块状岩石，经露天堆放摊晒，稍事风化，待其松散，然后用破碎机初碎，经轮碾粉碎，按照产品要求的顶料数目，送风筛选。选筛后的泥灰，经双轴搅拌机搅拌后成湿泥，堆放陈腐，最后将腐泥进行真空练泥，便成为供制坯用的熟泥。

（二）成型制作

宜兴拥有这样得天独厚的泥土原料，自明清起，造就了一代又一代的制陶能工巧匠，大师名家。因为紫砂泥的可塑性好，生坯强度高，坯的干燥收缩和烧成收缩率小，为多种多样的品种、多姿多貌的造型、千变万化的线条，提供了良好的工艺条件。艺人们在紫砂陶成型技艺方面积累了丰富而宝贵的精湛艺技，世代相传，精益求精。紫砂产品种类繁多，其中的茶壶、花盆，以传统手工制作技艺为基础，体现独特的民族风格，极尽巧致。在《阳羡茗壶赋》中就有这样的赞语："脱手则光能照面，出冶则资比凝铜，彼新奇兮万变，师造化兮元功，信陶壶之鼻祖，亦天下之良工。"世世代代的艺人与技工能够充分认识泥性、掌握泥性，在创作的时候就能得心应手地处理更多细节，让紫砂器珠圆玉润、规整挺括，从而在形制上达到"综古今而合度，极变化以从心""毕智穷工"的高水平。

在成型制作的过程中，工具至关重要。俗话说，工欲善其事必先利其器。紫砂器制作工具多种多样，往往每种壶都有特定的工具，主要的通用工具有数十种：泥凳（工作台）、木搭子、转盘、木板拍子、竹拍子、规车、墙车、旁皮刀、尖针和明针等。此外，每制作一件器型，都有相应的制作工艺，以应对不同的工艺要求，故各种小工具很多，在此就不一一列举了。

　　从工艺手法上来说，紫砂陶产品的形制多种多样、千姿百态，但是他们的成型方法，基本上就是"打身筒"和"镶身筒"两种。

　　打身桶成型法，大多适用于圆形器型的制作。圆形器物的成型方法，在明代及以前，主要是辅模成型。具体方法是：将器物分成上、下两部分，或者分成上、下、口三部分进行制作；先打泥条和泥片，再把泥条、泥片按照尺寸划出，然后将泥条圈在木制或者石制的模具上，接好接口两头，不要卸下模具，把底和满拍在身桶上面，并用脂泥（稀湿的糊状泥）黏结，处理好接缝，取下模具上的上、下两部，用同样的方法黏结，即可成型。明代时大彬后改进其法，不用模具规制，而是把泥条、泥片放置于转盘之上，以拍打身桶的成型方法来制作。精湛的徒手制作技法从此开始，并传延至今，称为"打身桶成型法"。它的操作顺序是将练好的熟泥开成泥路丝（1～1.5cm宽、4cm厚、25～30cm长的泥条），把泥路丝用木搭子在工作台上打成高度及口、底、腹径符合所制器皿要求的泥条和泥片，用墙车划出泥条的阔度（器型需要的高度），用规车旋出器型的底和口，同时旋出一块比口和底厚两倍的圆片（器型的腹径），然后把围片黏贴在转盘的正中，把泥条沿着围片围好，圈成泥桶状，处理好接口，使之看不出痕迹。再将左手衬在圆筒内，以右手握着薄木拍子，自然地向圆筒拍打过去，逐步收口。一般来说，先拍打器型的底部，待口收到规定尺寸时，就用脂泥把底黏接在底部，翻过身来，用竹拍子去掉身筒底部黏接的多余脂泥。接着开始拍打器皿的上半部，拍打至规定的口径，再用脂泥黏接好口满，这样就做成一个球鼓形的空心壶身。然后，按照形制要求整理身桶，用薄木拍子旋压旋搓，或按或提，把空心体传成各种轮廓曲线，之后，使器型骨肉匀称、形制规整，达到一定的干湿度后，在壶身上接颈、装脚、安嘴把、制作壶盖，完善壶型结构，最后用各种工具理剔规整，用明针周身压光匀和，制成符合设计要求的产品。如作品要雕琢筋囊花纹图案，则需用专用工具和技艺手法加以制作，从而达到应有的效果。

"镶身筒成型法"适用于方型器皿的制作。具体方法是：先将泥路丝料切成一个个方形泥块，再把方形泥块打成泥片，按照产品设计要求配制样板（样板一般用金属片或者塑料片），把样板放在泥片上裁切，将裁切好的泥片按照器型的制作规格要求，用脂泥黏接、镶接（工序与打身筒成型操作相同），直至完整制好一件方型作品。

花盆及其他各种器皿的制作方法也类似。雕塑作品的成型方法主要是手捏、印坯和注浆成型。

不同的器型在泥料的选择上也有不同的要求。体型大的，选用的泥颗粒较粗；体型小的，则不宜选用过粗的泥颗粒。所以，用拍打成型的方法既是由原料性能决定的，也是工艺上的规律要求，因为使用工具加工的过程也是将坯体表面的粗泥颗粒向坯体内挤压的过程。它一方面使坯体表面周身平滑光润，一方面也使得坯体外表形成较细腻的表皮层。经过烧制，这表皮层容易形成较为致密的烧结层。加工越是精细的壶，赏壶者能越早看到壶上的亚光宝气，惹人喜爱。经过精细加工后的紫砂壶，口盖严密，其所达到的精细度是其他陶瓷壶无法比拟的。

（三）装饰刻绘

制作成型的紫砂壶，有的需要在壶身表面进行一定的装饰。紫砂壶上的装饰方法不下数十种，其中最主要的装饰方法是陶刻。

陶刻的主要工具是毛笔和刻刀。操作的技法分为刻底子和空刻2种。

刻底子，是在成型的坯件上，先用毛笔画好墨稿，然后用刻刀依墨雕刻。握刀管如握笔，强调指腕用力，一般多用正刀法，注意行刀的浮沉利钝、深浅阔窄，笔顺的气脉连贯，并要用刀刻出各体书法的艺术要求；至于绘画的构图笔意、浓淡层次、疏密曲直，全凭刀路体现出来，切忌用刀轻滑或者不依笔序而奏刀紊乱，以免出现阻滞的败笔。

空刻，是用刻刀直接在坯体上雕刻。技艺高超者，挥刀自如，极尽笔意韵律，更能像镌刻金石单刀边款似的，得以迹外传神。

（四）烧制泥坯

经过装饰后的干燥泥坯已经是半成品，下一道工序便是进窑烧制。从文献记载和发掘的古窑残器可知，早期的紫砂器是将坯件和陶、缸、瓷放在一起烧成的，所以制品表面往往惹上釉泪，或有射火的瑕疵。到了明代中期，开始用专门的窑具匣钵装烧，才避免了以上缺陷。宜兴陶瓷，据考已经有 5000 年的历史，发现的古窑址也有 120 座。历史上，紫砂陶的烧制是在龙窑中进行的，一直沿用到 1957 年。其后，采用圆形或方形的倒焰窑。1973 年，倒焰窑又被隧道窑代替。紫砂龙窑用的燃料是茅草；倒焰窑用的燃料是烟煤；隧道窑用的燃料是重油，目前又经过改造，采用天然气作为燃料，并用自动化仪表控制温度，使得烧制环境非常稳定，温度在 1090 ～ 1180℃。随着不断探索，紫砂壶的烧制工艺也在逐步提高，使得烧成的紫砂作品也愈发理想。

二、开壶与养壶

（一）开壶

一把新造的紫砂壶是不能直接用来泡茶的，开始使用前需要进行一系列的处理，这个过程称为"开壶"。开壶的目的是去除新茶壶在制作过程中沾染的尘土和火气，滋润茶壶，为以后的养壶做好准备。就像新船下水前要开香槟酒，通过这种仪式感，也会增加赏壶玩壶的乐趣。

开壶的方式有若干种，最简单的方式是将紫砂壶放在开水里小火慢煮。复杂的方法是与多种材料一起慢煮。比如：有的人喜欢将紫砂壶先用清水、老豆腐、嫩甘蔗和茶叶分别煮一个小时，先用清水除去茶壶的土味和火气，用豆腐中的石膏将壶身残余的有害物质带走，再用甘蔗的糖分滋润茶壶，最后用茶汤收尾，经过 4 个小时的"煲制"，才完成开壶过程。

无论选择哪种方法，用来煮紫砂壶的锅务必不能有油污和异味，最好是全新的锅，且一定要用小火慢煮，才能正确完成开壶过程。

通过开壶，将壶体沾染的尘土及火气去掉，同时使茶壶得到初步滋润，不仅可使茶汤更好地保持风味，也利于茶壶日后的保养。

（二）养壶

养壶没有特别的诀窍，但是要特别用心。掌握正确的使用方法与日常保养，久而久之，你的爱壶就会散发出自然油润的光泽，你点点滴滴的付出，它都用实际回报给你，带给你成就感和快乐！

笔者的养壶方法心得如下：

1. 泡茶之前，先冲淋热水。宜先用热水冲淋茶壶内外，可兼具去霉、消毒与暖壶这 3 种功效。

2. 趁热擦拭壶身。泡茶时，因水温高，茶壶本身的毛细孔会略微扩张，水气会呈现在茶壶表面。此时，可用一条干净的细棉巾，分别在第一泡、第二泡、第三泡的浸泡时间内，分几次把整个壶身拭遍，利用热水的温度，使全壶变得更加亮润。

3. 泡茶时，勿将茶壶浸水中。有些人在泡茶时，习惯在茶船内倒入沸水，以达保温的功效。其实这对养壶无益，反而会在壶身留下不均匀的色泽。

4. 泡完茶后，倒掉茶渣。每次泡完茶后，应倒掉茶渣，用热水冲去残留在壶身的茶汤，以保持壶内外的清洁。

5. 壶内勿浸置茶汤。泡完茶后，务必把茶渣和茶汤都倒掉，用热水冲淋壶里壶外，然后倒掉水分。应保持壶内干爽，绝对不可积存湿气，如此养出来的陶壶，才能发出自然的光泽。

6. 阴干时，应打开壶盖。把茶壶冲淋干净后，应打开壶盖，放在通风易干之处，等到完全阴干后再妥善收存。

7. 避免放在灰尘过多之处。存放茶壶时，应避免将其放在油烟、灰尘过多的地方，以免影响壶面的润泽感。

8. 避免用化学洗洁剂清洗。绝对不能用洗洁精或化学洗洁剂刷洗陶壶，这样不仅会将壶内已吸收的茶味洗掉，还会刷掉茶壶外表的光泽，应绝对避免。

识壶 鉴赏 收藏

随着生活水平的提高，欣赏和收藏壶的人也多了起来。那么，怎样判别一把紫砂壶的好坏呢？一般是从工、泥、型这 3 点入手。紫砂壶这类产品本身属于非标产品，没有一定的工业生产标准，所以对于一般新手来说，鉴别难度比较大。但根据一些长期制作紫砂作品及玩壶、懂壶的人总结出来的一些经验，可以供选壶者参考。

一、紫砂泥

紫砂壶因其特殊的材质得名，所以要鉴别一把紫砂壶的好坏，首先要从泥料入手。紫砂泥是取材于宜兴丘陵山间的天然矿土，可以不添加任何其他材质单独成器，主要由黏土、石英、云母等构成，含有铁元素。紫砂泥有"五色土"之称，颜色种类繁多，现代大致分为红泥、紫泥、绿泥 3 大类。红泥艳而不俗，紫泥深沉内敛，绿泥古雅有致，不同的砂泥调和配比，又可产生新的颜色和质感。

紫砂壶看上去有颗粒感，颜色质朴暗淡，有亚光的感觉。不像瓷器质地密度高、很光滑，也不像上釉水的陶罐那样粗犷。真的紫砂壶手感温润，泥料细腻。如果加了化工料，手感会非常涩，会有黏腻感。大家在购买紫砂壶时，可以在手中把玩一下，感受一下紫砂壶的手感。颜色过于鲜艳、鲜亮的，不建议购买。紫砂具有双重气孔特质，透气性好，又保温。添加了其他原料的紫砂壶，是没有这种特性的。好的泥料具有一定的吸水性，经过几天的泡茶使用，就能感觉出明显变化。首先，色泽会比原来更为温润，手感亦是如此，而且经过长时间的浇淋，紫砂壶会吸收茶香，褪去"火气"，温润如玉。"壶经用久，涤拭日加，自发黯然之光，入手可鉴，此为书房雅供。"人养壶，壶亦养人，物质与精神相互渗透，彼此滋养。

二、紫砂造型

紫砂壶由于其泥料的可塑性，所以造型丰富多变。就紫砂茗壶而言，其造型大致可分为4大类：素器、花塑器、筋纹器和方器。紫砂素器深谙浑朴天成之妙，线条简练，点面和谐；花塑器以造化为师，抓住自然形体的主要特征和本质之处，摄形取神，趣味无穷；筋纹器将花木果实形态规则化，比例精确，纹理清晰，富含理性之美；方器是用数学立体几何概念来衡量的。这些造型都在空与有、虚与实之中变化，或守中抱一，或贯气如虹，或静穆幽寂，或俏丽轻灵，或沉郁蕴深，或简淡闲远，气韵生动，气象万千。在紫砂器型方面，每种器型都各有千秋，在这些形态各异的茶壶造型中，蕴含着人们在不同时代背景下的生活情感、价值取向和审美情趣等。所以，紫砂壶的造型没有绝对的好坏之分，大家在选购时，可以根据自己的喜好，"各花入各眼"。

三、紫砂工艺

紫砂壶作为一种实用型器具，大多是用来喝茶的，所以，其壶身协调性、壶嘴出水情况、壶把舒适度、壶盖是否易拿捏、壶底是否契合壶型等，决定着一把紫砂壶的做工好坏。

首先看壶身，紫砂壶整体要非常匀称协调，容量大小、造型方圆、线条曲直、坯制粗幼、色彩冷暖等都是影响壶体美观的重要因素。

其次看壶嘴，壶嘴的好坏与诸多因素有关，如嘴型、流型、流的位置、流管内壁、嘴的口径、网孔形式、网孔孔径、网孔出水的有效面积等等。一把好壶的壶嘴应该是内壁干净，出水顺畅，收水果断，出水如柱，刚劲有力，弧线流畅，水束圆润、不打麻花，直入杯底，静默无声，断水时即倾即止，简洁利落。

第三看壶把和壶盖。任何茶具的壶把都是为了方便握持而设计的，常规的壶把通常在壶肩到壶腹的下端，与壶嘴位置相对称，高点与壶口、壶流的高点呈水平，且与壶身整体协调。在壶把的分类上，一般有端把、横把、提梁几种。壶盖的好坏主要看壶盖与壶身的紧密程度，密合度愈高愈好，否则茗香散漫。测定方法是：注水入壶1/2～2/3，正面手压气孔，倾壶倒水，涓滴不出则表明有间不容发的精密度，或手压流口再反倒壶身，若壶盖不落，也表明精密度高。

最后看壶底，壶底和内壁是否干净平整，有无残留的泥点和泥块。壶底可分为平底、一捺底、加底、钉足底。壶底要有灵动感，不死板。其形状，以及尺寸的高、矮、粗、细，要与壶体和谐，整体显得一气贯通。壶底不但有其造型美与功用性，还是一把壶的"身份证"。通过底款印章，可以读出制壶人的诸般信息，这也是鉴别该壶的有利佐证。

四、紫砂壶收藏

对于紫砂壶的收藏，除了要注意以上几点外，还要考虑作者。紫砂壶的第一价值是使用价值，第二价值才是收藏价值。所以，要收藏一个好的紫砂作品，首先要参考泥料、造型、工艺，其次再看此壶的制作者是否具有一定的专业职称和知名度。紫砂壶落款的作者是否有知名度，直接影响着壶的价格。但民间一些普通手艺人的落款，也不能说他们没有实力，只是有些善于宣传，名气就大，而有些就是单纯靠自己的手艺获得圈内的认可。所以，在收藏茶壶时，不能一味看名气，重点还在于壶作品本身。有些茶壶质量很一般，就算有大师落款，也没什么收藏价值。现在有一部分制壶实力派，不求浮名，不显山露水，壶做得非常好，苦苦钻研壶本身的工艺和技巧，其壶的价格也不比大师级低，并且往往一壶难求。

收藏是个长期过程，不是今年买了，明年就卖出去，这叫投机，只是把壶当作赚钱的工具，急功近利与收藏无缘。对于收藏者而言，需要时间来等待其价值升高，在尽量降低代工壶或敲章壶风险的前提下，进行中期或中长期投资更为适合。同时，产量特别大的名家壶尽量不碰，一个有涵养、有实力的制壶名家，不仅是低调谦虚的，产量也是比较少的。近几年，一些紫砂收藏爱好者对于紫砂壶的收藏日渐趋于理性，不再像以前那样，只一味求名气高、职称高了，而是越来越趋向于收藏真正有技术，又比较有发展潜力的实力派作者的作品了。

在收藏和品鉴一些经典名家作品时，要注意辨别壶款的真假。应先读一些有关的专业书籍，了解各个时期紫砂壶的造型、泥料、烧成的变化，装饰方法，以及一些名家常用的款识；再多看作品，进行比较，从多方面细心观察泥料、泥色、造型、制法、款式等的不同变化及一些制壶名家的特点、专长等。对于如何评价和鉴别一件紫砂作品的好坏，古今中外的收藏家心中都有自己的标准，但此种标准又很难确定一个固定的系统理论，因为紫砂壶的收藏和其他艺术品一样，各家自有各家言。制壶大师在创作一把紫砂壶的时候，有自己的创作意图和表现手段，作品是其感情表达的载体，是精神的寄托，是对某种艺术形式的追求。紫砂壶收藏者应多看相关书籍，多欣赏紫砂壶经典作品，以提升自己的品鉴能力和审美标准。

五、名壶欣赏

（一）鲍志强乐人壶

鲍志强，字乐人，1946年生于江苏宜兴，中国高级工艺美术大师，中国陶瓷艺术大师，中国工艺美术学会会员，中国工业设计协会会员，宜兴市紫砂文化艺术研究专委会副会长，宜兴市美协副主席，现任中国紫砂博物馆总工艺师，宜兴方圆紫砂工艺有限公司、宜兴紫砂工艺厂总工艺师。鲍志

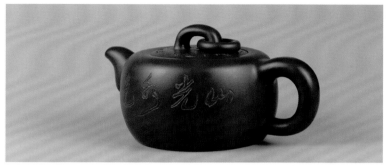

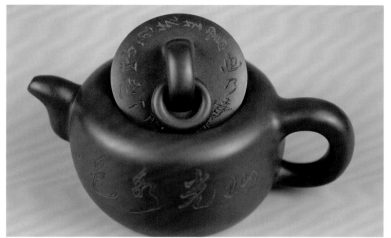

鲍志强乐人壶

强于1959年进入宜兴紫砂工艺厂，先后师从谈耀坤、诸葛勋、范泽林大师学习陶刻技艺；1962年转师吴云根大师门下学习制壶技艺；1965年得著名陶刻家任淦庭教泽，从事陶刻创作；1975年进修于中央工艺美院陶瓷艺术系，此后更倾力于紫砂艺术的创作设计。

"乐人壶"由鲍志强设计制作，魏紫熙书画。壶高9.8厘米、宽19.7厘米，壶盖装饰有饰环，壶身敦厚典雅，装饰朴素简洁，壶身铭文"山光水色"及"紫熙"落款。

（二）周桂珍曲壶

周桂珍，女，1943年生于江苏宜兴丁蜀镇，宜兴紫砂陶制作技艺非物质文化遗产传承人。周桂珍的紫砂作品大气、豁达、洒脱，又蕴含着女性的秀丽。近代艺术大师，如刘海粟、朱屺瞻、冯其庸等，都曾在周桂珍的壶上题诗作画。其与韩美林、张守智等大师的合作，更引领了紫砂的新风。中国国家博物馆、中国工艺美术馆、南京博物馆、香港茶具文物馆、台湾历史博物馆等，均藏有她的紫砂作品。她制作的集玉壶，1978 年曾被选为邓小平同志首次访问日本的国家礼品；制作的曼生提梁壶则被中南海紫光阁选作陈列工艺品。

这款曲壶由周桂珍设计制作，完美体现了"动中有静、静中有动"的主题，与汪寅仙大师创作的经典曲壶相似，又有所不同。经典的曲壶取材于自然界中的蜗牛，壶嘴犹如蜗牛的头部，壶体是蜗牛的身躯，壶把所围成的空间似蜗牛的外壳。这款曲壶的壶把较小，更符合大众的持握习惯。从壶嘴到壶把，用一条涡线贯通，壶身和壶把结合形成壶的整体。壶嘴从壶的腰线起伏延伸而成，充分显示了静中的活力，微翘的壶嘴增强了蜗牛抬头爬行的动感。壶体敦实圆厚、轮廓清晰，线和面的转折处理得干净利落。壶盖的盖滴从盖顶自然舒出，壶盖处的虚线又与壶口的流线相对应。与经典的曲壶相比，去

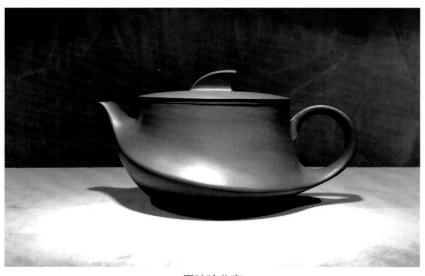

周桂珍曲壶

除了提梁的设计，使这款曲壶的整体设计更符合紫砂壶的旧有样式。

（三）吕尧臣偏腹壶

吕尧臣，1941 年生，师从紫砂名家吴云根大师。四十余年的陶艺生涯孕育了其韵秀而古朴的技法，独创"吕氏绞泥"，即将多种色泥混于一体，捏搓、拍打成片状后，制作砂壶。运用此法制出的紫砂壶，壶身有着类似宋代钧窑窑变青瓷的特殊效果，色彩变化多端，纹路流畅自然，为世人所惊叹。吕尧臣先生有"壶艺魔术师"之美誉，其作品题材常取自其敏锐的个人感受，给人以豁然开朗之感。作品造型新颖别致，设计独特出众、奇趣无穷，意涵深刻隽永。

此把偏腹壶，又称"容天壶"。容天壶型是吕尧臣先生创制并命名，亦为其"人体系列"作品中的第一部。取材于佛教中的大肚罗汉，寓意"肚大能容天下事"，具有海纳百川、有容乃大的巍巍气象。壶身光洁素雅，鼓腹气宇轩昂，矮颈、扁圆壶钮又平添拙朴童趣。盖为穹窿，盖缘与壶口边缘圆润厚实，子母线吻合严密。整器稳重大度，如大肚弥勒，敦厚朴实。因其盛誉，"容天"一词由指定作品扩展至特定壶

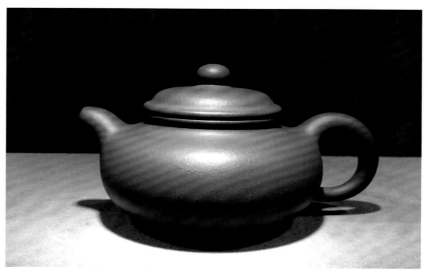

吕尧臣偏腹壶

型。吕尧臣先生及后代名家曾多次制作容天壶。早期容天壶器形偏低，改良后壶形较高，敦善质朴之旨亦更为凸显。

（四）吕俊杰西施壶

吕俊杰，1966 年生于江苏宜兴，中国陶瓷艺术大师，中国工美行业艺术大师，研究员级高级工艺美术师，江苏省政协委员，中国美术家协会会员，紫砂艺术泰斗吕尧臣之子，师承吕尧臣先生衣钵，现任江南大学客座教授、南京大学特聘教授，为中国紫砂大师走进联合国艺术展第一人、首位获得奥林匹克顾拜旦金制奖章的紫砂艺术家。曾获中宣部、中国文联民间文艺家协会中国民间文艺"山花奖"，"当代十大名窑"创新奖，第七届全国陶瓷艺术设计创新评比金奖，第十届全国陶瓷艺术设计创新评比银奖，被誉为"崇尚自然、道法自然"的紫砂艺术大师。其作品清新脱俗，肆意流畅。

西施壶壶身圆润小巧，将弧线的柔美演绎到极点。密实而协调的壶盖将圆润的壶身衬托到极致。壶嘴与壶身衔接流畅，丝毫不见交界

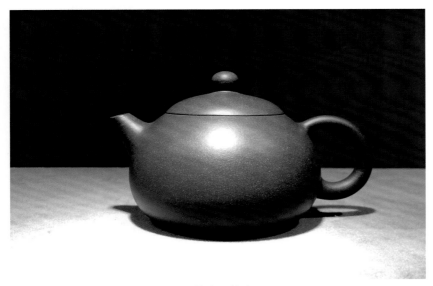

吕俊杰西施壶

痕迹。壶嘴精致小巧，似戛然而止，实则经千锤百炼、简约之至。整款壶力蕴十足，仿若气沉丹田，造型精美，趣味柔顺绵长，看似简约，实为严谨，好似浑然天成。壶把为倒耳之形，曲线优美，收放有度。

（五）何道洪聚丰壶

何道洪，1943 年出生于江苏宜兴蜀山，中国陶瓷艺术大师，研究员级国家级高级工艺师。1958 年进入紫砂工艺厂，拜师于王寅春先生门下，深得名师真传，练就制作方器、圆器与筋纹器等器形的扎实功底，而后获素有"陈鸣远第二"之称的裴石民先生指导，琢磨花货及仿生蔬果的制作技艺。1976 年赴中央工艺美术学院修习陶瓷相关课程，深研造型、装饰设计，涵养创作美学。何道洪 30 余岁时的作品就已充分展现出"取形摄神、浑厚古朴"的独特风格。经过多年沉淀后，更是形成了豪放、大气、遒劲的"何氏风格"。20 世纪 80 年代以来，其多件作品被故宫博物院、中南海紫光阁、香港茶具文物馆、中央工艺美院收藏或选作国家礼品。

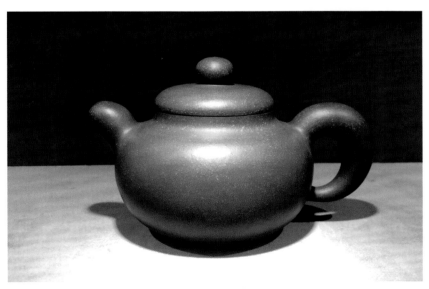

何道洪聚丰壶

　　何道洪所作聚丰壶整体造型圆润敦实、雄浑大气，给人以醇厚遒劲之感。从细节处观之，壶盖外缘与壶颈线自然合度，从壶纽正中心气孔开始，剖面线条流畅对称，曲线饱满。盖纽、壶流、壶身、壶錾均浑朴饱满，使充盈之气表现得淋漓尽致。汉·许慎《说文解字》中有：聚，会也；丰，豆之丰满者也。观此聚丰壶，形有"豆之丰满"，骨有雄浑遒劲之气度，以之为聚，蓄势而为，形成了其丰腴而不失力度、敦厚而不失雄劲的独特气质。何道洪大师如此细腻中昂然透出敦厚气度和遒劲力感的手法，无怪乎张守智教授称赞他"在造型形体上表现出来的力度，是紫砂艺术上的重大突破，自清代邵大亨以来，没有一个人能达到如此的境界。"

第3章

茶，
始于木，
达于道，
润文化。

—— 茶，源于树，滋润健康，汇成一道，通融文化，沟通世界。

说茶 沏茶 品茶

中国是世界茶树的发源地，产茶城区之广、名茶之多、品质之优、饮者之众，为世界第一。华夏茶文化伴随中华民族走过了数千年历程，融入释、道、儒三大思想，体现中国人的哲学认识和价值观，充满了华夏各民族的人文精神和生活智慧。因此，了解茶叶知识，采用科学的饮茶方式，使人体对茶有良好的吸收、运化乃至感受，是有利健康的一种生活方式。这对我们每一个生活在世界茶叶创始国度的人来说，不但极有意义，而且享有近水楼台之惠。

一、历史悠久、品种纷繁的中国茶

（一）中国是世界茶叶的源头

"神农尝百草，日遇七十二毒，得茶而解。"虽然此说带着传说故事的色彩，但因没有文字记载，与很多远古历史传说类似，已被普遍作为史脉传留而被采用。中国人最早发现并利用茶叶服务于人类生活。中国的茶叶在唐代就已输出。唐宋以降，及至明清"一带一路"上，中国茶叶被作为主要商品，与丝绸、瓷器等远销中亚和欧洲。西方的英国、东方的日本是受惠于中国茶最典型的国家。一个成为世界茶叶（红茶）交易（拍卖）中心，一个成为拥有世界著名茶道文化的东方国度。而印度、斯里兰卡用中国的茶叶树种，生产出了与中国祁门红茶一起为世界称道的高香红茶。

中国茶走过了一条从药用－食用－饮用的千年之路。茶在远古以药用为始，所谓"神农遭毒侵，得茶而解。"到汉时，已有以茶煮"茗粥"食用和煮茗为饮的记载。至隋唐以降，全国 8 个道、43 个州郡、44 个县种植茶树，茶叶的饮用也更为广泛且日渐雅化。众所周知，唐代是中国诗作的巅峰时代，唐代文人无一不写诗，而写诗无一不写茶诗，更有陆羽对茶的起源、种植、各地名茶、名水、采摘加工、茶器茶具，直至煮饮方法，进行了全面的总结阐述，诞生了世界上第一本茶学著作《茶经》。陆羽的这本《茶经》至今被视为经典，陆羽也被奉为茶圣。经唐、宋二代的发展，茶事已广泛进入从百姓到皇宫的各阶层的日常生活。及至明清二代，茶楼、茶肆在市镇盛行，标志着茶饮及茶事活动已经广泛渗透于人际社交、商业交易等经济与社会生活的各层各面。

（二）中国茶千姿百态、丰富多彩

中国不但是茶叶的创始国，而且茶类之多、茶品之众在世界各产茶国中首屈一指。2016 年全国茶园面积达 4400 万亩，茶叶产量高达 243 万吨。按照中国茶叶分类标准，茶叶可分为六大基本茶类，其余的则可归为再加工茶。六大茶类分别为：绿茶类、红茶类、青茶（乌龙茶）类、白茶类、黄茶类和黑茶类。

1. 绿茶

绿茶是中国六大茶类中种植地域最广、产量最大、饮用人群最广的茶类。在 2016 年茶叶总量中，绿茶占 63%，达 143.8 万吨。国内 18 个茶叶主产省中，无一省没有绿茶。在中国传统的十大名茶中，绿茶有西湖龙井、洞庭碧螺春、黄山毛峰、六安瓜片、信阳毛尖、君山银针、庐山云雾 7 个。

绿茶是完全不经过发酵的茶类，其生产历史最为悠久，品类也多于其他茶类。加工绿茶，首先通过高温"杀青"工艺，阻断茶叶鲜叶中酶的活性，使成品干茶保持鲜亮翠绿，冲泡后清汤绿叶。根据成品茶加工的工艺手段和干燥方法，绿茶又可分为炒青、烘青、蒸青、晒青，以及一些半烘半炒的绿茶。按加工后的形状分，绿茶有扁平型、针形、卷曲形、珠形、眉型、颗粒型等多种外形。如果把上千种各地绿茶同时展示出来的话，一定蔚为壮观，令人眼花缭乱、目不暇接。以下罗列的是长期以来为广大饮者喜欢的部分绿茶名品。

1）江苏省绿茶。江苏省属东部茶区，茶叶主要产自苏南丘陵地带，那里环境优雅、雨水充沛，讲究工艺而茶品精细，如苏州、无锡、常州、镇江、南京、宜兴等地。著名茶品有洞庭山碧螺春（苏州）、雨花茶（南京）、金坛雀舌（金坛）、茅山青峰（句容）、无锡毫茶（无锡）、阳羡绿茶（宜兴）、金山翠芽（镇江）、前峰雪莲（溧阳）等。

2）浙江省绿茶。浙江的青山绿水和茶业历史造就了中国绿茶产销最多的省份。浙江全省有 72 个产茶县、近 300 万亩茶园，年产量 17 万吨，年出口量 14.2 万吨，综合产值超 300 亿元人民币，绿茶出口量占世界贸易量的70%，是当之无愧的世界绿茶之乡。著名茶品有：西湖龙井（杭州）、安吉白茶（安吉县）、大佛龙井茶（新昌县）、开化龙顶（开化县）、天台云雾茶（台州）、径山茶（杭州径山区）、金奖惠明茶（景宁县）、望海茶（宁波）、武阳春雨（武义县）、绿剑茶（诸暨）、婺州举岩（金华）等。

3）安徽省绿茶。安徽是我国传统的绿茶大省，名茶众多，产量也大，有较高的市场知名度。其名品有：黄山毛峰（黄山市）、太平猴魁（黄山市）、六安瓜片（六安市）、屯绿（黄山屯溪）、岳西翠兰（岳西县）、涌溪火青（泾县）、舒城兰花（舒城）、休宁松萝（休宁县）。

4）江西省绿茶。江西省拥有多个品种的好绿茶资源，在地域上也拥有北纬 30° 的绿茶宜产地区。"浮梁茶叶景德（镇）瓷"，显示江西的茶与瓷在中国社会人文及经济发展史中的地位与渊源。其著名茶品有:庐山云雾茶（九江庐山）、滋味甚佳的婺源绿茶（婺源县）、浮梁仙芝（浮梁县）、狗牯脑茶（遂川县）、双井茶（修水县）、上犹绿茶（上犹县）、资溪白茶（资溪县），等等，大多为地方历史名茶。唐代白居易的《琵琶行》中就有"商人重利轻别离，前月浮梁买茶去"的名句，流传千古。

除江、浙、皖三大省和历史名品众多的江西省外，其他产茶省份也有不少著名绿茶，为中国绿茶大家族增添了许多光彩。如湖北的采花毛尖茶（五峰县采花乡）、恩施富硒茶（恩施武陵山区），湖南的安化松针（安化县）、古丈毛尖（古丈县）、碣滩茶（沅陵县）、高桥银峰（长沙），河南的信阳毛尖茶（信阳市）。此外，广西的柳州市、桂平县、昭平县，福建的福州、宁德，以及云南、山东等地亦均有绿茶产制。贵州拥有著名茶乡湄潭县和名茶"都匀毛尖"茶。近十年间，贵州大面积扩充山区茶业，种茶面积跃居全国第一，绿茶产量年年上升，"黔茶出山"正在行进中。

2. 红茶

红茶肇始于中国福建的小种红茶，现在已是世界上饮用最广泛的茶之一。2016 年我国红茶产量为 26 万吨左右，占茶叶总量的 12%，较 2015 年增长近 2%。红茶属于全发酵茶类。《中国茶经·红茶篇》中，将红茶分为小种红茶、工夫红茶、红碎茶三大类。茶树鲜叶需经过萎凋、揉捻、发酵和干燥多道工艺过程。传统工夫红茶的精制工艺有筛分、切断、风选、拣剔、干燥及拼配等一系列加工过程，故红茶也被称为工夫红茶。生活中常见把"工夫"与"功夫"混淆，"工夫"指茶叶，"功夫"指泡茶技艺。小种红茶除经过工夫红茶的一般工序之外，还有杀青处理。

红茶的品质特点为红叶红汤，茶汤艳红明亮、滋味鲜醇。在滋味浓强的红茶品种中还可以加奶、加糖和制作各种调和茶饮。红茶是世界上饮用国家和饮用人口最多的茶类。红茶自 17 世纪初从中国传入中亚和欧洲，在全世界渐渐传开，现在全球每天有超过 30 亿的人饮用红茶。

中国、斯里兰卡（锡兰）、印度是世界上最主要的红茶生产国。其中祁门红茶、阿萨姆红茶、大吉岭红茶、乌伐红茶是世界公认的红茶名品。目前，非洲肯尼亚的茶叶产量已超过斯里兰卡。其他有一定产量的，还有越南、印尼、土耳其、阿根廷、日本等国家。我国的红茶主要内销，外销年出口仅3万吨左右。

中国江苏、浙江、安徽、福建、广东等省生产红茶，国内饮用红茶的人群呈逐年增加趋势。常见的红茶品种有：祁门工夫红茶（安徽祁门县）；休宁工夫红茶（安徽休宁县）；闽红工夫茶，如坦洋工夫红茶、正山小种、白琳工夫、政和工夫等；四川川红茶；云南滇红茶；浙江越红茶；广东、海南粤红茶；江西浮梁红茶、宁红茶（修水县产）；广东英德红茶；江苏宜兴红茶。其他，如湖北、广西、河南等地，也都有一些红茶产出。

近年来，红茶制作工艺已有很大改进。过去，采完绿茶后，才采鲜叶做红茶毛茶，然后再按规格精制拼配，近夏日才能出厂。现在，祁门红茶在春天绿茶采摘同期也开始采摘，并取消了传统的切断、拼配等工艺，实现了接近绿茶上市时间。品种有红金芽、红香螺、红毛峰等，为饮茶者带来新口福。

3. 青茶（乌龙茶）

青茶，人们习惯称之为乌龙茶，是半发酵茶类，占全国总产量9%～10%。青茶的加工工序一般分为萎凋、做青（晒青、晾青摇青）、杀（炒）青、揉捻、干燥（包揉与烘焙）等过程。加工时，既不完全破坏茶叶组织，又仔细地碰撞并擦破茶叶的叶缘，使部分茶叶细胞内容物发生氧化。复杂的制作工艺过程使青茶形成清香与花香共生，且香气丰富馥郁，滋味浓醇清甜，饮时回甘生津，具有独特韵味。青茶因产区不同而分为福建乌龙、广东乌龙、台湾乌龙。

福建乌龙主要产区可分为闽南、闽北两部分：一为闽南乌龙，发酵度较低，并有包揉工艺，形成外形卷曲重实、香气清长的特点。茶品以安溪铁观音茶为代表，并有安溪色种（含毛蟹、黄金桂、本山、奇兰等品种）和闽南水仙、永春佛手等名品。二为闽北乌龙，发酵度较重，不经过揉捻，成茶呈条索状弯曲。茶品有以大红袍、铁罗汉、白鸡冠、水金龟为代表的武夷"四大名丛"的岩茶系列，还有闽北武夷肉桂、武夷水仙两大品种系列，皆具独特品质，享有很高的品饮评价。早在清代时，武夷肉桂与水仙因茶品特殊、皆极名贵，饮者广泛并畅销东南亚诸国。闽北武夷岩茶历来分为"正岩茶"（指武夷山内三坑二涧所产）、半岩茶（指岩下边缘地区所产）、洲茶（指山下溪边所产），以正岩茶品质为最优。

广东乌龙主要有凤凰单枞和岭头单枞。因各大名枞的树型、树龄及叶型的区别形而成不同香味，各自的茶韵和滋味回甘也不同。

台湾乌龙的主要品种有青心乌龙、金萱和翠玉。其中，发酵度最轻的称为"包种茶"，成茶直条状、色深绿、汤醇香郁。产于台湾南投冻顶山的为"冻顶乌龙"，发酵度高于包种茶，呈半球状，色青绿，含白毫，乳香显著，金黄色茶汤略呈微绿，甚受饮者欢迎。发酵最重的白毫乌龙，对原料要求最高，为最嫩的"一芽二叶"，茶汤橙红鲜亮，有花果香，滋味也十分醇爽。台湾乌龙中较有名的高山茶除"冻顶"外，按海拔高度依次还有阿里山、杉林溪、梨山和大禹岭乌龙茶。正常情况下，海拔高处茶品质会更好。

4. 黄茶

黄茶为轻发酵茶类，在绿茶的基本工艺再增加"闷黄"工艺，使成茶具有黄叶黄汤的品质特色。其名品有湖南岳阳产的"君山银针"，享有"洞庭君山出茶，色味与龙井相同"的声誉。四川产"蒙顶黄芽"，因古人"扬子江中水，蒙山顶上茶"之句而扬名。黄茶茶品数相对较少，有安徽"霍山黄芽"、湖南"沩山毛尖"、湖北"远安鹿苑"、浙江"平阳黄汤"和"温州黄汤"等品种，均为细嫩茶芽或"一芽一叶"至"一芽二叶"初展的原料所制。以"大茶""大叶"命名的黄茶，为"一芽二三叶"的原料所制，较为粗老。

5. 白茶

白茶属微发酵茶类。其工艺只有晾晒与干燥。成茶满披白毫，汤清浅、味清醇。世界上唯有中国产制白茶。白茶依采制标准、原料的不同，依次生产"白毫银针"（春茶嫩梢的"一芽一叶"），"白牡丹"（春茶的"一芽二叶"），"贡（寿）眉"（"一芽二三叶"）。白茶主产区为福建福鼎、政和两县。白茶除本地人饮用外，自清代起已开始外销，主要为欧美及我国港澳地区，但长期为小众产品。近年，因其功能被广泛宣传，产销量快速膨胀，大有一时"洛阳纸贵"之势。

6. 黑茶

黑茶为后发酵茶，分散装和紧压两类。散装茶是以当地茶树鲜叶为原料经杀青、揉捻、渥堆（后发酵）、干燥制作而成的各类散装茶，称为散装黑茶。若以散装黑毛茶为原料加工成砖型、饼型等形状，则成紧压茶。湖南以安化黑砖、花砖、茯砖及天尖等为主要产品。其中，茯砖加工过程中，要通过控制温度、湿度，把握发酵车间（酵库）中微生物菌群的生长，在砖内产生"金花"——冠突散囊菌，这是中国独有的传统技艺。黑茶中还有湖北老青砖、四川康砖、广西六堡茶等。因黑茶主要销往边疆地区，故又称为边销茶。云南则以大叶种晒青茶经蒸气蒸压成饼型、沱型等紧压产品，俗称"普洱生茶"。若以晒青茶人工进行渥堆（快速后发酵），再以蒸压方法压制成饼、砖或沱形等，可得到紧压的普洱茶熟茶，方便运输及储存。

近年来，黑茶凭借功能性宣传开拓了城市消费市场，产销连年快速增长。2015年黑茶产量上升为全国茶产量的13.4%，2016年又提高1.6个百分点，超过了"老资格"的中国红茶，成为除绿茶外的红黄青白黑五大茶类的领头者。

在生产和饮用实践中，人们又发明了以成茶为原料，加以鲜花熏制，或者加入其他成分配伍形成各种茶饮，这些均称为"再加工茶"，有人也称其为"第七类茶"。各类花茶就是以成品茶叶为坯料，通过窨花熏香方式，让茶叶吸收花香再经干燥而成，如茉莉花茶、桂花茶、玫瑰花茶、珠兰花茶等。人们常饮的柠檬茶，以红茶或绿茶（一般以红茶为宜）配以柠檬片（新鲜蜜制或干制品加糖）调饮。还有以枸杞子、菊花配以少许茶叶的"杞菊延年茶"，以红枣、桂圆、佛手、生姜、金银花等配伍入茶，均是将传统中药方简化而得的日常保健之饮。这些均称为调和茶或调饮茶，取"五味调和"之意。另外，还有速溶茶等固体或液态茶产品。

二、茶是对人体健康有益的饮品

在中国，千年茶饮长盛不衰；在世界，茶饮遍及一百余个国家，有30多亿饮茶人，何故？皆因茶饮悦人利体，是最利人体生理与心理健康、为世界公认的健康饮品。世界三大饮品是咖啡、可可和茶，茶被人们公认为最健康的饮品。随着人们物质生活水平的提高，社会自然环境乃至人文环境的变化，茶饮的健康意义又得到了新的提高和深化。

1. 茶本是一味祛病健身之药

茶，始于药用价值，这是茶叶被古人发现并利用时，传递给华夏民族的第一条信息。公元前2世纪司马相如所著《凡将篇》中记载了许多草药，其中就有茶。《神农本草经》载："苦菜，味苦寒。主五脏邪气，厌谷，胃痹。久服，安心益气，聪察少卧，轻身耐老，一名荼草，一名选，生川谷。"《神农食经》谓："茶茗久服，令人有力悦志。"作为一味草药，茶味甘、苦，性凉，入肺、胃、肝、脾、肾经，兼入五脏。甘则能补，苦而则泻，故功兼补泻；微寒，即凉也，可清热解毒。

唐代《食疗本草》载："茗叶，和大肠，去热解痰。煮取汁，用煮粥良，茶主下气，除好睡、消宿食，当日成者良。"元代《汤液本草》中记曰："茶，气微寒，味苦、甘。清头目，利小便，消热渴，下气消食，令人少睡。中风昏聩，多睡不醒宜用此。"

我国药学家李时珍在著名的《本草纲目》中论证道："茶苦而寒，最能降火，火为百病，火降则上清矣。温饮则火因寒气而下降，热饮则茶借火气而升散，又兼解酒食之毒，使人神思闿爽，不昏不睡。"他还进一步写道："主治瘘疮，利小便，去痰热，止渴，令人少睡，有力悦志。下气消食。"

我们的祖先在认识茶的功能时，就已积极地以茶为药、以茶保健了。我国自汉代起，关于茶功效的记载日见增加并明确，形成了许多中药方剂。有专家依据《中医方剂大辞典》进行检索，查到以茶入药的方子约3455张。《伤寒论》著者张仲景有"以茶治便脓血"；李时珍有"以茶合醋，治泄痢""以茶浓煎，吐风热痰涎"等众多茶方记载。《赤水玄珠》中记有"茶稠散"方，治风热上攻。其他医书有"茶柏散"治诸般喉症，"姜茶散"治烦躁不安，"通汗煎"治伤寒感冒，"川芎茶调散"治偏正头痛，"陈铭粥"治食积不消、过食油腻，等等，众多方剂不胜枚举。午时茶、万应茶很早就是药店有售的日常茶疗成药。还有些药书记载了以茶树根入方治心脏病、口疮、银屑病；以茶籽入方治喘急咳嗽、去痰垢，成为茶方剂的延伸。

2. 现代医学开拓了茶利健康的广阔途径

历史上以茶入药、健身疗病，皆为临床经验积累。现代化科技让我们得以利用生理、药理、生化分析技术，依据不断进步的现代医学理论，去验证、发现茶叶的功效，更深入地认识和掌握茶叶中各种成分、组成元素，进行相应功效的机制分析和探索，更好地让茶为人类健康服务。

目前已经明确茶叶中具有保健功效的活性成分主要有：茶多酚、儿茶素、生物碱（咖啡碱）、氨基酸、茶红素、茶黄素、茶褐素、各种维生素和矿物质、芳香物质等等。

茶多酚是茶叶中富含的具有多种生理活性的物质。它不仅在茶叶品质形成中具有关键作用，也是茶叶的主要功效成分。茶多酚的主要成分为儿茶素、黄酮、花色素及酚酸。茶黄素、茶红素、茶褐素等对茶饮的风味、品质及保健作用均十分重要。国内外众多研究确认了茶多酚的生理活性及其在清除氧自由基方面的作用，从分子－细胞－组织－临床的研究，证明茶多酚是高效低毒的氧自由基清除剂、天然的抗氧化剂。利用茶多酚进行的抗肿瘤、抗衰老、抗辐射、降胆固醇和抗心血管疾病方面的试验，均显示了一定的有效性。茶多酚及儿茶素已提取成功并形成终端产品，在药物、保健食品、化妆品等方面得到应用。

研究表明，茶多酚能抑制外源性胆固醇的吸收，促进内源性胆固醇的转化，从而降低人体血胆固醇水平，抑制体内甘油三酯的合成，具有一定的降脂减肥作用。研究发现，茶叶中的茶多酚（茶黄素、茶多糖）还能抑制血糖上升。茶界专家在试验中证明，黑茶茶水能增加胰岛素敏感性，改善对葡萄糖的耐受能力。许多临床也证明黑茶和粗老茶叶对糖尿病有一定改善作用。我国刘仲华教授团队的研究表明，茶水是高蛋白质食物消费者的健康饮品，对降低血尿酸水平、预防痛风有积极意义。研究证明，后发酵的黑茶、普洱茶能促进肠道有益菌群的增殖，抑制有害菌群的繁殖，具有改善肠道微生物菌落结构和调理肠胃的功能。

茶叶中含有十分丰富的氨基酸，其中所含的茶氨酸是茶叶所特有的，除茶之外，至今仅在一种蕈中检出过。茶氨酸被人体吸收后，会使脑神经递质多巴胺分泌增加，对预防帕金森病和提高记忆力有一定作用。研究表明，茶氨酸与其他活性成分共同参与降压、减肥、护肝、抗氧化等过程。至于茶叶在杀菌、防龋齿、消炎祛斑等方面的作用，也早已被人们认识。

近年来，茶叶中茶褐素的作用受到更多专家的关注。这是一类分子差异性极大的复合高聚合物，易溶于水，是茶叶（特别是普洱熟茶与红茶）中的重要成分。研究表明，茶褐素的组成很特别，能调节血脂代谢，有预防血脂异常等作用。云南已有企业从云南大叶种晒青毛茶中提取了茶褐素，并上市销售。研究表明，茶褐素能改善 2 型糖尿病患者的症状，降低痛风患者的血尿酸水平。现在，茶叶正更广泛地走进人们的生活中。除在制药、化妆品领域运用外，也被制成保健食品或直接制成茶叶面条、饼干、糖果、冰淇淋、蛋糕、果冻、口香糖等等。

六大类茶都有着基本的化学物质共性，且茶叶中的多种有效成分具有共同的作用，因此有着类似的健康功效。当然，茶树品种、产地水土条件、功能物质组成，以及原料标准、加工工艺不同，不同茶品的健康功效有差异。而人们物质生活的丰富、食物结构的变化及生活环境的变化，也使人们对茶品特性的需求产生新的变化。由于高脂肪、高蛋白质、高糖的饮食对人们健康产生了一定的不良影响，受现代病困扰的人们，更多地对黑茶、普洱茶、白茶等原料粗大、发酵的茶品产生浓厚兴趣，寻求以茶康体的方便途径。

各类茶叶中化学物质的共同性和差异性，决定了人们将更加科学、因人而异地选择茶饮，这也会引发中国茶产业水平的不断提升，并推动茶与健康科学研究和实际应用的快速发展。

3. 茶饮对人的精神健康大有益处

这里说的对精神健康的作用，不只是茶的提神醒脑作用，还有生理和心理方面的综合作用。

作为茶饮，茶中的咖啡碱能在人身体疲倦、精神萎靡时发挥兴奋提神的功效。同时，饮茶时又能产生舒畅感，这是因为茶叶中独有的茶氨酸具有使人放松和平静的作用，能缓解紧张、不安的情绪。

茶叶中的芳香化合物约有 700 种。这些成分能促进人体多巴胺的分泌，使人放松身心、醒神愉悦，并有镇静止痛、消炎杀菌等多种作用。欧洲在 20 世纪就有芳香疗法，我国古代就有用香的习俗。茶叶中有许多类型的香气，如品茶时最易感觉的清香、青草气，令人爽快的花香、果香、木香、蜜香、陈香等等。每种香气都有自己的化学成分，在不同的茶品中的含量也各不相同，从而形成各不相同的茶品风味品质。

中华民族千年饮茶史，已使茶饮过程可以超越纯生理的解渴补水、纯物质的佳茗之享，而提升为精神层面的收获。宋代苏轼在杭州曾谓："何须魏帝一丸药，且饮卢仝七碗茶。"此虽为诗中戏云，但表达了他对茶饮不仅如"丸药"可疗病，且可追求如唐代卢仝《茶歌》所说的那样，饮茶得以"破孤闷"，可以顿生"文字五千卷"、能够放下郁闷纠结"平生不平事，尽向毛孔发"，乃至思绪飘然，周身"习习清风生"的浪漫畅想和茶趣。纵观古今茶人、茶事、茶文化浩若瀚海、深如川谷，唐朝裴汶在其《茶述》中有过一个很精炼的概括："其性精清，其味淡洁，其用涤烦，其功致和。"

茶与人们生活相融，至少可从五个方面利于馨德康体：

一是"以茶会友利谐境"。有好的人际环境，才有好心境。千百年来，国人礼仪之一就是以茶为礼、以茶会友、客来敬茶，共享亲友和睦，创造健康、和谐的人际环境。

二是"以茶自得利静心"。即便百姓平民也可"柴门反关无俗客，纱帽笼头自煎吃。"须知，心静无烦之时，最利人体运行之和畅、身心之泰然。古人有"涤心净肌"之说，即为此理是也。

三是"以茶自省利益进"。茶品千百，饮者亿万，艺茶技法繁多，于茶之评说要细微深入甚难。故古人认为，品茶若禅、品者需"自省"。品茶时，对茶的外形与内质、香气与滋味，需自己辨别、自行体悟，往往无法语解言释，而求心领神会于自得。善自省，方能提升体悟领会能力，是益智的重要途径。"以茶自省"还可延伸为日有三省，能严于律己等。

四是"以茶清风利自廉"。自古倡导君子之交淡如水，"清茶一杯"利于规避酒肉之累、财器之祸。淡泊明志、宁静致远，是良好的自律规范。中国茶圣、唐代陆羽称茶"为饮最宜，精行俭德之人"，即为此意。

五是"以茶自修利养性"。首先，茶中知识有学养。茶很平凡，但十分脱俗；茶味淡淡，然其味隽永；清茶含苦，然苦去甘生。苏东坡有专著称茶为"叶嘉先生"，称赞其"清白可爱，有济世之才。"传统的中国茶饮成为国人生活高雅的典型元素。讲究的茶饮者，需知茶行艺，举凡茶之识、器之雅、水之活、泡之法等等，皆需不断学习求知；而沏泡之认真、奉茶之礼敬、待客之诚情，均应恭谦而为。茶作为一种可饮之物质，茶文化则是以茶这一物质为载体的'中介'文化。由于茶饮生活的行为倡导和人文精神具有丰富的性情涵养作用，无疑极为有利于人们精神层面的健康提升。

良好的操行是人的心理健康的重要表现。唐代刘贞提出"茶有十德"，其中就有：以茶利礼仁，以茶表敬意，以茶可行道，以茶可雅志。中国茶文化传统思想中渗透着佛门的禅机和淡泊节操，含有道家的清寂修炼，体现儒学的理想与规范（励志，中庸）。中国茶文化融合了释、道、儒三大系统的思想，而最早对茶人精神层面上产生重要影响的，还是道家的思想。这在唐宋时代卢仝、白居易、李白、陶弘景、欧阳修，及至明代朱权，清代刘鹗等一大批名人的诗文中，均可见到道家的浪漫思想和修为追求。至于今日，爱茶之人能否如苏东坡那般有"独携天上小龙团，来试人间第二泉"的文人心态，如郑板桥所说"从来名士能评水，自古高僧爱斗茶"那般有名士风度，如白居易那样"起尝一碗茶，行读一行书""成饮一盏茶，或吟诗一章"那样追爱学问，等等，当"须人品茶相得"。历史上许多茶中名士贤能、大德僧俗，馨德传世流芳，爱茶之人能否学习并融为自己的修养和规范，就需靠各人主观世界的认识和追求了。所谓"修行靠自身"是也。

世界卫生组织认为，所谓健康，不光是没有疾病和身体缺陷，还要有完整的生理、心理状态和良好的社会适应能力。所以，一个人除了要有体质健康，还应有精神、情绪、心态、社交等多重的健康。茶无疑是人生追求健康"长跑"的良伴。当然，在认识茶对人体健康的诸多益处时，需要知道我们对茶的功效、机制的研究。虽已有大量发现，但未解之谜甚多，我国对茶叶提取物的基础及应用研究尚待大力发展。因此，在倡导饮茶有益健康的当下，也要防止把茶当作"包治百病"的灵丹妙药，对功效进行夸大宣传，从而误导消费者。

三、选茶讲喜好，饮茶讲科学

茶于人体的健康功能已成社会的基本共识，全球饮茶的人群和人均茶消费量均呈日益上升之势。如何选择茶饮，理所当然地成为人们，特别是茶品繁多的中国茶消费人群关心的课题。

1. 因人而异选茶品

世界之大，人各有异，依据不同人群所需，才能有效发挥茶的有益作用。首先，选择茶品应因各人喜好而异。如同"青菜萝卜各有所爱"一样，人们对茶类的喜好差异很大。这里的"喜好"，有两个方面。

首先，茶产地及其周边人群大多喜好当地所产茶品。因茶是一种"水土之物"。比如：福建人首选的是闽南铁观音、闽北岩茶，不同区域、不同树种、不同制作人的工艺技术创造出茶中变化纷繁的香气、多变的滋味和独特的茶韵，使闽地人群钟爱闽茶矢志不渝。而江浙沪皖地区人群，则长期喜好周边产区绿茶，追求色翠香雅，喜欢清汤绿叶，要求少苦不涩，即便在发酵茶类大行于市之时，依然以"绿茶一杯江南风"为主导。有江南人士旅居海外多年，仍常不忘让亲友从国内捎去西湖龙井、碧螺春。

"因人而异"的另一方面是适应生活特点。比如：西北少数民族，以食牛羊肉为主，油腻重而维生素摄入不足，后发酵且大叶粗老的黑茶，如云南大叶种的普洱茶、安化黑茶等紧压的茶品，可有效消食化腻，故黑茶在这些地区几乎与粮食一样重要。而在干燥的北方，一因水质偏硬，二来距茶区较远，人们特别喜欢"香片"，即花茶，既消解水质影响，又易于保存。如今，在生活不断创新而又不产茶的大都市，人们不断寻求自己的最爱，形成新的爱茶"粉丝"群。近年来一批爱茶者追捧福建大红袍、肉桂、单枞等茶品，追捧普洱茶的"古树纯料""山头山寨"，以及黑茶、白茶的人群也不断增加，等等。

2. 随季节变化选茶品

在科学昌明、社会发展的今天，对生活多样化的追求，使人们对饮茶有了更高和更细分的要求，在不同季节有不同选择。

当人们从沉闷的冬日走过，春天来了，可以沏上一杯茉莉花茶。驱散寒邪、升阳醒脑，可帮助消除郁闷，让人顿觉身脑轻松。

夏日炎炎，一杯汤碧清、叶青翠的绿茶，解渴生津，消暑解毒，优于众多饮品。绿茶中求茶品之名者，可选有西湖龙井"狮龙云虎梅"五品可选，开化龙顶、碧螺春、太平猴魁等许多享誉世界的名茶；求茶之实惠者，可买黄山屯绿、径山绿茶、遂川绿茶、皖省之金山时雨等一大批百年传承佳品，而两者之间的名优绿茶有数百可供甄选。全世界也唯独中国人有此口福。

秋季，乌龙茶上市。内行人有"春水秋香"之说，春茶茶香水柔，秋日乌龙香高汤醇，能助人恢复津液，一领"音韵岩骨"之妙。

冬季总是红茶旺销的季节。一杯红茶味甘性温，红艳艳、暖融融，让人忘却冬日的寒意。可以选择世界三大高香红茶之一的祁门红茶，细辨"祁门香"

的韵味，也可选择浓鲜的云南"滇红"，还有历史悠久的"闽红"、江西的"宁红"，等等。而在浙江、广西、江苏，也还有许多红茶名品。

3. 按体质不同选茶品

可结合体质状况、自身的需求对茶性作倾向性选择。比如：从抗氧化（衰老）、消除疲劳、提神醒脑的需求出发，若没有特别的不适应，可选择未经过发酵的绿茶。它是含茶多酚、EGCG（抗氧化能力数倍于维生素 C、维生素 E）、茶氨酸、咖啡碱、茶多糖最丰富的茶品。绿茶茶多酚含量高，是我国茶界专家研究最多的茶类。美国《时代》周刊将其列为世界 10 种健康食品之一，世界卫生组织也将绿茶推为各大健康饮品之首，常饮绿茶无疑可作为大多数人的恰当选择。而血脂、血糖偏高者也可选择普洱熟茶、红茶和安化茯砖等茶品。经过一段时间以后，当可于饮茶感受中选取有针对性的茶品，提升茶饮的健康功效。

六大茶类可分为 3 种类型，分别适应不同体质人群。

一是不发酵和轻发酵茶品，如绿茶、黄茶、白茶，均偏于寒凉。其中，绿茶利提神清火；黄茶因有闷黄工艺，稍有助消化，且利化痰；白茶性寒，有杀菌收敛作用，有益于清热化痰。

二是半发酵的青茶（乌龙茶），属于中性茶。全发酵的红茶品性温和，具有暖胃和中的作用。

三是黑茶和普洱熟茶，为后发酵茶。具有化积消滞作用，其中的有益菌利于肠道功能的调理。

4. 选茶也可多样化

其实，爱茶大可不必太专一，选茶可多样化。在倡导饮茶"以适为上"的同时，切莫把茶纯粹当作药去选择。因为喝茶品茗于人而言，既是物质获取，更是愉悦身心的精神享受。故而，若非体质倾向显著，或对某茶品有不良的敏感反应，一般各种茶都可选饮，只需适当注重某茶对自己的适应性及饮茶时的愉悦感受。如茶汤色泽的喜欢与否，滋味口感适应程度如何等等，从而确定自己喜欢的茶类茶品。

可以只选个别茶品作为日常茶饮，偶尔可尝新般品品其他茶类；也可以在有倾向性喜欢的某类茶品的同时，有较为广泛的茶饮品种的追求。须知，以中国之大、茶品之众，六大茶类加上再加工茶，品种多若繁星，香气浩瀚如海，可供人一生之选。更须知，无论是后发酵的黑茶、普洱茶还是不发酵的绿茶，其香气滋味都各有不可取代的特色与长处；无论是半发酵的乌龙茶，还是全发酵的红茶，或者微发酵的白茶，其内含的健康元素都有众多的共同点。茶饮于人，可谓"茶叶品类千姿百态，有利身心是茶皆能。"试想，如果能遍饮各地名茶，又能识其香知其味，了解所品茶叶之渊源、造工、人文典故等等，不但口福满满，而且知识满满，岂非平生一大乐事？

5. 茶好也有慎选时

喝茶也要讲究适时、适量、适度、适人。这里主要提示 7 个"不宜饮"。

刚做好的新茶不宜饮。刚制成的新茶，可稍稍尝鲜，多饮易刺激胃黏膜，令肠胃不适，腹胀难受，肠胃弱者更不堪新茶的强烈刺激。刚制成的绿茶至少要放置 10 天以上再饮为好。经过稍稍氧化，新茶的刺激性可减轻。有些加工时有焙火工艺的茶，应适当存放后再饮，方既利身体又益滋味。如岩茶，新茶性烈香冲，泡饮时体会不到岩茶的香和韵。清初名家周亮工，顺治间任福建按察使后擢升右布政使，他曾写道："雨前明后但嫌新，火气未尽莫接唇。藏得火红三倍价，家家卖弄隔年陈。"根据岩茶的焙火高低，一般先搁置 2 ～ 3 个月再饮，而焙火特重的岩茶最好隔年再品。此时，岩茶火气消退，芬香展显，滋味更加纯正和丰富，方可一领岩茶的"岩骨花香"。

空腹不宜饮。为爱护胃，空腹少饮，腹饥不饮。饭前、餐中少饮，多饮或浓饮会影响营养物质的吸收；喝牛奶时不宜饮茶，因茶碱和丹宁酸与牛奶中的钙会形成不溶性沉淀物，影响营养的吸收。

饭后不宜饮。餐后即饮茶，会冲淡胃液，对消化不利，影响营养物质的吸收，饭后 1 小时再饮茶为好。

酒后不宜饮。饮酒后再饮浓茶，会加速酒精的分解，使其过快地进入肾脏，对肾造成压力和刺激。心脏病患者酒后饮浓茶，生物碱刺激引起的兴奋容易产生危害。

失眠者晚上不宜饮。失眠者及平时不饮茶者，傍晚后应少饮或不饮茶，更不可浓饮。除非有些饮者对某些发酵类茶的兴奋作用不敏感，或某茶中确实咖啡因含量极低，否则会夜不成寐。

服药者不宜饮。不宜用茶水送药，有些药物与茶中鞣酸会形成沉淀，从而影响药效。嗜茶者尤要遵从医嘱。

过浓不宜饮。古人曾言，饮茶"宁淡毋浓"。泡茶时，前二三泡不要泡久泡浓，以稍淡为上。同时，茶中含咖啡碱，过浓不只影响茶之雅韵，且易让人过度兴奋，长期如此对心血管及神经系统无益。

值得一提的是，如今国家提出了《"健康中国2030"规划纲要》，其中明确提出了"治未病"的要求。根据分析，我国亚健康人群占总人口的75%，并有上升趋势，养成喝茶习惯，进而找到适合自己的茶，是防止和走出亚健康的有效之举。根据中国茶叶流通协会等单位的统计分析，目前喜欢喝茶的人群占比分别为：老年40%、中年30%、青年28%、其他2%。可见，青年喝茶人口占比不足1/3。说明还须加强宣传，大力倡导年轻人多喝茶，少喝添加物多的饮料。

综上所述，将沏茶品茗融合于生活，渗透于日常，保健于日积月累，对防患于未然、治病于未然具有积极的意义。

四、茶的科学沏泡与品鉴方法

中华民族是爱茶的民族，茶中渗透了华夏各民族的人文理念及文化倾向，体现了族群乃至社会的价值认同，各地的茶事活动有着生动的文化意趣，表现了丰富多彩的民俗民风。即便个人饮茶，人们也会自然而然地将享受一杯好茶与放松休闲、消乏解闷、待客礼宾等联系在一起。泡好一杯茶，满足自己的需求，十分有意义。况且，在有数千年茶史的中国，国人懂得泡茶之艺，也是理所应当的。

泡茶有哪些方法？要泡好一杯（壶）茶，让饮者领略到茶的色香味韵，需要掌握一些基本的原理与方法，虽然不甚复杂，但必须善于应用。

（一）泡茶三要素

1. 茶叶

有了茶叶，当了解此茶的"品类"，是发酵茶，还是不发酵或半发酵的茶叶，发酵程度高低、茶形特征及茶叶"老嫩度"如何。泡茶需先"知茶"。其中还包括用茶量的多少，过多将浓苦不堪，过少会寡淡乏味。通常，红、绿、黄、白、黑茶均可以 1∶50 为基础比例，即 200 克杯子放 4 克茶叶；乌龙茶以 1∶20 为基础比例，再依据茶品特点和自己的喜好或来客的口味，对投茶量作适当调整。

2. 温度

温度包括"室温"和"水温"。冬天泡茶，环境温度和所用茶器具温度低，散热快，沏茶用的水温应相应提高 2 ～ 3℃。再者，茶不同，所选水温也不同，可粗分为以下三种：

1）一般绿茶，即较为粗壮或在一芽二叶初展及嫩度中等的茶叶，水温宜控制在 90℃左右，常见的有龙井茶、黄山毛峰、六安瓜片、茉莉花茶、安吉白茶等绿茶和轻微发酵茶品。

2）高等级的细嫩茶叶，水温应控制在 85℃左右。温度过高，会使茶汤快速变浓，品饮时香甚高但易有汤熟欠爽之感，有时还会显出茶中苦涩，耐泡度也会因浸出物过快析出而降低。常见的有单芽的碧螺春、西湖龙井、开化龙顶茶中的嫩者。一般芽叶特别精细的名优绿茶和少数细嫩的红茶也应适当控制冲泡温度。当然，冲泡温度过低，茶香焕发不足，滋味不能适口，也不妥当。

3）芽叶粗大的茶叶应以 95 ～ 100℃刚沸的水冲泡。大凡粗老的茶叶大多用较高水温冲泡。传统的黑茶、普洱茶、闽南铁观音、闽北岩茶、白牡丹、寿眉、广西六堡茶等，均应高温沏泡。

茶叶的香气，茶中可溶解物质均需泅而浸出。水温与茶汤的香气及浓度正相关。用60℃的开水冲泡的茶汤内浸出物只及100℃开水泡茶浸出物的45%～60%，茶汤寡淡且少香气。但是，耐泡度与苦涩味又会因水温而反向变化，即水温过高，耐泡度降低，茶汤易浓、易苦涩。由于茶叶中各种成分，特别是关系茶汤品质的茶多酚、茶氨基酸、咖啡碱、芳香物质等重要成分随水温变化会产生不同的溶解度和溶解速度。故如俗话所说"鱼和熊掌不可兼得"，饮者沏茶时，应善于恰当运用水温，取得茶汤香气、茶汤滋味和茶的耐泡度诸因素的最优化，取得适合自己口味的一种平衡，这是广大茶饮者应求之一技。

3. 时间

时间是指以开水泡茶的时间长短。因品饮之需，茶叶在开水中浸泡的时间应予以控制，在其他因素同等的条件下，用时长短、快慢与茶汤淡浓、口感好差息息相关。如发酵重的六堡茶、普洱茶熟茶冲泡后数秒钟，即应倒出茶汤，分杯供饮，时间稍长一点，茶汤就会色深若酱。红茶冲泡后，不逾10秒即可饮用。不少发酵茶冲泡后，须立即倾出茶汤，方可适口。对于不发酵的绿茶应区别茶之老嫩、水温之高低，一般有1～2分钟的浸泡，茶汤中浸出物浓度上升，即可开始品饮。还可用茶叶沉浮状况作参考，茶叶沉降快的，一般芽细、叶嫩、形紧结，吸水浸出也快，一旦叶芽在杯中大部分舒展，汤色渐深，则已可饮。西湖龙井、黄山毛峰等散条状、片状茶吸水慢、下沉慢，需待1/2～2/3茶叶沉降时，才见汤色（浸出物）渐起，稍息方可开饮，一般需有2～3分钟。

茶叶、水温、时间三个要素互相关联，往往此升彼降、彼高此低，道理显而易见。复杂的反而是茶品变化和百人百口，需在具体沏泡时不断实践，予以把握，以期获得自己喜欢的茶饮。须知，这本身就是一种乐趣。

（二）投茶三手法

投茶法，指泡茶时茶叶拨入杯壶中的时机。传统分为上、中、下三个投法。

"上投法"是先放开水，后放茶。极为细嫩的茶叶，一般是在杯中倒好开水后，再放入茶叶，此法可防水温过高致茶汤浓混且有熟汤味，既方便人们观赏嫩芽入杯的情景，又可把控时间温度。如娇嫩的洞庭碧螺春，慢慢放入开水杯中时，可有三赏：一赏满披白毫的嫩芽纷纷入水时，如"雪浪喷珠"；二赏茶叶沉下后，瞬间"春染杯底"；三赏转眼之间，叶芽舒展"绿满晶宫"。

"中投法"针对芽叶稍大或大于一芽一叶的茶叶，可先于杯壶中放1/3～1/2适温开水泡茶，让芽叶先行舒展蕴香，俗称先泡"茶头"（此时可闻到浓郁茶香）。然后再冲入满杯的开水，第二次加水时促进茶汤速成。

"下投法"是相对于"先放开水后放茶"的"上投法"，先在杯中放入茶叶，然后一次性冲入开水。茶叶不十分细嫩的或一芽二叶初展以上的茶叶，多为先放茶叶后加开水，使茶叶迅速获得必要温度，并在冲水时得到翻滚激荡，加快茶汤的形成。

这三种投茶方法引导沏茶者认识到，沏茶时茶叶有一个芽叶舒展－香气焕发－吸水升温－内含物浸出－茶汤既成的过程，通过茶叶的不同投法，结合开水冲入量、冲水快慢等方法，取得泡饮者所期望的茶汤水平和观赏收获。

（三）艺茶三选择：选水、选具、选序

如果你很爱茶，抑或你手头有了喜爱的好茶，那你一定会备好水、选佳具并重视艺茶的程序。

1. 选水——水为茶之母，好茶还需好水泡

古人曾说，十分之水遇八分之茶叶可泡出十分的茶汤；若是八分之水，纵然有十分的茶叶，得到的茶饮也只能是八分。清代大家袁枚告诫饮者："欲冶好茶，先藏好水。"

中国人在历史上崇尚山水，为沏茶之最佳。茶圣陆羽在《茶经》中提出："山水为上，江水为中，井水次之。"因为山间泉水为矿物质丰富的流动水。在选

水上，人们熟知的是"西湖龙井虎跑水"之说，被世人称为"双绝"。这当中包含了人们对沏茶用水的要求。

首先，水需活。虎跑水是经杭州西部山区含硅量高的地下砂石长途过滤的水，水分子小，含氧丰富，水张力大，具有良好的渗透性，故可称之为"鲜活之水"；其次，山水经砂石过滤，洁净并有甘洌口感；第三，历史上有以轻重验水之法，以轻为贵。水轻，矿物质和杂质少。清乾隆南巡时一路验水，定北京玉泉水第一，镇江中冷泉水第二，无锡惠泉和杭州虎跑水第三。所以，皇宫中喝的水，有专人每天用插着宫中黄旗的水车去西郊玉泉拉水。综合古今对水的选择实践，沏茶用水的基本要求应为：鲜、活、清净的软水（pH6.5～7为宜）。清澄透亮、无异味的水，方能显示茶的醇和及香气；水中矿物质含量较低，才不会影响茶的滋味和色泽（古人所说的"水轻"是也）。比如：钙、镁、钠离子等元素含量过高，会使茶汤滞沉，令茶汤失去鲜亮和口味的清滑；水中含铁量过高，会使茶汤发黑。鲜活的水中含氧和二氧化碳较多（古人谓"流动山泉之水"），茶汤的鲜爽可得到更好发挥。如今，城市中自来水洁净度虽有很好标准，但氯气味会影响茶汤，须过滤。市面上各种天然净水品牌众多，因有卫生及理化指标控制，饮者均可按自己感受选用。

2. 选具——好茶需有妙器配

茶叶被发现后，古人只是嚼食、蔬食、煮食，无专门茶具。直至汉代，还是以"鼎""瓦盂"这些酒具、食碗兼用之。晋代以后及至隋唐，茶叶种植广泛，茶饮方式不断完善，出现了专用化的茶器具。在其后的历史长河中，金属冶炼制造、各大窑口陶瓷及紫砂的发展，茶饮物质生活与茶文化的长足发展，使茶事需用的器具历经千变万化，呈现出千姿百态。华夏的茶器具充满了生活情趣、文化雅韵，体现匠人智慧、艺术结晶。

茶器具包括煮水器具、泡茶器具、品茶器具、辅助用具四个部分，内容十分丰富。这里重点简介泡茶主具的选择要求，即茶叶用什么器具泡为好。

第一，剔除不宜泡茶的茶具。保温杯可以放开水，因保温性强，但若放入茶叶冲泡，则茶汤易有焖熟味，并会呈现浓、苦、混，即便好茶，也风味尽失。

第二，根据茶类选择茶具材质（硬度、透气性、导热性、吸附性）。生活中常见的有不锈钢杯、玻璃具、瓷茶具、紫砂茶具、陶具。这五种的材质茶具，硬度和导热性依次递减，透气性依次递增。不锈钢硬度高、导热过快，且与沏茶氛围不协调，现在人们一般不再用它来泡茶。

常见的选具方法：

1）名优（嫩度高）绿茶大多用透明玻璃茶具冲泡，便于人们欣赏嫩芽翠叶在开水的作用下，渐渐舒展且在杯中沉浮舞动的情景。但玻璃茶具硬度较高且十分烫手。

2）紫砂器具尤其是紫砂茶壶，是沏茶的佳具。中国茶的"韵"在经历了漫长的寻觅后，才在明代找到了紫砂壶的"魂"，而成最佳配合。今天，紫砂壶依然是广泛适用于沏茶的佳具。

其一，从理化特点上说，紫砂壶外不施釉、内不打磨，遇高温不会产生额外应力，能适应冷热急剧变化而无爆裂之忧。

其二，经高温烧结，既硬度适当，又形成微妙的孔隙结构，使紫砂壶具有一定的保温性。适当的保温性不仅避免了使用时烫手和茶汤易凉的缺憾，更重要的是使茶叶在冲泡、舒展、发香、浸出物孕育、蓄香及茶汤浓度等方面都得到提升。

其三，紫砂茶具不仅与茶叶沏泡的要求最为相谐，更因其在重视实用性的同时，融入了艺术的匠心，其造型"方非一式，圆非一相"，需有相当工艺技术，方能制成一把好用之壶。在饮茶过程中，可欣赏把玩，赏壶、用壶、养壶、藏壶为壶之"四技"，给茶饮生活增添了更广泛且高雅的文化意趣。所以，人们形容中国的茶之韵与紫砂之魂是天作之合。

其四，选择紫砂壶（包括瓷质壶）要注重壶的三项形态要求：一是壶的"容量"，按品饮人数选壶，避免人少壶大，剩汤过多，或人多壶小，茶汤不敷分享；二是壶的"高低深浅"，壶壁高深易蓄温催汤（浓），壶壁低浅易观汤叶助散热；三是壶的"口腹器形"，敞口且大口的壶方便散热和观赏汤叶，鼓腹壶易使茶叶在壶中翻滚回旋，利茶育醇。

紫砂壶的这些形态特征与不同茶品的匹配：乌龙茶等工夫茶，要求高温且即泡即饮，每泡须茶汤沥干，故必须小壶小口，利于蓄温升温，促进茶汤蕴育；泡名优绿茶，应选低壶浅壁、壶口大敞，既利散热降温，又利观赏绿叶变化；沏泡红茶、茶汤量较大时，可选鼓（圆）腹收口壶，益于焕发红茶的亮艳香醇。

瓷质器具的硬度低于玻璃，高于紫砂，最常用的是盖碗杯，具有较广泛的适用性。瓷质盖碗杯由底托、茶碗、碗盖三部分组成，是人们选用较多的泡茶器。其特点：一是端放趁手、收存方便，沏茶时温度易调节，初学者也易掌握；二是瓷质硬度及导热性均低于玻璃器具，且有杯盖，比较有利于茶汤的蕴育；三是盖碗杯品质高低众多，大多价格不贵，可谓雅俗共赏。若有名家手绘，细瓷精制，当更有文化内涵，而具欣赏把玩价值。

3. 选择冲泡程序

泡茶可以摒弃一切程序，抓把茶叶兑上开水即成。但若讲究香气、滋味、美感的追求和艺术享受，特别手中有名优茶品，不妨设置一点最基本的程序，以利茶成。一般程序有：

1）杯壶预热（有利焕发茶香）；

2）取茶观赏，干茶闻香（领略形美和干茶香）；

3）选具——好茶需有妙器配；

4）投茶适量（确定投法和投量，浓淡适宜）；

5）选择是否要洗茶或润茶（有不少老茶通过温润泡，可醒茶去杂）；

6）冲泡后细心候汤（把握茶汤闷泡时间，如厨师掌勺时把握火候，确保滋味适口）；

7）分茶，确定是否用滤茶器和公道杯（非精制的发酵和半发酵茶品，应选用滤茶器以利茶汤清澈；冲泡时前淡后浓明显的茶品，也应增加公道杯；人数略多时，也宜将二泡茶汤倒入公道杯后再分茶）。

选择冲泡程序不仅增加了仪式感和情趣，更有利于把握细节，泡好并享受好一杯茶。

（四）品茶三部曲：观色、闻香、品滋味

有好茶，又认真沏泡好了茶，当细细品尝，不可粗饮，简曰"品茶三部曲"。

1. 观色，"观汤赏色"

欣赏或观察茶叶在水温作用下冉冉展开的情景，了解各品种、各规格茶品在开水中变化的特征。比如：名优绿茶在玻璃器皿中上下舞动、沉浮，在大口壶中如一池绿莲的情景，甚是赏心悦目；乌龙茶汤的金黄、红茶的艳亮、白茶的橙黄，观赏叶色、汤色变化的过程是饮者之享受。

2. 闻香，"闻香识茶珍"

在茶叶温润和冲泡后，应及时嗅闻茶香。香气是茶中之珍，也是辨识茶品高低极为重要的指标，错过了闻香，将是品茶的损失。绿茶香气中有嫩香、清香、板栗香、花果香，以花果香为优；红茶中有甜香；普洱茶、黑茶中还有棕箬香、酵香、陈香等等。

在饮茶的前、中、后过程中，可以选茶汤热、温、冷时闻香，以了解该茶香气的高低和持久程度。"闻香识珍"是一种学习和记忆的积累，实践多了，才能逐步判断出香型，乃至辨出香气的产地特征、品种特征和工艺特点。

3. 品汤，"品汤知滋味"

好茶需细辨，方知其滋味之佳——滋味是否纯正，茶汤的浓淡、强弱，茶汤的鲜、醇、和、爽。辨别滋味的方法要点：让茶汤由嘴唇漫流般入口，使其在舌头上充分停留，然后让茶汤沉到舌两侧，再回上舌根入喉。经过口腔各个敏感部位的"检测"，方能较好地了解茶的滋味。人舌头的各个部位对味觉的感受不同，舌尖易知茶的"甜味"，舌的前端和两侧易感觉浓醇（即茶的醇和度），舌后部易辨别酸味，舌的中央部位偏重识别茶有无涩味，而舌根主要对苦味较敏感。品赏茶汤最适合的温度为 45 ～ 55℃。

冲泡茶的主要过程可归纳为四个部分、十二个要素，我们将其称为"四步十二法"。掌握了这些知识和方法,假以时日,虽然不一定能成为茶之达人、茶中高手,但一定是位爱茶饮、重养生的"茶人"了。如要进一步提升,可在"四步十二法"基础上加以细化,同时还需研习茶具组合、茶席设计、氛围创设,特别是知茶识茶能力,提升中国茶文化水平。

(五)储茶有四忌

一忌潮湿、二忌光亮、三忌温度、四忌异味。茶叶保管对爱茶人十分重要,因为传统习惯是在茶品上市季采购数月甚至一年用茶。从茶叶的特性和品饮要求出发,保管茶叶一般应做好三点:

一是防潮。茶叶具有强烈的吸附性,极易吸潮、吸收异味。茶叶中有大量亲水性成分和胶体物质,受潮后会很快变质。近处有异味,瞬间即被茶叶吸收(该特性被用来加工花茶)。一旦茶叶失去原有真味,即丧失品评价值。故而,购得茶叶要放于干燥处,谨防潮湿入侵。香气浓郁或气味特别的茶品应单独分存,如花茶、陈味严重的或有显著药香等气味的茶品,不可与其他茶混放。

二是减少与光照接触。特别是不发酵茶类,要密封存放,防止因光照和空气氧化变陈。绿茶应以小包分装,防止取一点饮用茶而让大包茶"曝光",有条件的可真空低温存放。

三是控制温度。茶叶会因温度过高而加速陈化。温度越高,聚合及氧化反应速度越快。特别是不发酵茶类,若环境温度高,会很快老化变黄,色香顿失。如存放时间较长,应置冰箱冷藏。发酵茶类虽可常温保存,但也需在防潮(设垫仓板、放通风处)的同时,避免过高温度(如环境湿度过大又遇高温,茶叶鲜香易失,茶汤易暗,易起类似湿仓味乃至陈霉味)。如今,不少茶友用陶制罐缸存放发酵茶砖饼,效果较好,但应适当注意品类分放,防止气味反差过大的茶叶互相影响,并适时打开检查一番。如存放量大,应设湿度计、温度计,并有温湿度调节设备。

另外还须注意,采买茶叶时要注意茶叶的干燥度,以手搓捻茶成碎末方可。一般长期存储的茶叶的含水量应小于 4%，短期存放者以不大于 5% 为好。茶叶含水量 6% 是国家标准，存放时须密封、避光、低温。当茶叶含水量超过 7% 甚至 8% 时，会导致茶叶变质加速，不能久放。部分特别细嫩的绿茶，如碧螺春茶，细芽嫩叶且满披毫茸，干燥易碎，加工时很难过分降低含水量，买回家后最好放些干燥剂或吸潮石灰，方保存放无虞。

五、香千年，穿越古今，利泽众生

南宋著名诗人陆游出生于江南茶乡，曾出任过茶官，晚年归隐茶乡。一生嗜茶，亦善艺茶，写下茶诗三百余首。他在《八十三吟》中自豪地写道："石帆山下白头人，八十三回见早春。自爱安闲忘寂寞，天将强健报清贫。枯桐已露宁求识，敝帚当捐却自珍。桑苎家风君勿笑，它年犹得作茶神。"自古茶饮丰俭皆可，茶饮者不必为觅茶所累、贵贱所忧，重要的是获得沏泡品尝的愉悦和茶中的健康元素。如今，茶饮人群的不断扩大，体现了当代人重视以茶养生、追求身心健康的科学饮茶的文化价值取向，值得进一步发扬光大，我们期待国饮与国人的康乐日益共进。

第4章

奖，

创于新，

广于义，

凝心血。

——奖，紫砂壶的创新设计制作，获得奖项与认可。壶型设计取材于大健
康的基本元素、人体解剖和健康信号预警解读，把健康知识传播与休
闲品味生活结合在一起，在提升大众健康意识的方面，助微薄之力。

荣誉证书

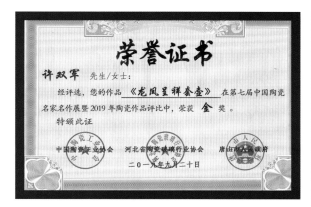

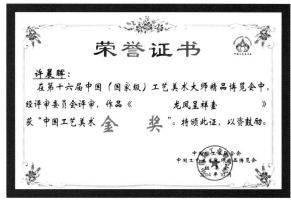

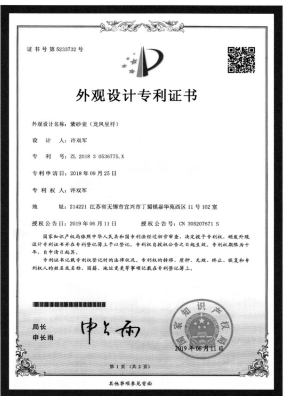

已发表的文章

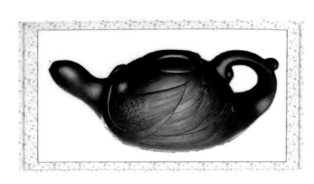

"壶"解泌尿系统结构

每当听到老年男性说"年纪大啦，排尿慢就像走路慢一样，是老年生理现象，没法子治啊"，作为泌尿外科医师的我就痛苦不堪。其实，老年男性经过恰当的治疗完全可以像年轻人一样爽快地排尿。这使我强烈感觉到普及医学知识的重要性，于是我主编了一些通俗易懂的科普图书。但是，对于医学知识较少的人来说还是有很多不易理解的问题，如何让人们在闲聊品茶享受生活的时候，轻松了解身体的奥妙？的确有不少人感到男性泌尿生殖系统有点奥妙，兼生殖与排尿功能于一体，如何简单解读人体密码呢？我设计了科普壶·雄风。

男性泌尿系统是一个管道系统，尿液从肾脏经输尿管流入膀胱，再经尿道穿过前列腺排出体外，泌尿系统与生殖系统在前列腺部汇合。这些特点与茶壶彼此之间有一种天然的联系。壶，盛水养生，男性泌尿生殖系统盛水主司生命。

在壶体的底面，设计两个椭圆形的结构，表示人体的两个肾脏。两个肾脏各与一个细管状结构连接，表示人体的输尿管。壶体的下面，靠前，即壶嘴的下面设计两个小圆形的结构，表示人体的睾丸。壶嘴表示尿道。壶体相当于人体的膀胱盛水。壶的内部，出水的地方，一般是挡茶叶的结构，做成表示人的前列腺结构。壶把有个通气孔，可以用拇指控制通气孔的开关控制出水，以表示前列腺疾病治疗前，排尿不畅，治疗后出水通畅。整个壶的外形像一只展翅欲飞的龟鸟。

有幸巧遇紫砂奇才大师许双军先生，他把我的设计变成了精美作品！

希望此"壶"对读者诸君形象地了解泌尿系统结构有所帮助。

夏术阶